名医の図解

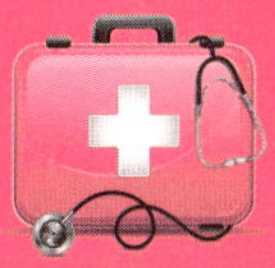

主婦と生活社 Home Doctor

最新 肝臓・胆のう・すい臓の病気をよくする生活読本

東京女子医科大学名誉教授
横山 泉

主婦と生活社

はじめに

横山 泉

「肝心要《かんじんかなめ》」という言葉もあるように、肝臓は体内の要となる大切な場所です。にもかかわらず、日常生活を送るうえで意識されにくい場所であることも事実です。

それはおそらく、肝臓がたいへんおとなしく、我慢づよい性格のためでしょう。

別名「生体内の化学工場」ともいわれる肝臓は、アルコールなどの有害物質の解毒や、食物を吸収しやすい形に変えることなど、私たちが体内にとり入れた物質をさまざまな形に作りかえる働きをしています。そのため、アルコールの飲みすぎや食べすぎ、脂っぽい食事などは肝臓の負担となるわけですが、肝臓はそんな悪条件にも日々じっと耐え、黙々と働いてくれています。

しかし肝臓の我慢にも、限界というものがあります。我慢が限界に達し、怒りを爆発させるころには、肝臓はとり返しのつかない状態になってしまっているのです。

これは、肝臓と連携して働いている胆のうやすい臓にもいえること。あまりよく知られていない場所ですが、食物の消化をサポートしたり、血糖値をコントロールしている場所で、やはり、飲みすぎや食べすぎなどで大きなダメージを受けます。

つまり、この3つの臓器の病気を防ぎ、少しでもよい状態を保つためには、日ごろの生活習慣が肝心なわけです。

そこで本書では、肝臓、胆のう、すい臓の3つの臓器について、日常生活のなかで病気の予防、治療に役立つポイントを数多くとり上げました。

また、肝臓、胆のう、すい臓という日ごろ意識されにくい場所を理解していただくために、3つの臓器のしくみと働き、どんな病気があるかについても、わかりやすく解説しています。

食生活や生活習慣の変化とともに、肝臓、胆のう、すい臓の病気になる人は、年々増え続けています。これらの病気を防ぎ、また少しでもよくするために、本書をお役立ていただければ幸いです。

最新
肝臓・胆のう・すい臓の病気をよくする生活読本

もくじ

第2章 肝臓の病気を知る……35

第3章 胆のう・すい臓の病気を知る

あなたの生活習慣、今のままでだいじょうぶ？

Aさん、Bさん、Cさんは、時間をみては声をかけ合って飲んでいる同期の仲間どうし。

3人とも、今年で40歳。はたらきざかりで、健康面がおおいに気になる年齢です。

来週は会社の健康診断を控えているのですが、はたして、結果はどうなるのでしょうか？

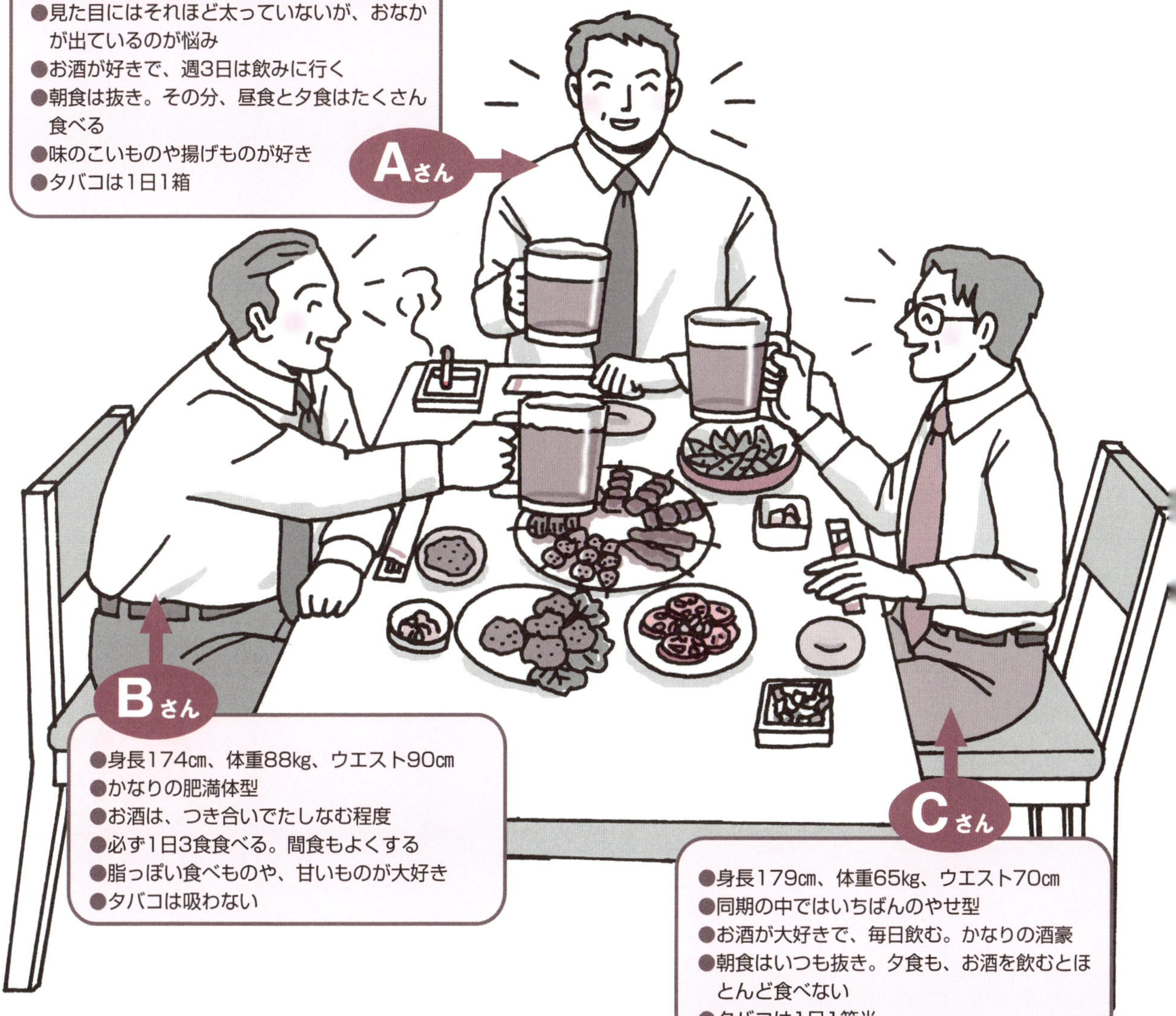

Aさん

- 身長176㎝、体重77㎏、ウエスト85㎝
- 見た目にはそれほど太っていないが、おなかが出ているのが悩み
- お酒が好きで、週3日は飲みに行く
- 朝食は抜き。その分、昼食と夕食はたくさん食べる
- 味のこいものや揚げものが好き
- タバコは1日1箱

Bさん

- 身長174㎝、体重88㎏、ウエスト90㎝
- かなりの肥満体型
- お酒は、つき合いでたしなむ程度
- 必ず1日3食食べる。間食もよくする
- 脂っぽい食べものや、甘いものが大好き
- タバコは吸わない

Cさん

- 身長179㎝、体重65㎏、ウエスト70㎝
- 同期の中ではいちばんのやせ型
- お酒が大好きで、毎日飲む。かなりの酒豪
- 朝食はいつも抜き。夕食も、お酒を飲むとほとんど食べない
- タバコは1日1箱半

3人の健康診断は、こんな結果でした

Aさん

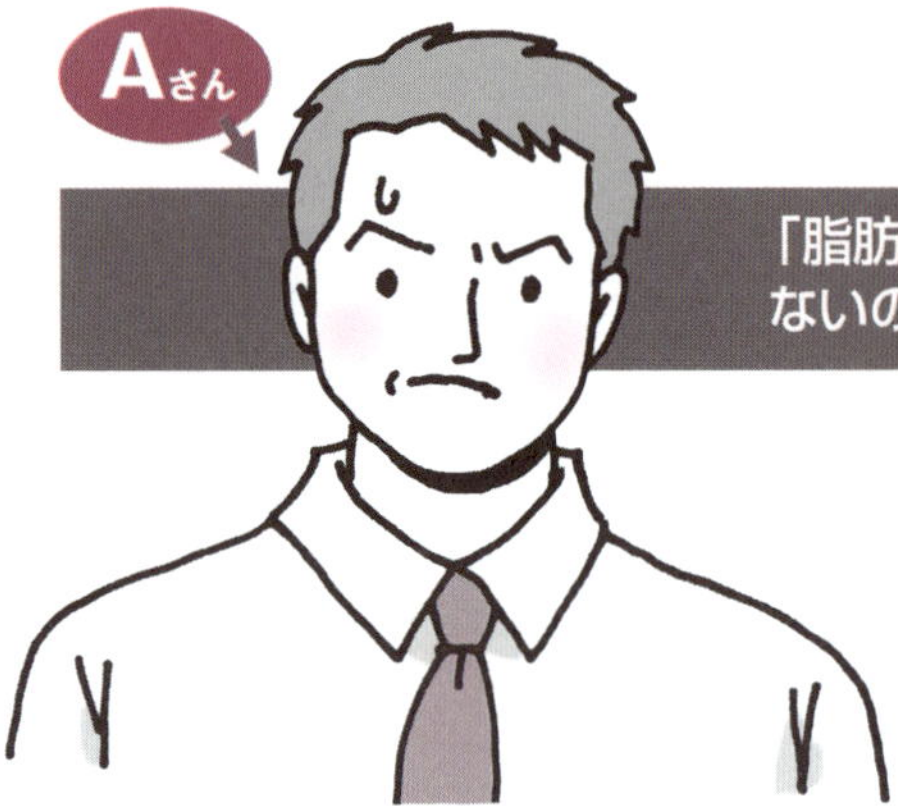

「脂肪肝」と診断される!! 「Bほど太ってるわけでもないのに、なんで俺が?」とかなりのショック

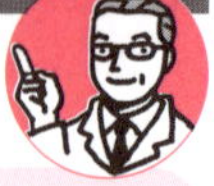

医師からのアドバイス

脂肪のとりすぎと、アルコールが原因です。脂肪肝は日常生活を見直すことでよくなりますから、すぐにでも食生活を見直し、ウォーキングなどの運動もはじめてください。食事は、脂っぽいものは避け、1日3食規則正しく食べましょう。お酒も、極力控えるように

Bさん

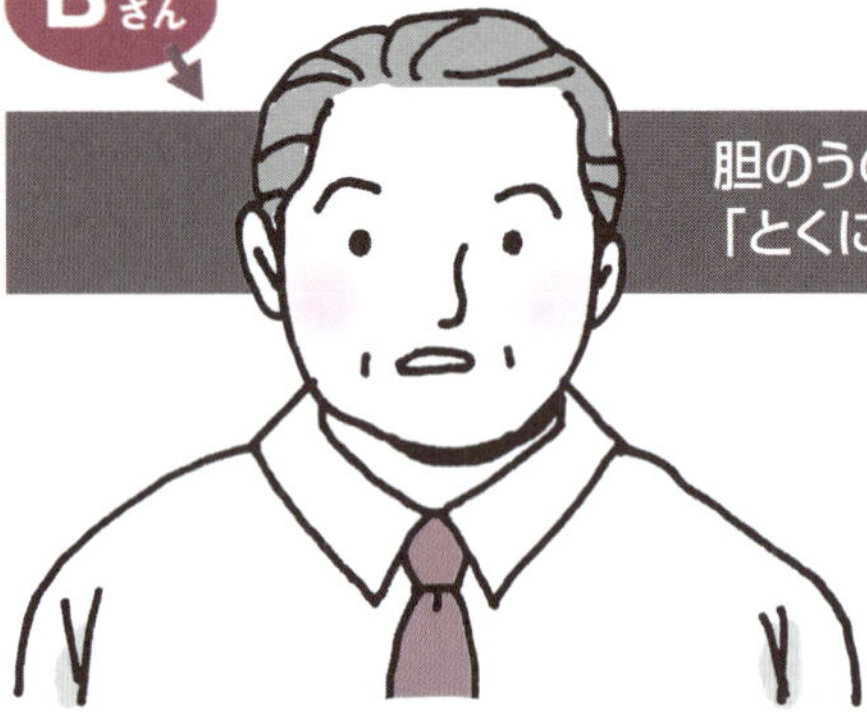

胆のうの中に胆石があることが発覚!!
「とくに痛みがあったりはしないんですけど……?」

医師からのアドバイス

かなりの肥満であることと、コレステロール、中性脂肪の値などを考えると、コレステロールが原因の胆石と思われます。今は自覚症状がなくても、今後は発作がおきる可能性があります。食生活を全面的に見直し、コレステロールの値を下げるようにしてください

Cさん

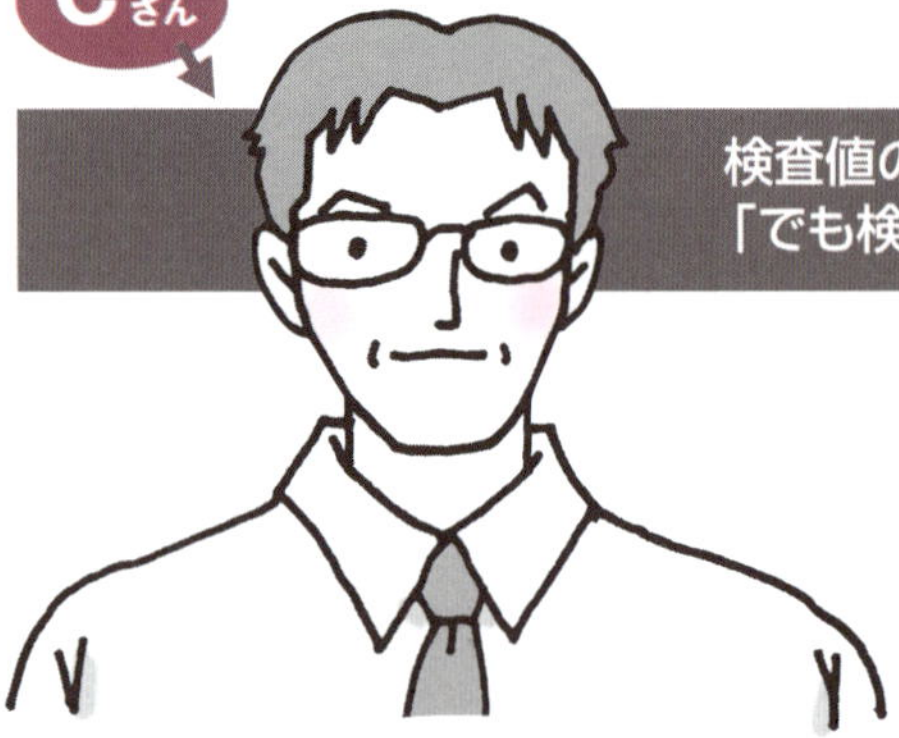

検査値の異常から、お酒の飲みすぎを指摘される。
「でも検査値の異常なんて、この年ならみんなあるでしょ?」

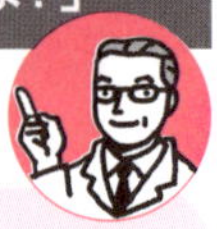

医師からのアドバイス

γ-GTPなど、アルコールに関連する数値がかなり高いですね。このままアルコールを飲みつづけると、肝臓やすい臓の病気になりかねません。毎日つづけて飲むのはやめて、量も極力減らしてください。食生活は規則正しく。タバコもできればやめたほうがいいですね

この後、3人がとった行動は……

Aさん　「脂肪肝」の診断にショックを受け、肥満解消のため、生活を見直すことに

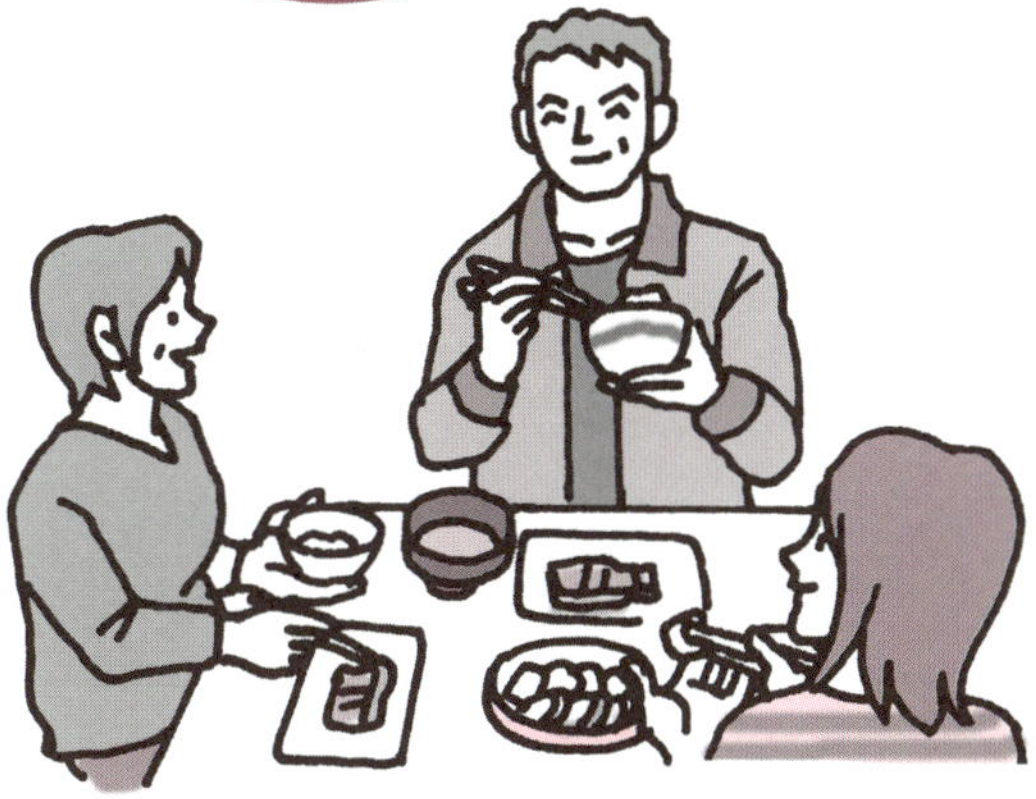

朝食はきちんと食べ、昼食、夕食の量を減らした

さっそくダイエットの決心をし、自己流で食事制限をはじめたAさん。けれど、食事の量を急に減らしたため、おなかが減って仕方ありません。たしかに体重は減りましたが、イライラして仕事にも集中できません。

そんなとき、心配になった奥さんが『肝臓病をよくする生活読本』を買ってきてくれました。すると、ただ食事を減らせばよいわけではなく、1日3食規則正しく食べたほうがよいと書いてあります。

そこでまず、朝食をとる習慣をつけ、昼と夜の食べすぎに気をつけることにしました。

飲みに行くのは週1日にし、家で食事をとるように

「あとはお酒ね。急にやめるのは無理でも、回数を減らしたら？」と奥さんからアドバイスされたAさん。そこで、誘いの多い金曜だけは飲みに行ってもいいことにし、それ以外の日は、極力まっすぐ家に帰り、食事も家でとるようにしました。

家での夕食は、低脂肪でもできるだけおいしく食べられるように、奥さんが考えてつくってくれます。居酒屋で飲んでいるときは、から揚げやフライなどをバクバク食べていたAさんですが、奥さんのくふうのおかげで、脂っぽいものを食べなくても満足できるようになってきました。お酒は、どうしても飲みたいときは夕食時にビールを1缶飲んでいますが、それでも以前よりはずいぶん減りました。

運動は、1日15分のウォーキングからスタート

ゴルフが趣味のAさんは、今までも月に1～2回はコースに出ていたので、運動については問題ないと思っていました。

ところが本を見てみると、たまに運動をしても効果がうすいこと、毎日少しずつ歩くほうがずっと効果的であることなどが書いてありました。

そこで、とりあえず1日15分のウォーキングからはじめることにし、それで体を慣らしてから、20分、30分と時間をのばしていきました。

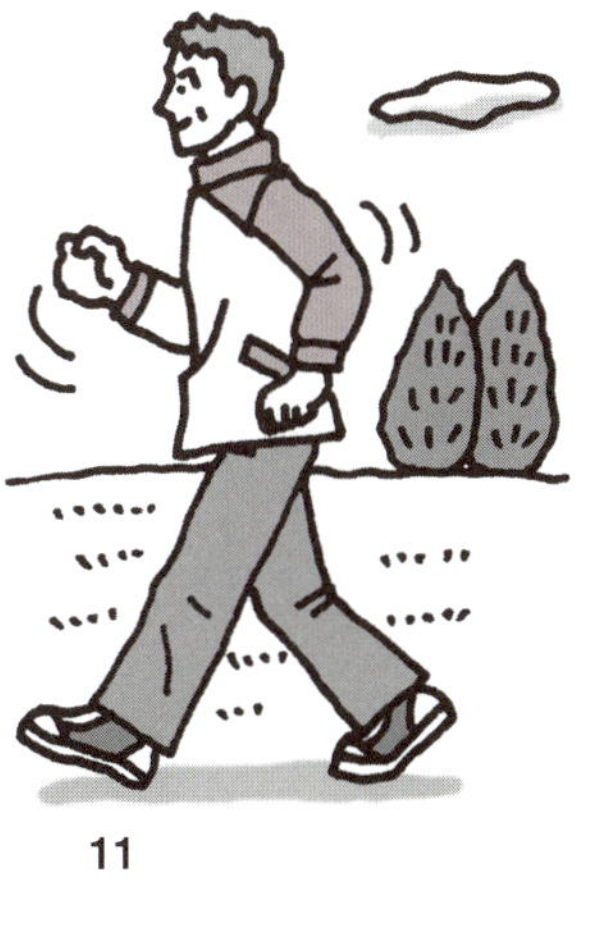

「症状もないし、とりあえずこのままでいいや」と思っていたが……

Bさん

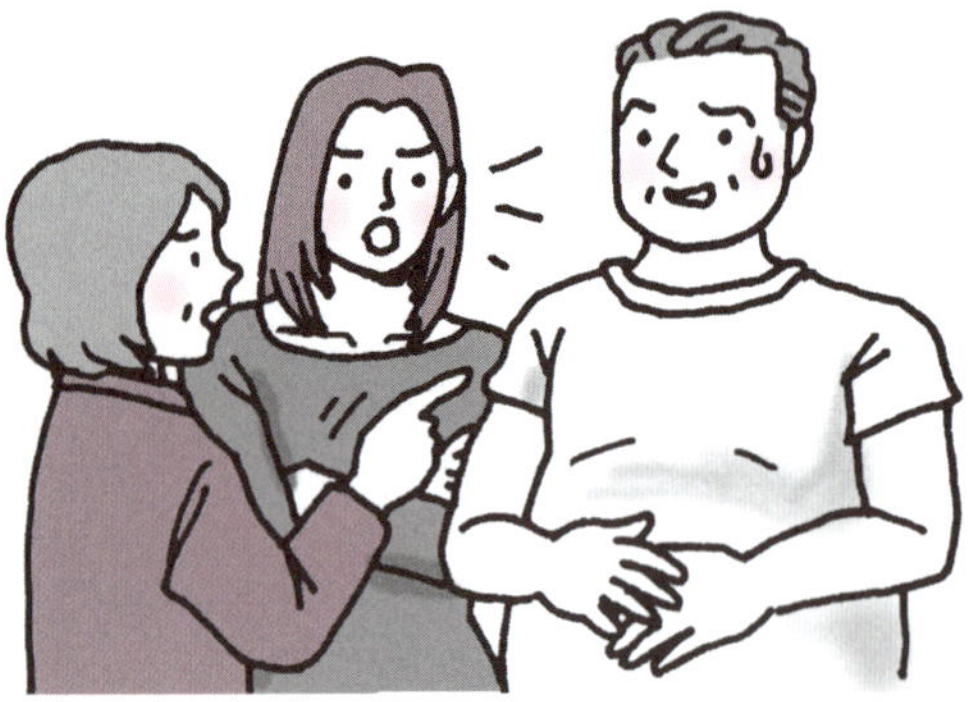

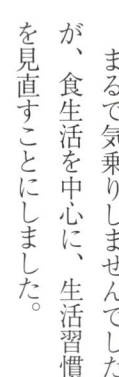

家族のつよいすすめで、生活を少しだけ見直すことに

「胆石っていわれても、別に痛くもなんともないし……」と、診断結果をあまり気にとめていなかったBさん。ところが、奥さんからは「このまま胆石が大きくなって、発作がおきたらどうするの⁉」といわれ、子どもたちからも「ちょっとやせたほうがいいよ」といわれる始末。

まるで気乗りしませんでしたが、食生活を中心に、生活習慣を見直すことにしました。

まずは間食をやめることからスタート

とはいえ、これまでお肉や揚げものばかり食べていたのに、急に低脂肪、低エネルギーの食事をすすめられても、食べた気がしません。そこで「甘いものだけはやめるから」と宣言。

食後の甘いものや職場での間食は、楽しみのひとつだったのですが、家族の手前、なんとかがまんするようにしました。

大好きなラーメンや牛丼を週1、2回でがまん

間食をやめて1か月ほど経っても、体重は1kgくらいしか減っていません。

家族からも、「やっぱり、食事も見直さないと。お肉とか、脂っぽいものは控えたほうがいい」と注意されてしまいました。

そこで、お昼にいつも食べていた牛丼や天丼、ラーメンなどを週1、2回に減らしました。

簡単な運動で、少しでも体を動かすことに

少しは運動したほうが体にいいのはわかっていましたが、「仕事で疲れているのに、家に帰ってからさらに体を動かすなんて、冗談じゃない」というのが、Bさんの正直な気持ちでした。

「だったら、とりあえず体操だけでも」と家族から提案され、平日は肝臓・胆のう・すい臓にいいという腕振り体操（→P153）などを1日5分だけおこなうことにしました。これなら簡単なので、仕事で疲れていてもなんとか毎日できそうです。

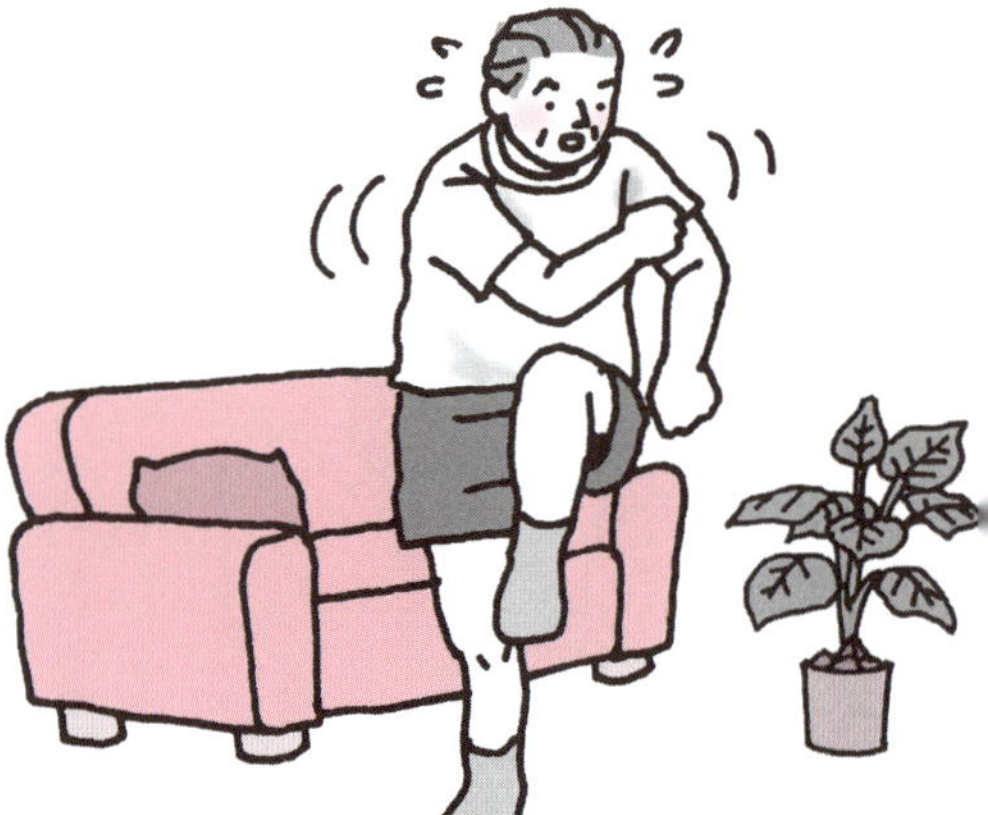

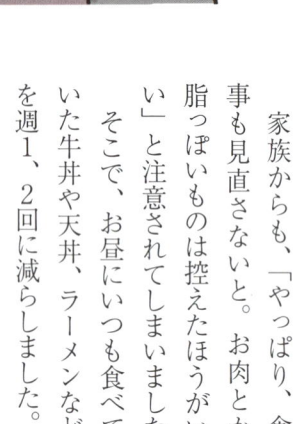

「検査値の異常くらいたいしたことない」と、今までどおりの生活をつづける

Cさん

仕事帰りに飲むお酒がやめられない

医師からお酒の飲みすぎを指摘されたCさんですが、「仕事の後の1杯くらい、好きに飲ませろ」といって、まるでお酒をやめようとしません。しかも1杯といっても、実際に1杯で終わったためしはありません。

結局、いつも同僚をさそっては2軒目、3軒目とはしごして飲んでしまい、気づくと深夜の2時をまわっている、といった調子です。

飲みはじめると、つまみもほとんど食べない

「すきっ腹で飲むと体に悪い」と聞いたことはありましたが、飲みはじめると食事にほとんど手をつけないのが、Cさんのいつもの習慣です。つまみだけでも、とすすめられても、「俺は飲むときは食べないから、いいんだ」といって、まるで手をつけようとしません。

何か食べるとしたら、飲んだ後にラーメン屋に行くくらいのもので、結局いつも、夕飯は食べていないような状態です。

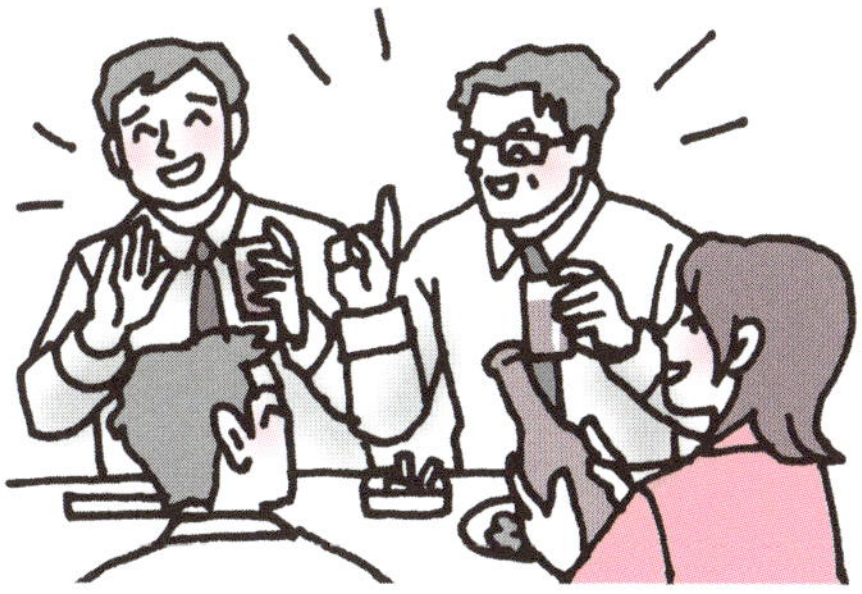

節煙の約束をしたのに、飲むとついつい……

心配する家族に対して、「じゃあ、タバコくらいは減らすから」と答えたCさん。

たしかに吸いすぎだとは思っていたので、本当に減らすつもりだったのですが、飲みに出かけると、ついついタバコに手がのびてしまいます。

結局タバコの量も、健康診断前とほとんど変わっていません。

「朝は食欲がない」といって、結局いつも朝食抜き

朝食抜きの生活が、Cさんの長年の習慣です。

「ちゃんと食べないと体に悪いから」といって、奥さんが用意してくれても、いつも深夜までお酒を飲んでいるCさんは、朝はまるで食欲がわきません。「胃が受けつけないんだから、しょうがないじゃないか」といって、結局そのまま出勤しています。

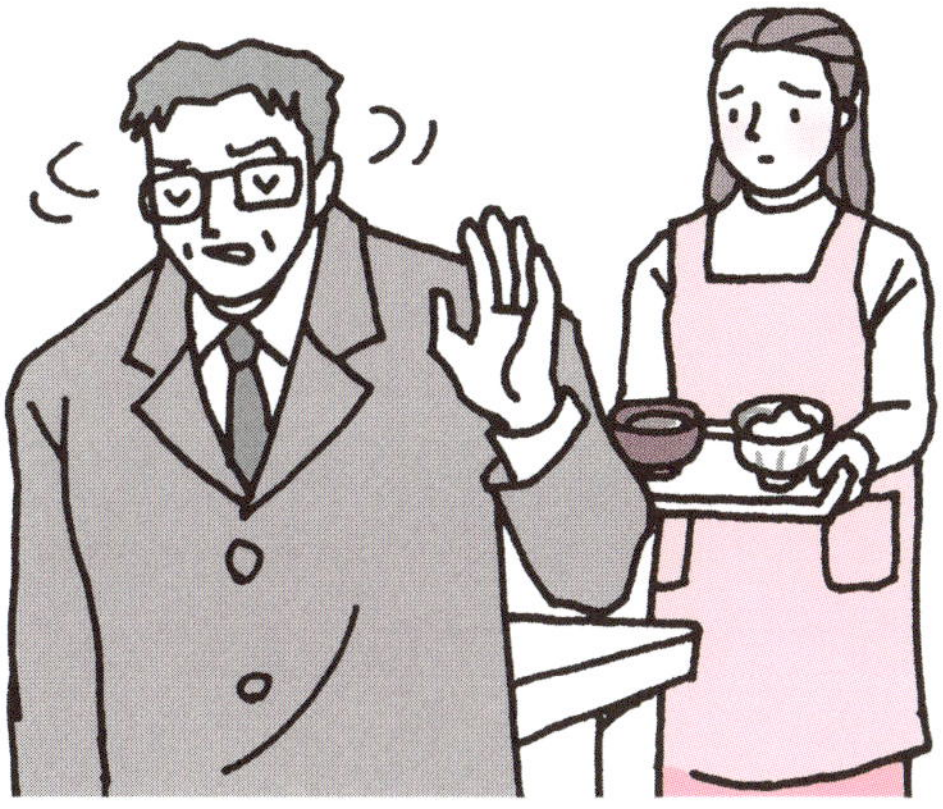

健康診断から1年後、3人の健康状態は？

Aさん

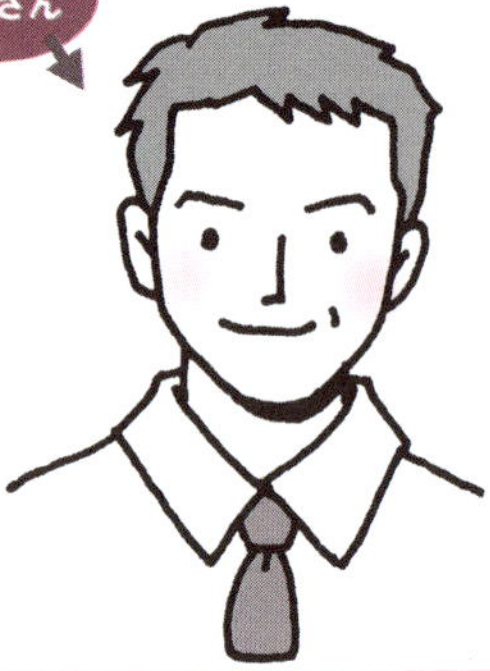

肝機能の数値がよくなり、コレステロールや中性脂肪の値もダウン！　なんと**脂肪肝が治りました**

食事の内容を見直し、ウォーキングにはげんだことで、みごとダイエットに成功。脂肪肝を治すことができました。ぽっこり出ていたおなかもひきしまり、周囲の人たちからも、「若々しくなった」と評判に。「食事を変えたり歩いたりするだけで、こんなに変わるんだ」とうれしくなったAさんは、これからもこの生活をつづけていこうと考えています。

Bさん

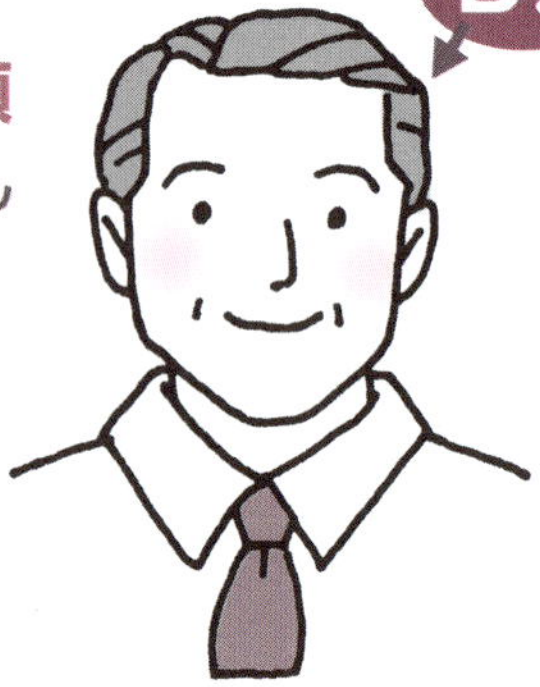

この1年で体重が4kg減り、コレステロール値なども、**改善傾向がみられました。**今のところ、胆石発作はおきていません

家族の協力のもと、少しずつ生活を見直しはじめたBさん。標準体重にはまだまだ届きませんが、体重が少し減り、コレステロール値や中性脂肪の値にも改善傾向が見られました。胆石の大きさは１年前と変わらず、発作はおきていませんが、医師からは「このまま経過をみることになりますが、食生活をさらに見直し、減量する必要がありますね」といわれました。

Cさん

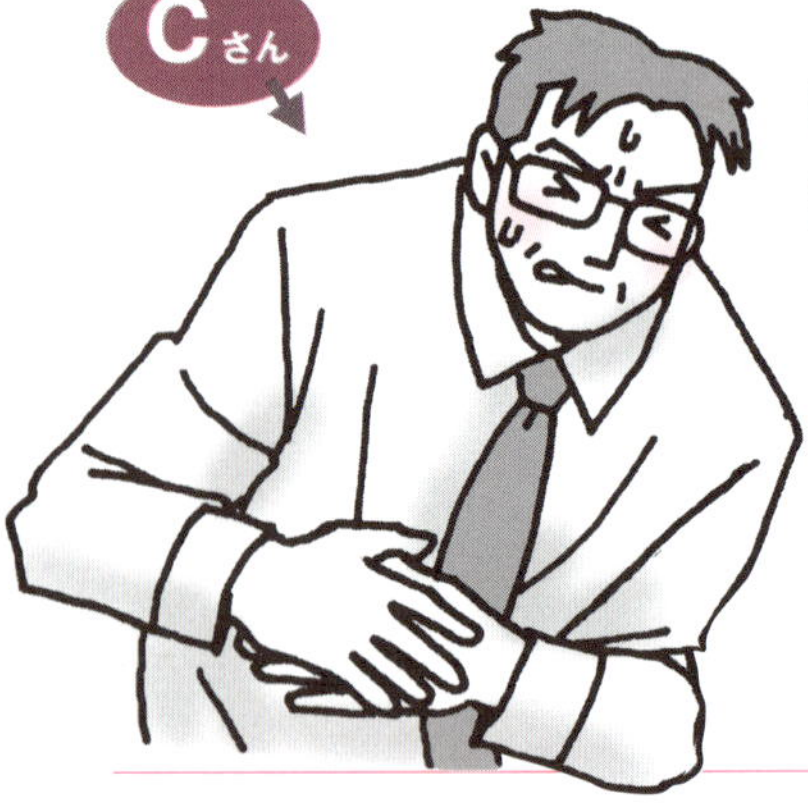

いつもどおりお酒を楽しんでいたら、いきなりはげしい腹痛が！　病院にいくと、**急性すい炎と診断されました**

「検査値の異常くらい」と、生活をまったく変えなかったCさん。いつもどおり、同僚たちと飲みに出かけて日本酒を楽しんだ帰り道、タクシーの中で、急にみぞおちのあたりがひどく痛みはじめました。同僚に連れられて救急病院にかけ込み、診察を受けたところ、「急性すい炎です」との診断が。なんと、そのまま入院しなければならなくなってしまいました。

生活習慣を見直すだけで、結果はこれだけ変わります！
あなたも、今の生活を見直してみませんか？

第1章

肝・胆・すいのはたらきを知る

あまり知られてはいませんが、肝臓・胆のう・すい臓は、じつはひとつながりになってはたらいている臓器です。まずは、それぞれの臓器がどのように連携して、どんな仕事をしているのかを知っておきましょう。

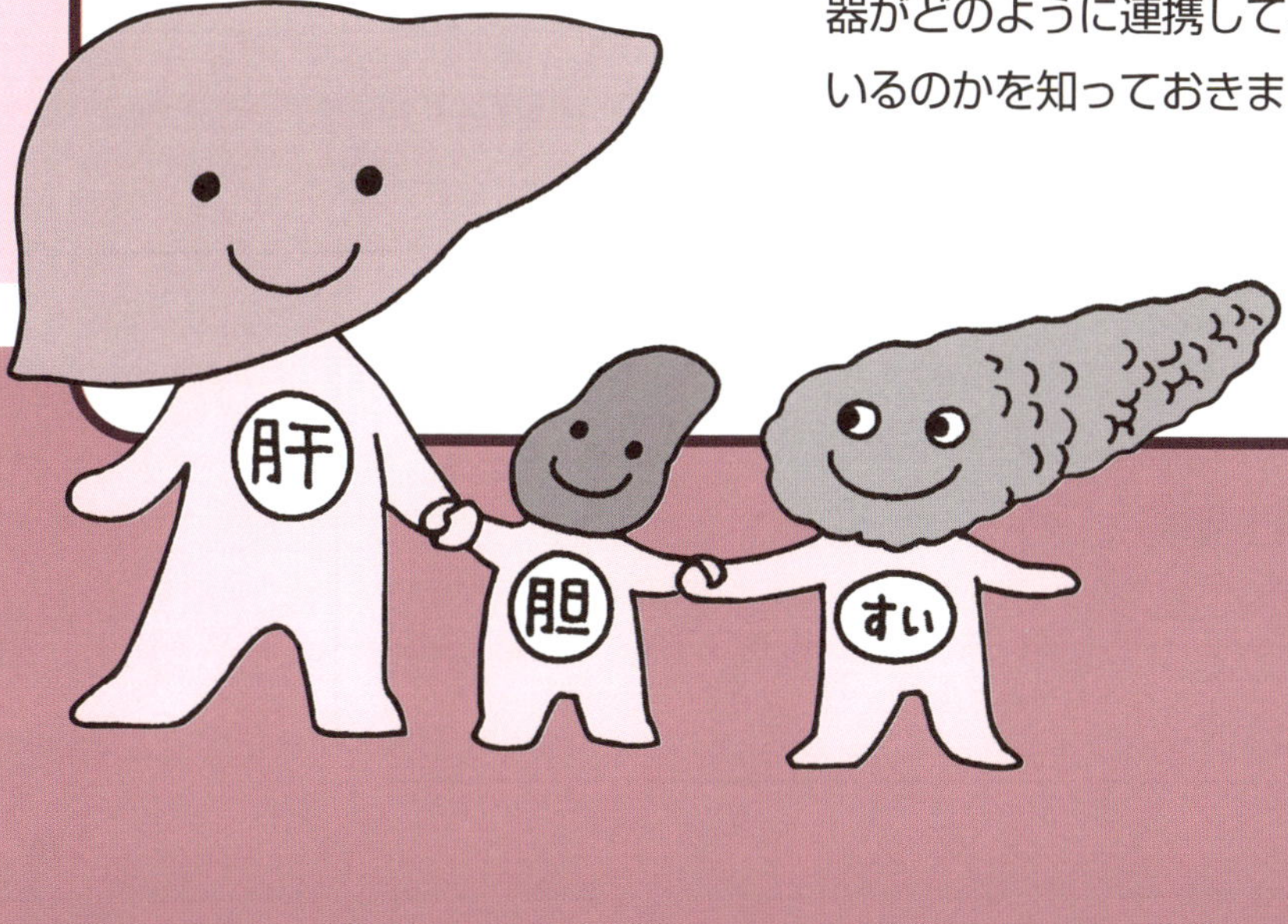

肝・胆・すいはチームワークではたらいている！

肝臓は、アルコールの分解にかかわる器官としてよく知られていますが、胆のうやすい臓がどのような役割を担う器官なのかは、あまり知られていません。

じつはこの3つの臓器はひとつながりになっていて、食物中の栄養を吸収し、再加工するという大切なはたらきをしています。

まず、脂肪の消化に必要な「胆汁《たんじゅう》」という消化液が肝臓でつくられ、「胆管」という管を通って胆のうに届けられます。胆のうではこの液を濃縮してためておき、食物が十二指腸に入ってくると、すい臓からでる消化液「すい液」と一緒になり、食物の消化を助けるというしくみです。

このように連携してはたらいている3つの臓器は、病気の発症や経過においても、互いに影響し合っていることが少なくありません。また、飲酒や偏った食生活が病気の引き金になりえるという点でも、3つの臓器は共通の特徴をもっています。

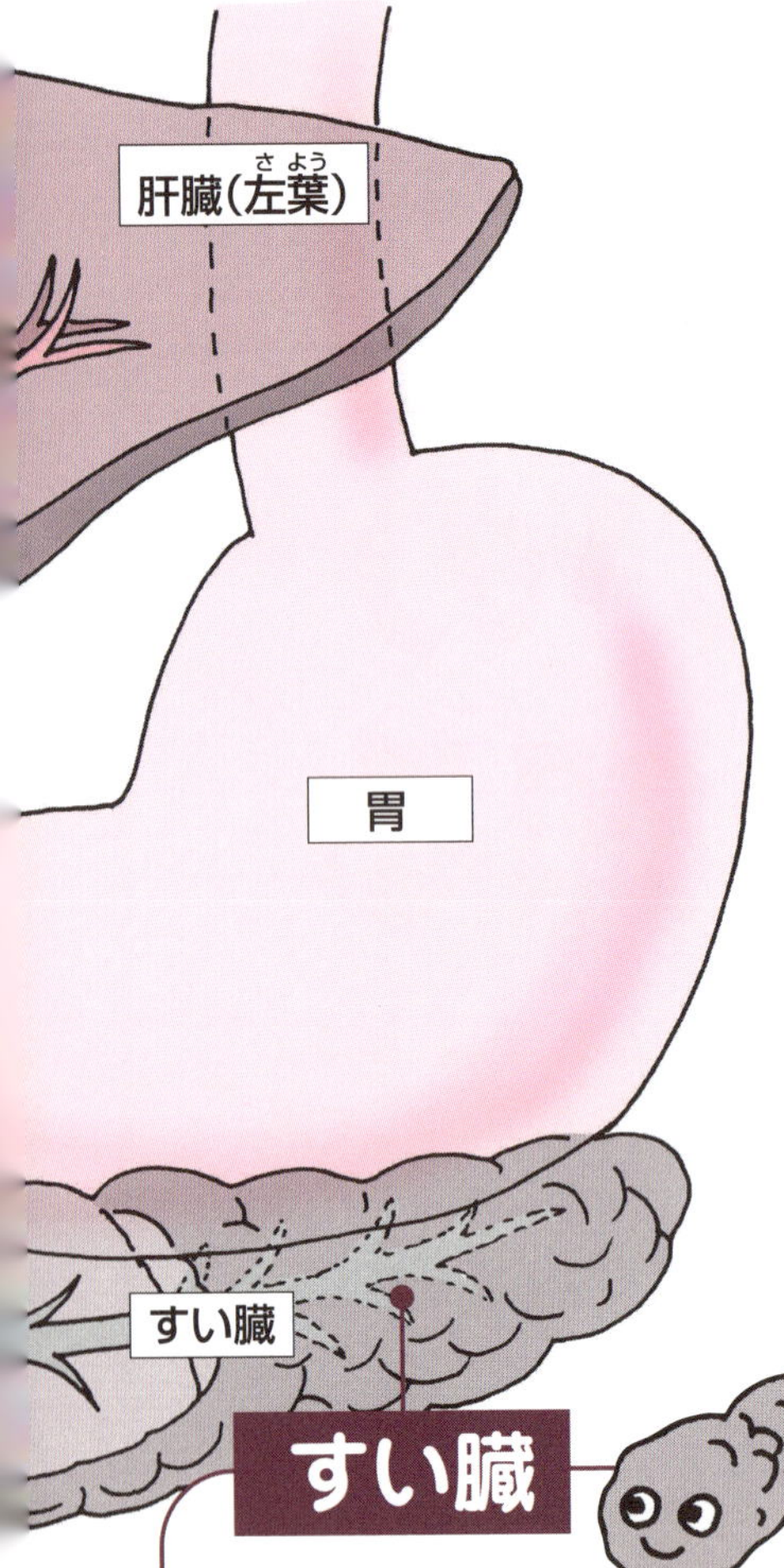

すい臓

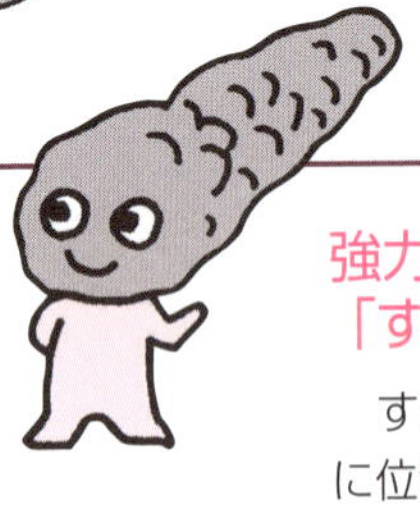

Profile

サイズ・形：
細長い形で長さは15cm前後

おもなはたらき：
・消化液（すい液）の分泌
・血糖調節ホルモンの分泌

強力な消化作用をもつ「すい液」で、消化をサポート

すい臓は、胃のちょうど裏側（背中側）に位置している細長い形の臓器です。向かって左側は十二指腸に、右側は脾臓《ひぞう》に、それぞれ接しています。

すい臓にはおもに２つのはたらきがあり、すい液という消化液の分泌と、血糖を調節するホルモンの分泌をおこなっています。

肝　臓

Profile

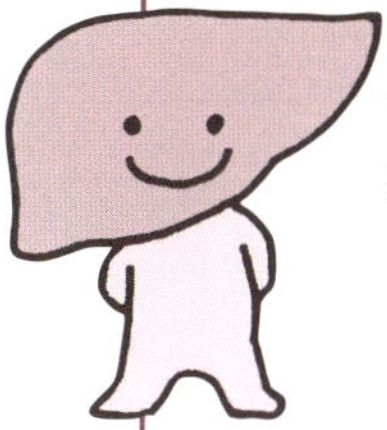

サイズ・形：重さ1.2kg前後、人体最大の臓器

おもなはたらき：
・食物中の栄養素の代謝
・有害物質の解毒
・消化液（胆汁）の生成

食物の吸収・代謝を受けもつ、「生体内の化学工場」

肝臓は、右上腹部一帯を占める人体最大の臓器です。横隔膜のすぐ下に位置し、「右葉」と「左葉」という左右２つの部分に分かれています。

肝臓には、①栄養素の代謝、②有害物質の解毒、③胆汁の分泌という３つの大きな役割がありますが、そのほかにも、免疫で体を守ったり、血液の量を調節したりと、さまざまな役割を担っています。

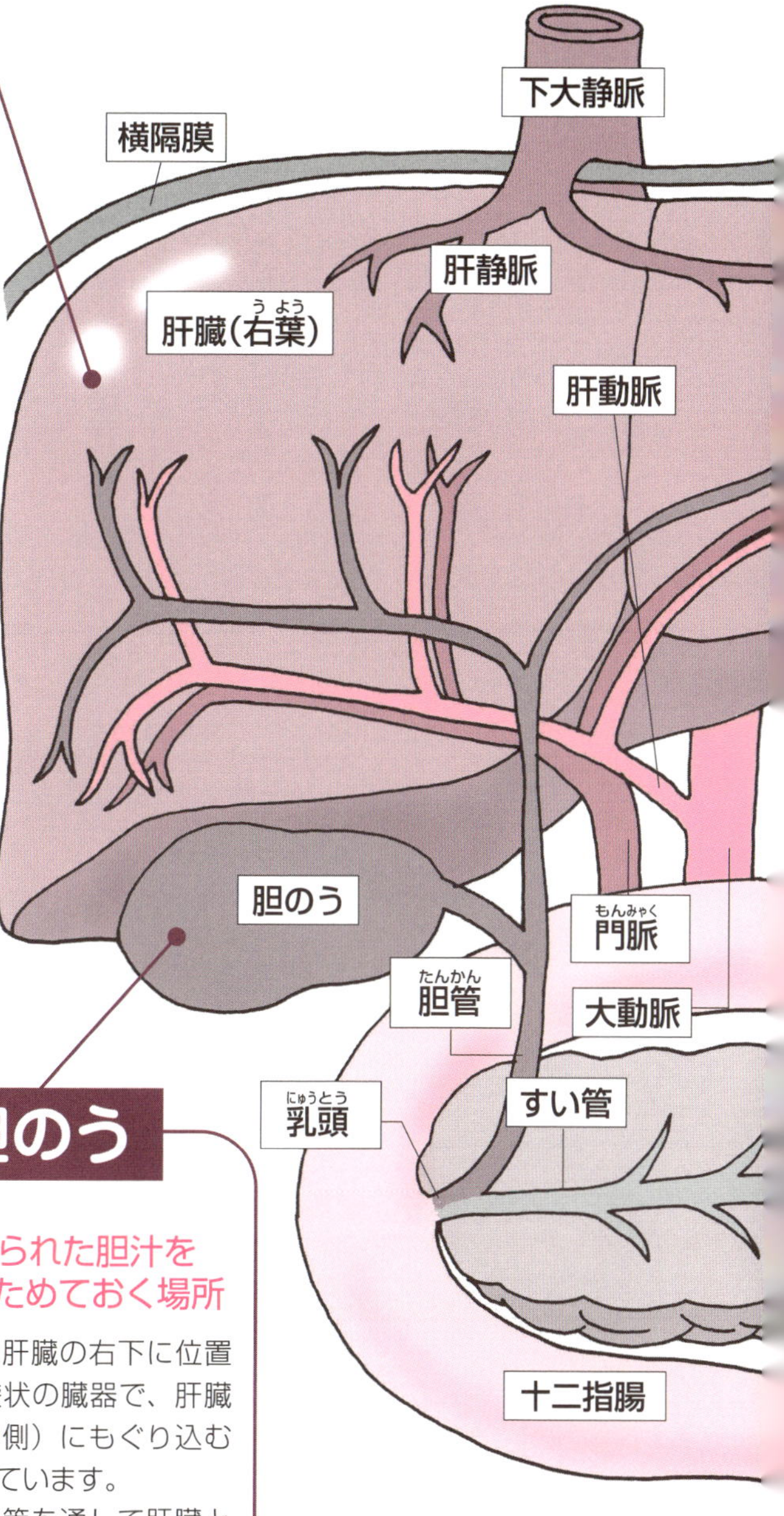

胆のう

Profile

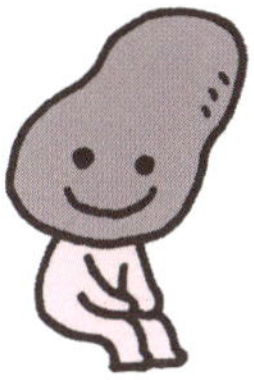

サイズ・形：なす形をした、容量50mlの袋状の臓器

おもなはたらき：
・胆汁の一時的な貯蔵
・胆汁の濃縮

肝臓でつくられた胆汁を預かって、ためておく場所

胆のうは、肝臓の右下に位置する小さな袋状の臓器で、肝臓の裏側（背中側）にもぐり込むように位置しています。

胆管という管を通して肝臓とつながっており、肝臓でつくられた胆汁を一時的にためておき、濃縮するというはたらきをしています。

肝臓のしくみ

3つの仕事を同時にこなすはたらき者

たくさんの血液が流れる、人体最大の臓器

重さ約1.2kg、人体最大の臓器である肝臓は、栄養素の代謝や有害物質の解毒など、さまざまな仕事を一度におこなっています。

肝臓には、門脈《もんみゃく》と肝動脈という2つの血管から血液が運ばれてきていて、門脈からは食物中の栄養素が、肝動脈からは酸素が届けられます。

2つの血管を通って流れてきた血液は、肝臓を埋め尽くす肝細胞の間を通る毛細血管にたどり着き、それぞれの肝細胞に栄養を届けます。

肝細胞で加工・再合成（＝代謝）された栄養素は、たくさんの肝細胞で構成される「肝小葉《かんしょうよう》」を通って毛細血管中の血液に戻されたのち、肝静脈、下大静脈経由で心臓に届けられ、全身に運ばれていきます。

さまざまな物質が、血液に乗って肝臓に運ばれてくる

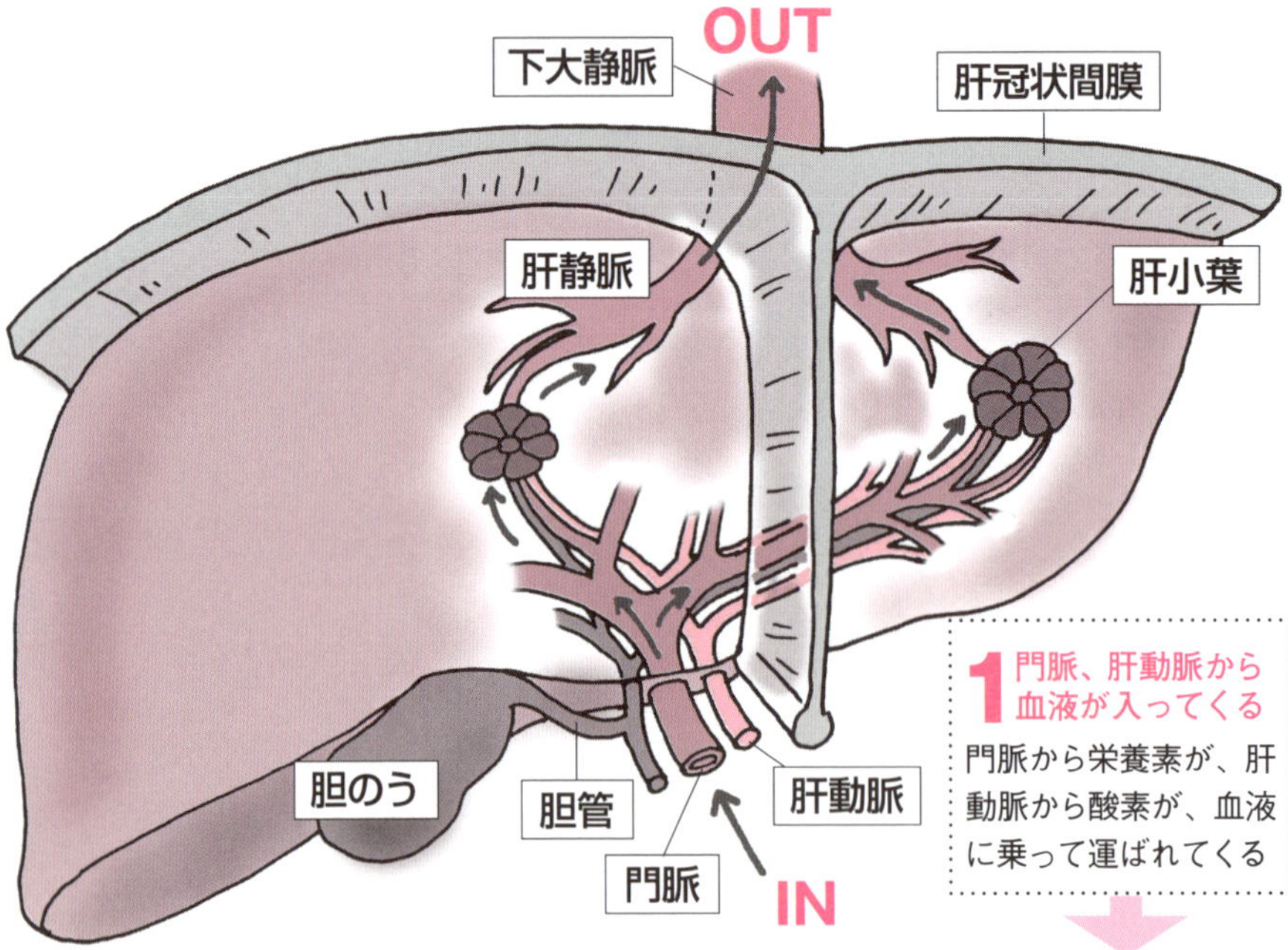

1 門脈、肝動脈から血液が入ってくる

門脈から栄養素が、肝動脈から酸素が、血液に乗って運ばれてくる

2 肝細胞の間の毛細血管に、血液が入る

肝臓全体にいきわたっている毛細血管に、門脈と肝動脈からの血液が流れ込む

3 肝細胞との間でさまざまな物質をやりとり

血液中の栄養素や酸素などが肝細胞に届けられると同時に、不要な物質は回収される

4 肝小葉に血液が集められ、下大静脈から出ていく

肝小葉に集められた血液は、肝静脈、下大静脈を通り、心臓に運ばれていく

肝臓の仕事1
食物に含まれる栄養素を加工してつくり変える

食物に含まれている糖質や脂質、たんぱく質などの栄養素は、体のエネルギーとなったり、細胞の構成成分となったりと、体内でさまざまなはたらきをしています。

しかしこれらの栄養素は、そのままの形では体の中でその役割を果たすことができません。

そこで、食物中の栄養素は、いったん消化管で消化・吸収されたのちに肝臓に届けられ、体の中で使われやすい形につくり変えられています。

この過程を「代謝」といいます。

代謝を受けたこれらの栄養素は、下の図のような流れで、肝静脈を流れる血液によって、心臓から全身に届けられています。

これらの栄養素のなかでも、糖質、脂質は、肝臓自身がはたらくためのエネルギー源としても使われるため、一部は、そのまま肝臓にたくわえられています。

食物中の栄養素は、肝臓で代謝されている

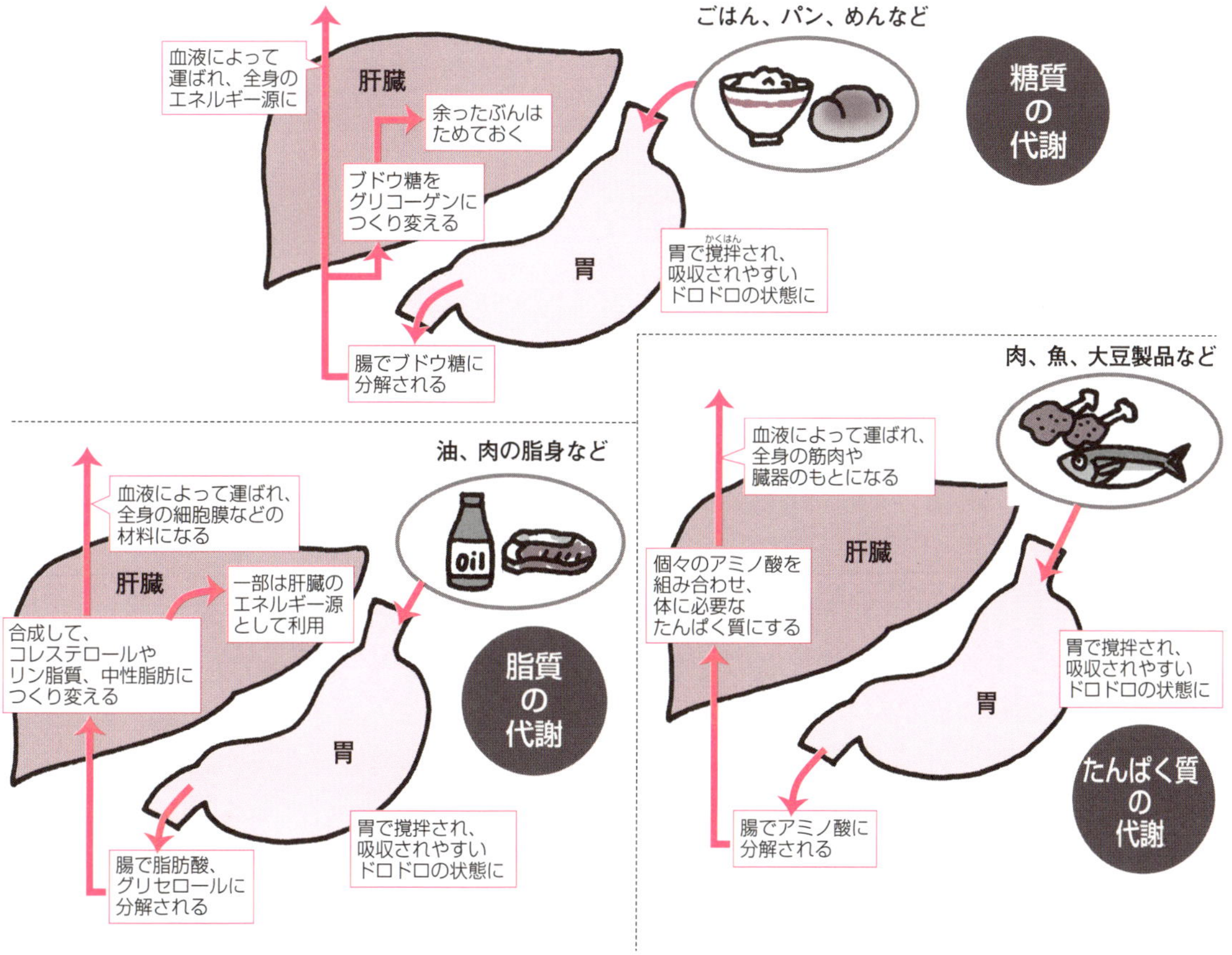

アルコールやアンモニアなどの有害物質を無毒化する

体内に入ってくる有害物質を無害な形に変えることも、肝臓の重要な役割です。

たとえば、アルコール。私たちが摂取したアルコールは、肝臓中の酵素などの力で分解され、最終的に、水や二酸化炭素といった無害な物質となって排泄されています。

薬も、本来は健康のために摂取する物質ですが、アルコール同様、異物として肝臓で処理されています。

また、たんぱく質が代謝されてできるアミノ酸も、体にとって必要な物質ですが、その一部は腸内細菌によって分解され、有害物質アンモニアとなってしまいます。これを尿素という無害な物質に変えるのも、肝臓でおこなわれている仕事なのです。

アルコールが肝臓で分解されるしくみ

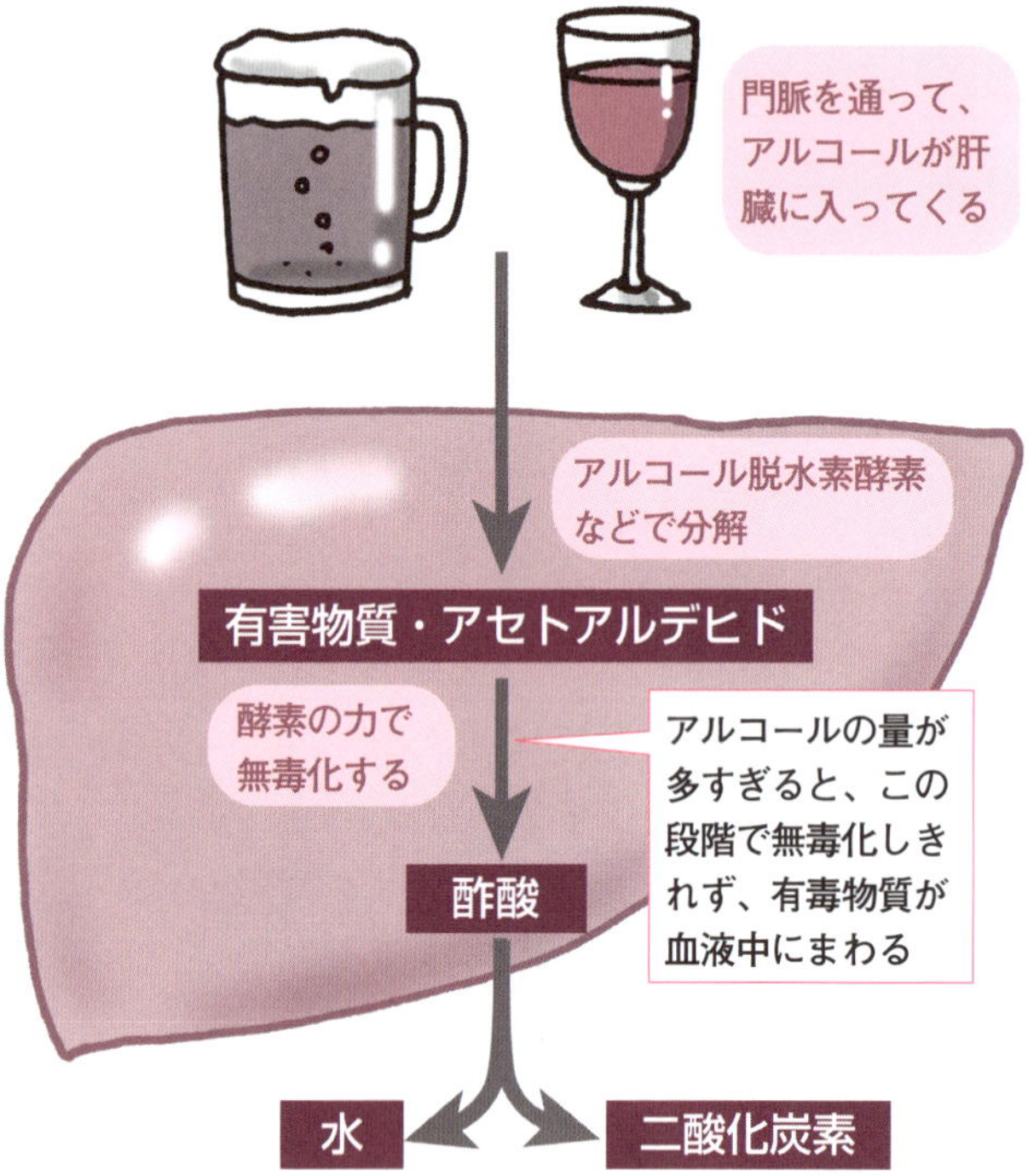

肝臓に入ってきたアルコールを酵素の力でいったん分解し、アセトアルデヒトという物質に変える。その後、さらに別の酵素で無毒化し、体に無害な水と二酸化炭素にして血液中に放出

アセトアルデヒドの分解が間に合わないと、二日酔いや悪酔いをおこす

アルコールが分解されてできる物質、アセトアルデヒドは、じつはアルコールそのもの以上に毒性の高い物質。

そのため、急ピッチでアルコールを飲んだり、分解しきれない量のアルコールを飲んでしまうと、無毒化されないまま体内に残ったアセトアルデヒドが全身の血液にまわり、頭痛や吐き気など、いわゆる二日酔いの症状をおこしてしまうわけです。

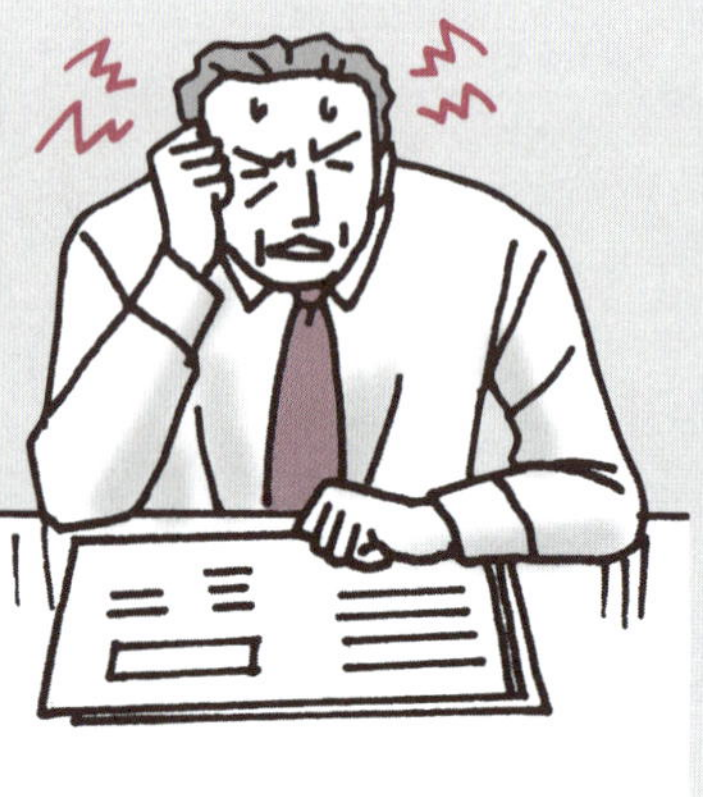

肝臓の仕事 3
脂肪の消化・吸収に必要な胆汁をつくる

胆汁は、食物中の脂肪を消化するために欠かせない消化液です。

胆汁の分泌は、肝細胞でおこなわれています。分泌された胆汁は、肝細胞の間を通る毛細管に集められ、胆管を通って胆のうに運ばれ、脂肪の消化のために使われます。

また胆汁には、ほかにも大切な役割があります。

それは、肝臓で排出される老廃物を十二指腸に送りだし、便と一緒に体外に排泄させることです。

この老廃物のなかでもっとも大きな比重を占めているのが、古くなった赤血球が破壊されるときに生じる、ビリルビンという黄色い色素です。

肝臓が悪くなると、皮膚が黄色い状態（＝黄疸《おうだん》）になるのは、ビリルビンがうまく排泄されず、血液中をめぐってしまうためなのです。

肝臓で胆汁がつくられ、胆のうに届けられるまで

1 肝細胞内でコレステロールを酸化し、胆汁をつくる

主成分
- 胆汁酸
- 水
- コレステロール
- リン脂質　など

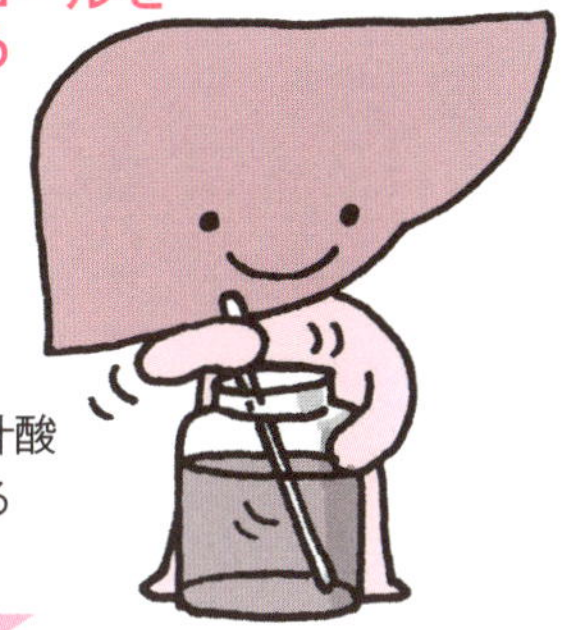

脂肪の消化に役立つ成分、胆汁酸を主原料として、胆汁をつくる

2 不要な物質（老廃物）を、胆汁中に入れる

便の色素のもとであるビリルビンなどの老廃物を、胆汁に混ぜ込む

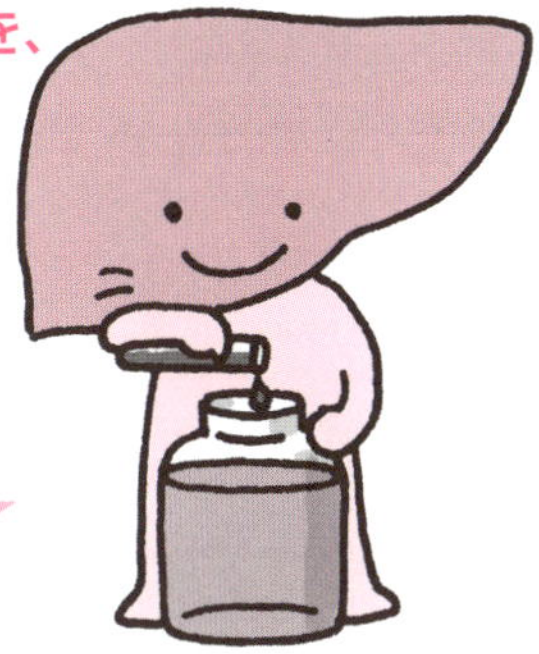

3 できあがった胆汁を、胆管を通じて胆のうに届ける

肝臓と胆のうをつなぐ管、胆管を通じて、胆汁を胆のうに送り込む

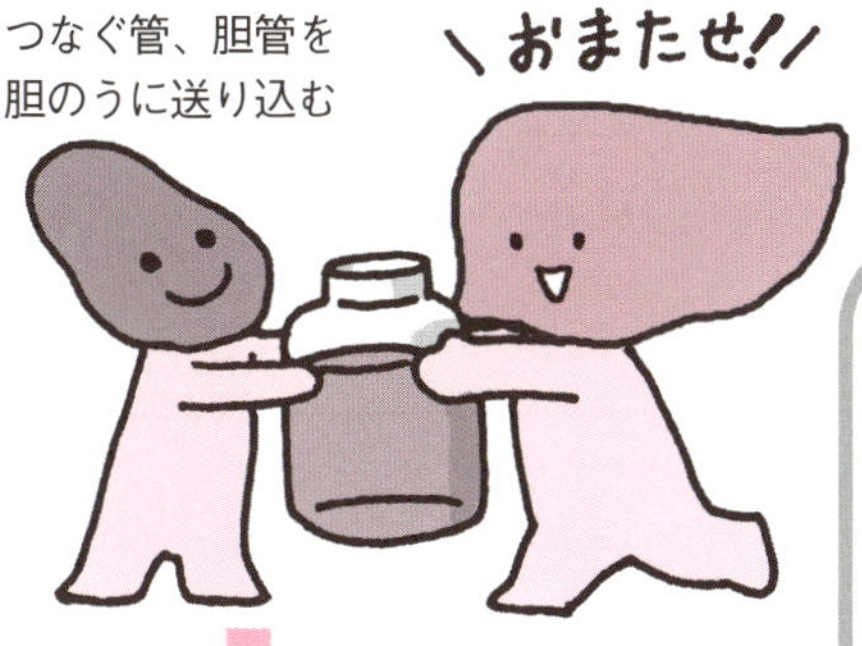

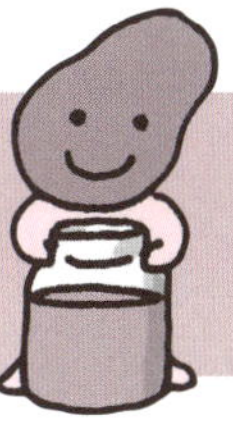

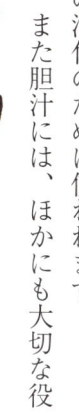

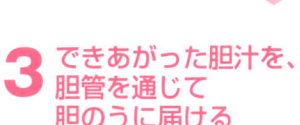

胆のうに届いた胆汁は、脂肪などを消化しやすくするために使われます （→くわしくはP22へ）

免疫の力で体を守る作用など、肝臓の仕事はほかにもたくさん

肝臓のおもな仕事は、栄養素の代謝、解毒作用、胆汁の生成の３つですが、じつはほかにもさまざまな役割を担っています。

たとえば、体を守る免疫機能。

肝臓は、門脈《もんみゃく》という血管を通して腸とつながっていますが、腸の中の異物を肝臓内の「クッパー細胞」が食べて片づけることで、体を異物から守るはたらきをしているのです。

胆のうのしくみ

胆汁を貯蔵し、消化を助ける小さな臓器

胆汁を一時的に預かり、必要なときに放出する

胆のうは、肝臓の裏側にある小さな臓器。容量50mlほどの袋状の臓器で、なすに似た形をしています。

そんな胆のうには、おもに2つの役割があります。

1つは、肝臓で分泌された胆汁《たんじゅう》を預かり、ためておくこと。もう1つは、食物が十二指腸に流れ込んできたときに、ためておいた胆汁をタイミングよく放出することです。

この2つの仕事で、食物中の脂質を消化しやすくしているのです。

ちなみに、肝臓でつくられる胆汁の量は、1日あたり500ml程度。胆のうでは、これだけ多量の胆汁を効率よく利用するために、胆汁を5～10倍にまで濃縮してたくわえています。

肝臓でつくられた胆汁は、こうして利用されている

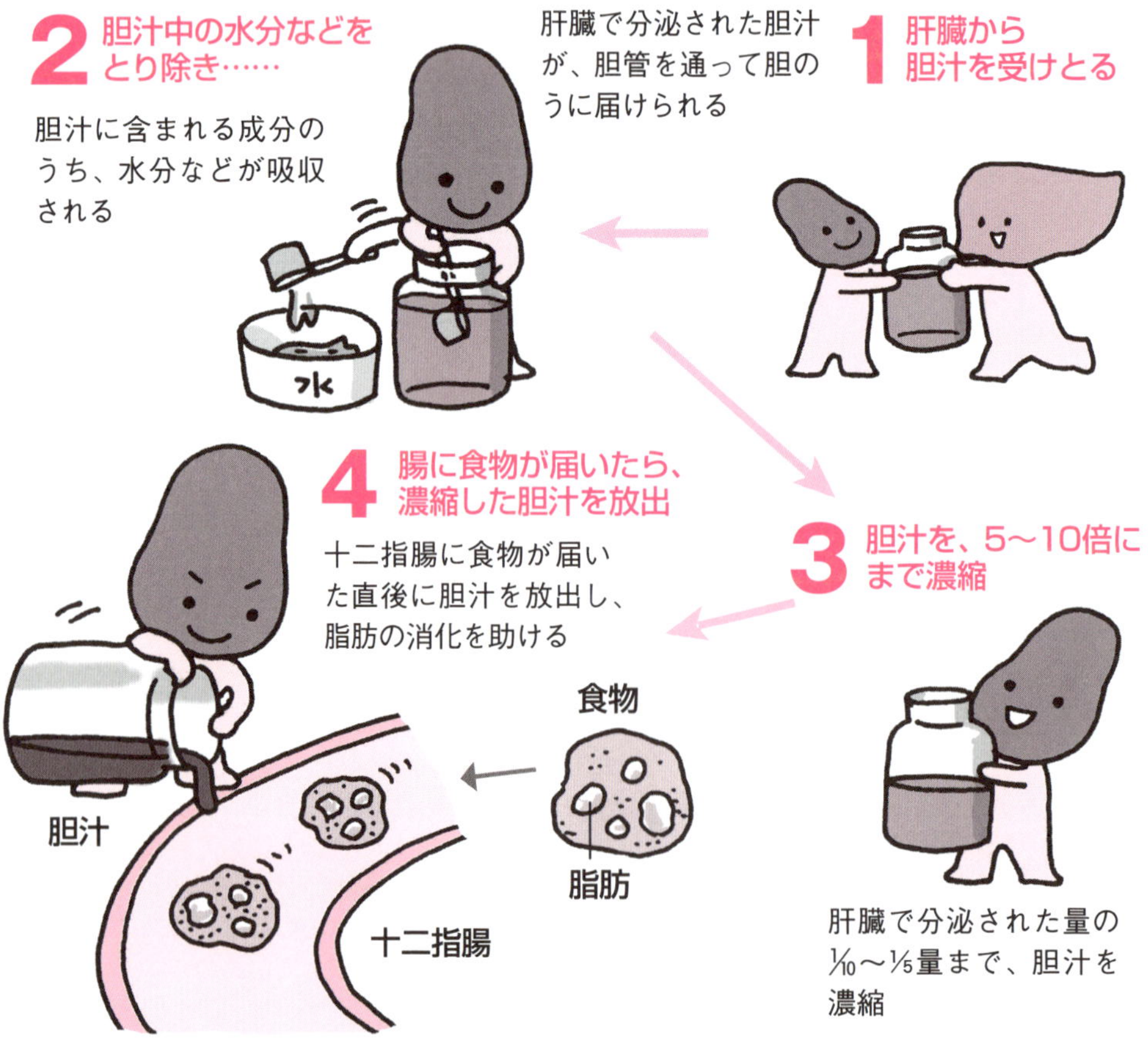
1 肝臓から胆汁を受けとる
肝臓で分泌された胆汁が、胆管を通って胆のうに届けられる
2 胆汁中の水分などをとり除き……
胆汁に含まれる成分のうち、水分などが吸収される
水
3 胆汁を、5～10倍にまで濃縮
肝臓で分泌された量の1/10～1/5量まで、胆汁を濃縮
4 腸に食物が届いたら、濃縮した胆汁を放出
十二指腸に食物が届いた直後に胆汁を放出し、脂肪の消化を助ける
食物
脂肪
胆汁
十二指腸

すい臓とも連携して脂肪の消化を助けている

では、肝臓でつくられ、胆のうで濃縮された胆汁は、どうやって脂肪の消化を助けているのでしょうか。

脂肪やコレステロール、脂溶性ビタミンなどの物質には、水と混ぜ合わせても分離してしまい、混ざりにくいという性質があります。

そこで必要となるのが、胆汁です。

胆汁が、水に溶けにくい脂肪を乳化し、水に溶けやすく、消化されやすい形に変えているのです。

食物が十二指腸に入ってくると、十二指腸からは、そのことを知らせるためのホルモンが分泌されます。このホルモン分泌を合図に、胆のうはギュッと収縮し、胆汁を十二指腸に放出しています。

ただし、胆汁の力だけでは、脂肪を消化することはできません。脂肪の消化には、強力な消化酵素が必要です。この消化酵素は、すい臓でつくられるすい液に含まれており、胆汁とともに十二指腸に流れ込み、脂肪の消化を促しています。

胆汁には、おもに2つのはたらきがある

1 食物中の脂質を乳化し、消化しやすい状態に変える

脂肪やコレステロールのほか、脂溶性ビタミンなど、水と相性の悪い物質を乳化し、水に混ざりやすい状態に変える。このはたらきにより、すい液に含まれる消化酵素が作用しやすくなる

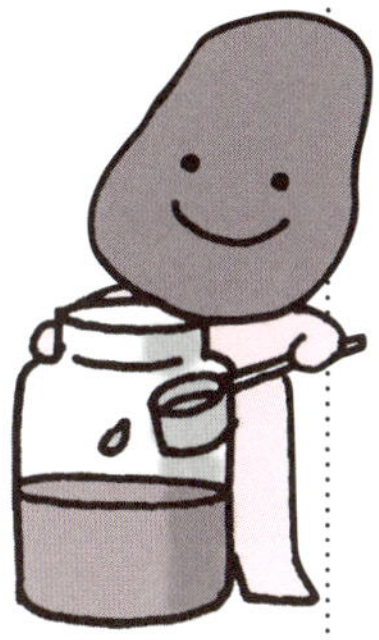

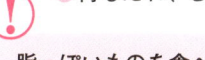

2 肝臓ででた老廃物を腸へ運んで排泄する

ビリルビンなど、肝臓からでた老廃物をとり込み、胆汁酸などとともに十二指腸に送りだす。放出された老廃物は腸に送られ、便とともに排泄される

胆のうがなくなるとどうなる？

→胆汁の保管場所がなくなるため、胃や腸に不快な症状がでることも

胆のうは、胆汁を貯蔵してタイミングよく放出する役割を担っているため、胆のうの病気（→ P69 ～）などで胆のうを丸ごと摘出してしまうと、胆汁がたえず十二指腸に流れでている状態になります。すると、脂肪を多く含む食事をとった後などはとくに、消化が十分にできなくなり、胃もたれや下痢などの症状をおこしやすくなります。

これが、「胆のう摘出後症候群」と呼ばれる症状です。

胆のう摘出後症候群のおもな症状

- 下痢
- 食欲不振
- 軽い吐き気
- 胃もたれ、むかつき

！ 脂っぽいものを食べると、とくに症状がでやすくなる

すい臓のしくみ

消化吸収に血糖調節。目立たない場所で大活躍

外分泌と内分泌、おもに2つの仕事をこなす

胃の裏側にかくれるように位置するすい臓は、15㎝ほどの長さの、横長の形をした臓器です。

少しふくらんでいる側は「すい頭部」といって、すい臓の真ん中を通る「すい管」を通じて、十二指腸につながっています。

その反対のやや先細りの側は「すい尾部」と呼ばれ、こちらは、免疫機能にかかわる脾臓《ひぞう》と接しています。

すい臓には、おもに2つの役割があります。

1つは「外分泌」といって、強力な消化酵素を含むすい液を分泌し、脂肪の消化を促す役割。そしてもう1つは「内分泌」といって、血液中の糖分の量（＝血糖値）を調節するホルモンを分泌する役割です。

3つの酵素で、食物中の栄養素を分解（＝外分泌）

食物の消化を促すためのすい液には、リパーゼ、トリプシン、アミラーゼという、3つの消化酵素が含まれています。

この3つの消化酵素が、それぞれ脂質、たんぱく質、炭水化物を分解するという役割を果たし、すい液という強力な消化液を構成しています。

すい臓の仕事 1 すい液の力で、消化吸収を助ける（＝外分泌作用）

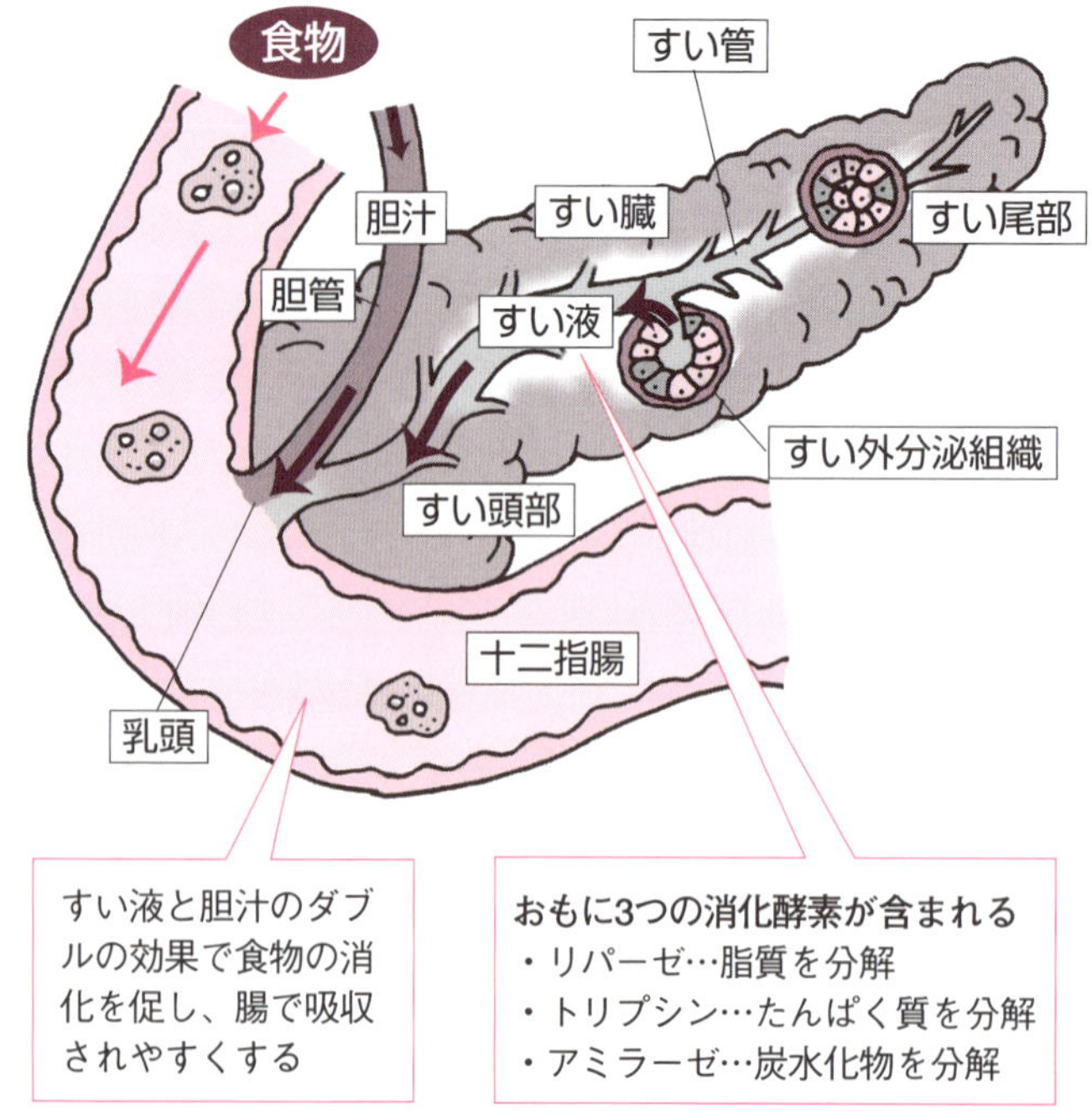

消化酵素を含むすい液は、すい臓内の細胞で分泌されたのち、すい臓の中央を走るすい管に集められる。すい管に集められたすい液は、十二指腸につながる孔（乳頭《にゅうとう》）を通り、十二指腸に送り込まれている。

すい臓の仕事 2 すい臓の奥にある〝島〟で、血糖値を調節するホルモンを分泌

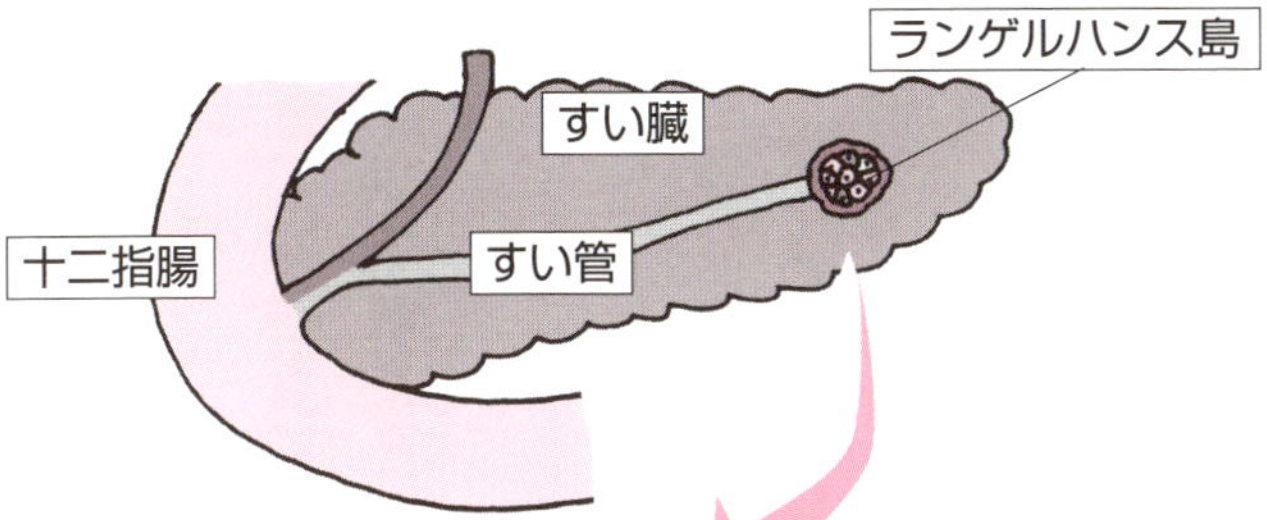

すい臓の中の島、ランゲルハンス島のしくみ

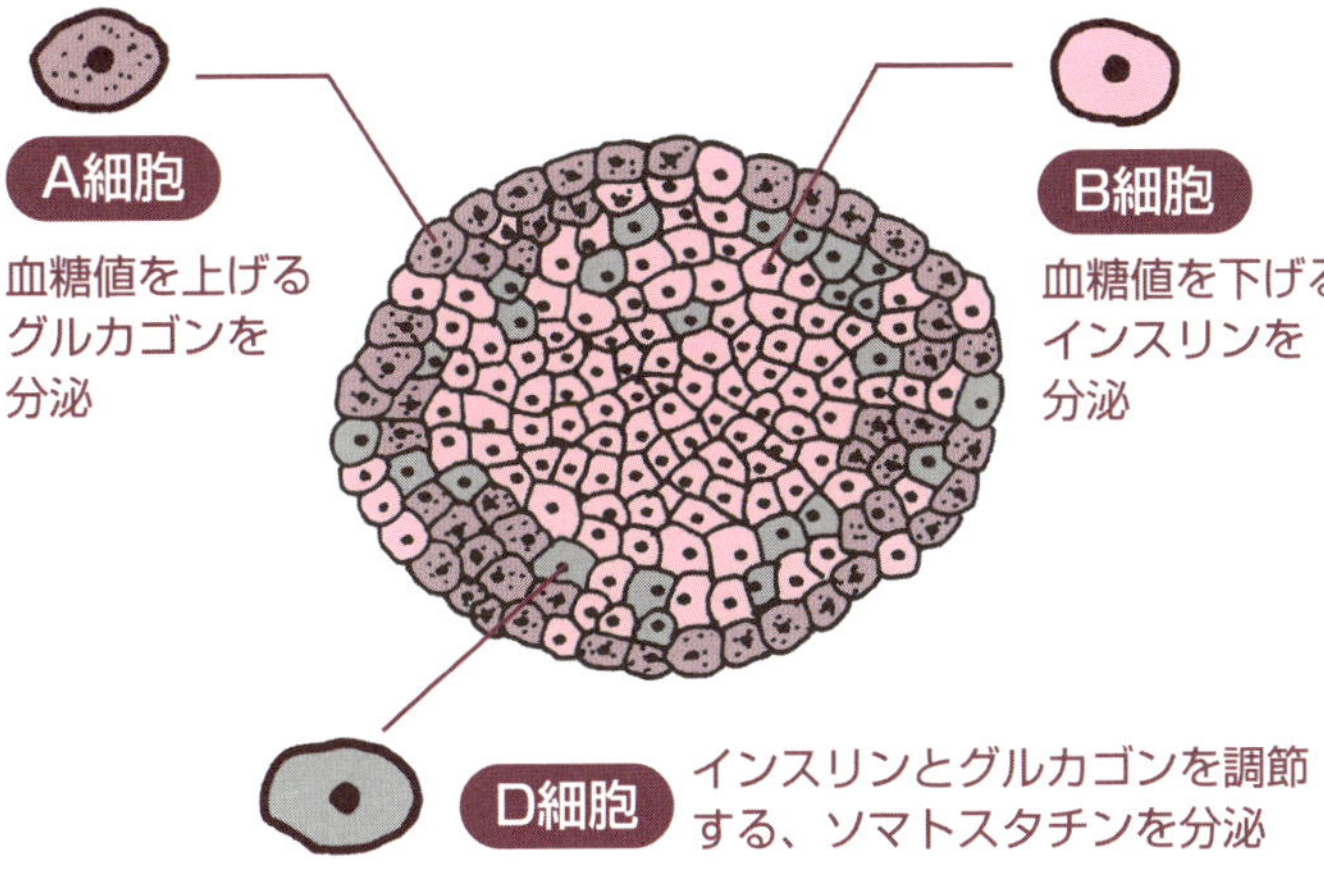

ホルモン分泌で、血糖値をコントロール（＝内分泌）

すい臓からは、インスリン、グルカゴン、ソマトスタチンなど、いくつものホルモンが分泌されています。この複数のホルモンは、それぞれ異なる作用で、血糖値の調節に関与しています。

たとえば、糖尿病治療で知られるインスリンは、血液中のブドウ糖を筋肉にとり込むなどして、血糖値を下げるはたらきを担っています。

一方、グルカゴンはブドウ糖をつくるなどし、血糖値を上げるはたらきを担っています。

そしてソマトスタチンは、インスリンやグルカゴンにはたらきかけることで、間接的に血糖値のコントロールをおこなっています。

このように、すい臓でできる複数のホルモンが組み合わさって、血糖値がうまく調節されているのです。

切っても切れない、糖尿病とすい臓病の関係

すい臓が血糖値の調節をおこなう場所であることから、糖尿病とすい臓病とは、密接な関係にあります。

たとえば、急性すい炎（→P88）にかかると、一時的に高血糖状態になります。そのまま糖尿病になることはまれですが、重症のすい炎ですい臓を切除した場合などは、その後、糖尿病になるケースがほとんどです。

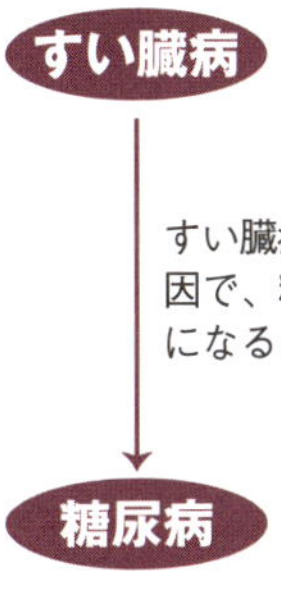
すい臓病が原因で、糖尿病になることも

気になる検査値異常……何をどうみればいい？

血液検査、尿検査で異常を指摘されたら

肝臓・胆のう・すい臓の病気には、自覚症状のないまま進行してしまうものが少なくありません。

たとえば、脂肪肝（→Ｐ44）などはその代表例です。自覚症状がほとんどないため、健康診断で指摘されてはじめて気づく人が非常に多いといわれています。

そのため、定期的に検査を受け、何らかの異変がおこっていないか、病気が進行していないかを調べる必要があります。

検査をおこなう医療機関によっても異なりますが、血液検査、尿検査で基本的な項目を調べ、そこで異常がみつかれば、さらにくわしい画像検査などをおこなうのが、一般的な検査の流れです。

肝・胆・すいの状態をみるのに必要な検査

Step 1（採血・採尿だけでできる検査）

血液・尿検査
＋腫瘍／ウイルスマーカー検査

血液・尿検査（→P27〜）

血液検査、尿検査では、肝・胆・すいの機能のバロメーターとなる、さまざまな項目を調べることができます。

検査値に異常がみられ、何らかの病気が疑われる場合は、さらにくわしく調べるための画像検査をおこないます。

腫瘍マーカー検査（→P30）

腫瘍マーカーとは、がん細胞があると血液中に増える、特殊なたんぱくのこと。確定診断はできませんが、がんの可能性を調べる手がかりとなります。

ウイルスマーカー検査（→P30）

肝炎ウイルスの感染の有無を確かめるための検査です。現在の感染の有無だけでなく、過去のウイルス感染状況まで調べることができます。

Step 2（臓器内部を画像でみる検査）

画像検査

腹部エコー（超音波）検査（→P32）

がんを発見したり、肝臓にたまった脂肪の状態を調べたりと、さまざまな目的でおこなわれる基本の検査です。

CT 検査／MRI 検査（→P32）

腹部エコー（超音波）検査ではよくみえにくい部位を調べたり、がんの精密検査としておこなわれます。

腹部血管造影（→P33）

血管の状態をくわしく調べる検査です。がん病巣がどのようになっているかをみるときなどにおこなわれます。

腹腔鏡検査（→P33）

肝臓表面のようすや色などを直接みることで、慢性肝炎、肝硬変、肝がんの状態、進行度などを調べる検査です。

血液・尿検査

肝・胆・すいの状態をみるもっとも基本的な検査

職場の健康診断を受け、後日、検査結果を受けとったものの、「いったい、何をどうみればいいの?」と困ったことのある人は少なくないでしょう。とくに血液検査の項目は多岐にわたり、項目名だけで、何を意味する検査か理解するのはむずかしいものです。

肝・胆・すいの状態をみるためのおもな血液検査項目と、その意味は下の表のとおりです。結果をみるときに、参考にしてみてください。

このうちもっとも基本的な検査項目は、AST、ALT、γ《ガンマ》-GT(γ-GTP)の3つで、健康診断で必ず調べるよう義務づけられている項目です。

アルブミンや総コレステロール値なども、肝臓の異常を知る手がかりとなる、基本的な項目です。

血液検査・尿検査ではこんな項目を調べている

	検査項目名	基準値	異常があると…	こんなことをみている
血液検査	AST(GOT) ALT(GPT)	AST(GOT)→ 5～40U/L ALT(GPT)→ 5～45U/L	上昇⤴	肝細胞が破壊されていないか
	アルブミン	3.8～5.3g/dL	低下⤵	肝細胞の機能(たんぱく合成能力)に障害がおきていないか
	A/G 比	1.1～2.0	低下⤵	
	総コレステロール	130～219mg /dL	低下⤵または上昇⤴	
	ChE(コリンエステラーゼ)	190～455U/L	低下⤵または上昇⤴	
	LD(LDH、乳酸脱水素酵素)	120～240U/L	上昇⤴	
	PT/HPT	PT →健康な人(11～15 秒)の 80～100% HPT →健康な人(11～15 秒)の 80～120%	上昇⤴または低下⤵	
	総ビリルビン	0.2～1.1mg /dL	上昇⤴	肝細胞、または胆汁の流れに障害がおきていないか
	ALP(アルカリホスファターゼ)	110～350U/L	上昇⤴	
	γ -GT(γ -GTP)	45U/L 以下	上昇⤴	
	ZTT・TTT(血清膠質《こうしつ》反応)	ZTT → 2～12U　TTT → 4U 以下	上昇⤴	肝臓の状態が悪くなり、細胞が線維化していないか
	血小板数	15～20 万個 /㎣	低下⤵	
	血清アミラーゼ 血清リパーゼ 血清トリプシン	血清アミラーゼ→ 40～129U/L 血清リパーゼ→ 5～30IU/L 血清トリプシン→ 100～430g/dL	上昇⤴	すい臓の機能が低下していないか
尿検査	尿ビリルビン	陰性(−)	陽性(+)	肝臓、胆のうの機能が低下していないか
	尿ウロビリノーゲン	弱陰性(±)	陽性(+)	

(＊基準値は、各検査機関・病院によって若干異なります)

→くわしくは、P28～29 へ

血液・尿検査の各項目からわかる変化

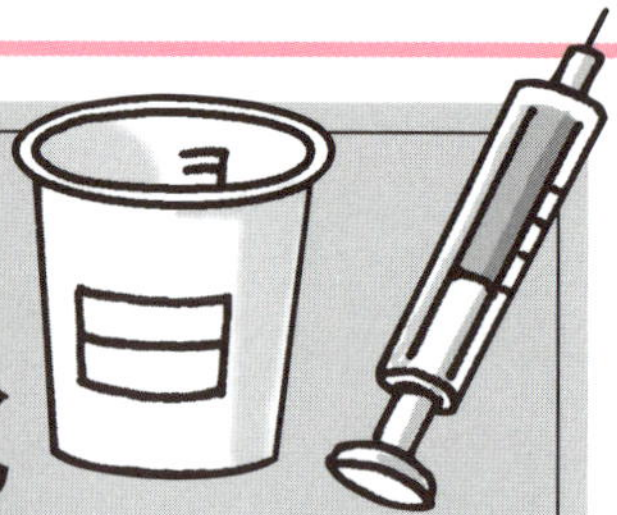

血液検査、尿検査で調べられる、おもな検査項目の見方です。
これを覚えておくと、検査結果がぐんとわかりやすくなります。

血液検査

AST(GOT)・ALT(GPT)

健康診断では必ず調べる基本項目

2つとも、肝細胞に含まれている酵素です。

肝臓の病気で肝細胞が破壊されると、血液中に大量に流れだすことから、肝細胞がどのくらい破壊されているかを知る手がかりとなります。

脂肪肝（→P44）やNASH（→P48）、肝硬変（→P58）、などではASTが、慢性肝炎（→P50）や急性肝炎（→P50）の回復期などではALTが高くなるという傾向があります。

A/G比(アルブミン／グロブリン比)

肝炎や肝硬変のサインとなる

血液中を流れるたんぱく、アルブミンとグロブリンの量の比率を調べる検査です。健康な状態ではアルブミンのほうが多いため、数値は1以上ですが、肝臓の病気が進行しているとグロブリンのほうが多くなり、数値が低下します。

アルブミン

肝臓のたんぱく合成能力の低下を表す

肝臓でつくられるたんぱく質の一種。健康な人ではたんぱく質の総量の50%以上を占めていますが、肝臓の機能が落ちると減少します。肝硬変、劇症肝炎（→P62）のほか、栄養不足などで低下することもあり、むくみなどの症状がでます。

ChE(コリンエステラーゼ)

肝硬変では低下、脂肪肝だと上昇する

肝臓でつくられ、血液中を流れている酵素の1つで、重度の肝臓病で肝臓の機能が低下しているときや、低栄養状態のときに、数値が低下します。

ただし、脂肪肝の場合は数値が上昇します。

総コレステロール

肝機能が低下すると値が下がる

体内のコレステロールの8割以上は肝臓でつくられているため、肝臓の機能が低下していると、血中のコレステロール値も低下します。

逆に上昇している場合は、脂肪肝や、胆汁の通り道である胆道の異常が疑われます。

PT（プロトロンビン時間）／HPT（ヘパプラチンテスト）

肝機能が低下すると
血液が固まりにくくなる

血液に試薬を加えて、血液が固まるまでにかかる時間を調べる検査です。肝機能が低下していると、固まるまでの時間が長くなります。

LD（LDH、乳酸脱水素酵素）

肝炎のときに上昇。
ALT とあわせてチェック

ブドウ糖をエネルギーに変えるはたらきをしている酵素です。少し運動しただけでも数値が上がるため、ALT などの値とともに判断します。

ALP（アルカリホスファターゼ）

胆のうに異常があると
上昇する

肝臓の中を通る胆管でつくられている酵素です。胆石症（→ P78）や胆のうがん（→ P86）などで胆汁の流れが悪くなると、数値が上昇します。

総ビリルビン

増加すると黄疸に。
肝・胆の異常サイン

本来は胆汁とともに排泄される老廃物ですが、肝機能が低下していたり、胆道に異常がある場合は、血液中に含まれる量が増加します。

ZTT・TTT（血清膠質反応）

慢性肝炎や肝硬変を
みつける手がかりになる

血液に試薬を加え、どのくらいにごりがでるかをみる検査です。肝機能が低下し、血液中のグロブリンの量が増えると、数値が上昇します。

γ《ガンマ》-GT（γ-GTP）

アルコールだけでなく
胆のうの異常でも上昇する

ALP 同様、肝内胆管でつくられている酵素です。アルコール性肝障害（→ P54）のほか、胆のうに異常がある場合にも上昇します。

血清アミラーゼ／リパーゼ／トリプシン

すい臓に
異常があると増加する

すい液中の酵素の量を調べる検査です。急性すい炎（→ P88）や慢性すい炎（→ P90）、すい臓がん（→ P92）などになると、数値が上昇します。

血小板数

肝細胞の機能が落ちると
低下する

慢性肝炎や肝硬変の経過をみるときにおこなわれる検査で、肝細胞が線維化してくると、数値が低下します。

尿検査

尿ウロビリノーゲン

肝機能が低下すると
尿にでる量が増える

ビリルビンが分解されてできる物質で、健康なときでも、尿中にはわずかに含まれていますが、肝機能が低下すると、尿中の量が増えます。

尿ビリルビン

増加は黄疸の症状。
肝・胆の異常サイン

ビリルビンは、健康なときには尿中に排泄されませんが、肝臓か胆のうの異常で血液中の量が増加すると、尿検査でも陽性反応を示します。

腫瘍マーカー検査

がん細胞ができていないかを調べる

腫瘍《しゅよう》マーカーとは、血液中に含まれている特殊なたんぱくのことです。がん細胞があると血液中の量が増加することから、がんの可能性を探るために、血液中の量を測定する検査をおこないます。

腫瘍マーカーには20以上もの種類があり、肝がんの場合と、胆のうがんやすい臓がんの場合とでは、増加するマーカーの種類も異なります。

肝がんの可能性をみるときに調べるのは、おもにＡＦＰ、ＰＩＶＫＡ《ピブカ》-Ⅱ、ＡＦＰ-Ｌ3分画の3種類です。これに対し、胆のうがんやすい臓がんを調べるときに重要となるのが、おもにＣＡ19-9、ＣＥＡの2種類です。

ただし、腫瘍マーカー検査の数値だけでがんと診断されることはありません。がん以外の要因でも増加すること、腫瘍がある程度大きくなるまでは明らかな高値にならないことから、腹部エコー検査（→Ｐ32）などの画像検査とあわせて判断されることがほとんどです。

肝がんを調べる腫瘍マーカー

AFP

肝がんの患者の約 70%で上昇することから、肝がんの可能性を探るためにもっともよく使われるマーカー。ただし慢性肝炎や肝硬変などのときにも上昇する

PIVKA-Ⅱ

肝がんの患者さんの約 60%で上昇することから、AFP とあわせて調べられるマーカー。ただし、ビタミン K の欠乏時にも上昇する場合がある

AFP-L3分画

慢性肝炎や肝硬変との区別がつきにくいという AFP の欠点が改善されたもので、肝がんの場合に特異的に上昇する

ウイルスマーカー検査

肝炎ウイルスの感染の有無がわかる

ウイルスマーカー検査とは、肝炎ウイルスの感染の有無を調べるための検査。おもに、肝炎ウイルスがつくるたんぱく（抗原）と、抗原に対応してつくられるたんぱく（抗体）を調べます。

抗体は、その成因によっておもに2種類に分けられ、抗原のはたらきを失わせるためにつくられる「中和抗体」と、抗原となる異物が体内にいることを示す「感染抗体」とがあります。このうち、中和抗体が体内にできている場合は、今後その抗原には感染しないことを意味します。

また、抗原、抗体のほかにウイルス遺伝子を測定することもあります。

なお、ウイルスマーカーは、Ａ、Ｂ、Ｃ、Ｄ、Ｅの5つの型ごとに異なっており、確定診断までの検査の手順にもちがいがあります。

ウイルスマーカー検査の項目の見方

B型肝炎ウイルスマーカー

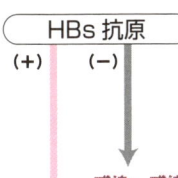

HBs抗原
(+) (−)

B型肝炎ウイルス感染の有無を調べる。陽性(+)だと、現在または過去の感染の可能性あり

(−) → 感染・感染歴ともになし！

(+) →

・HBe抗原
・HBe抗体
・HBV DNA など

ウイルスの活動性の高さとウイルスの量を調べる。HBe抗原が陽性(+)なら活動性が高く、HBe抗体が陽性(+)なら活動性は低い。HBV DNAは、ウイルス量を調べるためにおこなう検査

HBe抗体（+）、HBV DNA低値 → ウイルスの活動性は低い

HBe抗原（+）

HBe抗体（+）、かつHBV DNA高値

→ 治療スタート

ウイルスの活動性が高いとわかったら、すぐに治療を開始

その他のB型肝炎ウイルスマーカー

IgM-HBc抗体

B型肝炎ウイルスの感染初期に現れる抗体で、急性肝炎の診断のために調べられる

E型肝炎ウイルスマーカー

・IgM-HE抗体
・IgG-HE抗体

IgM-HE抗体は感染直後に、IgG-HE抗体は、感染してしばらく後に現れやすい抗体

1つでも(+) 2つとも(−)

2つとも(−) → 感染・感染歴ともになし！

1つでも(+) →

HEV RNA

確定診断のために、E型肝炎ウイルスの遺伝子を調べる。陽性(+)なら感染確定

(+) → 治療スタート

A型肝炎ウイルスマーカー

IgM-HA抗体

A型肝炎ウイルスの感染後すぐに現れる抗体で、陽性(+)の場合は急性肝炎の発症を示す

(+) → 治療スタート

IgG-HA抗体

感染後しばらくしてできる抗体で、陽性(+)なら、今後は感染のおそれがないことを示す

(+) → 今後は感染しない！

C型肝炎ウイルスマーカー

IHCV抗体

陽性(+)で、かつ値が高いときは現在の感染を、低いときは過去の感染の可能性を意味する

(+) (−)

(−) → 感染・感染歴ともになし！

(+) →

・HCVコア抗原
・HCV RNA

HCVコア抗原が陽性(+)なら、治療が必要。HCV RNAでウイルスの量を調べることも

(+) (−)

(−) → 感染経験はあるが、現在は感染していない

(+) →

・HCV遺伝子型
・HCV血清型

治療に向けて、ウイルスの遺伝子型、またはウイルスの血清型を調べる

→ 治療スタート

D型肝炎ウイルスマーカー

・IgM-HD抗体
・IgG-HDV抗体

IgM-HD抗体陽性(+)なら急性肝炎の発症、IgG-HDV抗体陽性(+)なら慢性化を示す

1つでも(+) 2つとも(−)

2つとも(−) → 感染・感染歴ともになし！

1つでも(+) →

HDV RNA

陽性(+)の場合は、現在D型肝炎ウイルスに感染しており、治療が必要なことを意味する

(+) → 治療スタート

画像検査

さらにくわしい状態を調べ、確定診断をおこなう

血液検査や尿検査には、肝・胆・すいの異常サインとなる情報がつまっていますが、それだけで病気の確定診断をすることはできません。

そこで必要となるのが、肝・胆・すいの状態がどのようになっているかを目でみて判断するための、画像検査です。

中でももっともよくおこなわれるのは、腹部エコー（超音波）検査です。画像検査の中では方法が簡単で、体への負担が少なくてすむため、健康診断の基本項目として含まれている場合もあります。

さらに、腹部エコー検査ではみえにくい部位やがん病巣の広がり度合いを調べるときなどはCT検査を、それでも診断がむずかしい場合はMRI検査などをおこなうというのが、一般的な流れです。

病気の種類や進行度合いをみる画像検査

腹部エコー検査ではみえにくい部位までみえる

CT検査／MRI検査

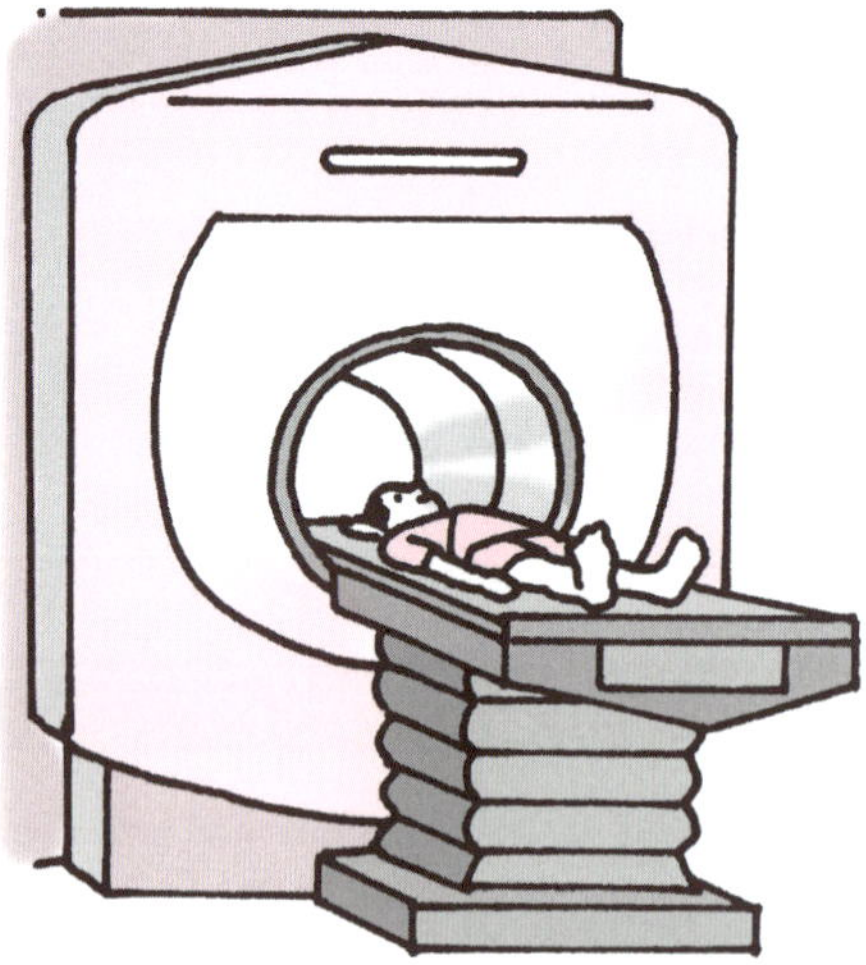

CT検査は、X線撮影機を使って、体の内部を輪切りにした状態で画像化する検査です。MRI検査も、同様に輪切りにした状態の画像がみられる検査ですが、こちらは強力な磁場の中に体を置くことで、体内の状態を画像化する方法です。腹部エコー検査よりもくわしい情報が得られます。

手軽にできるので、健康診断でおこなうことも多い

腹部エコー（超音波）検査

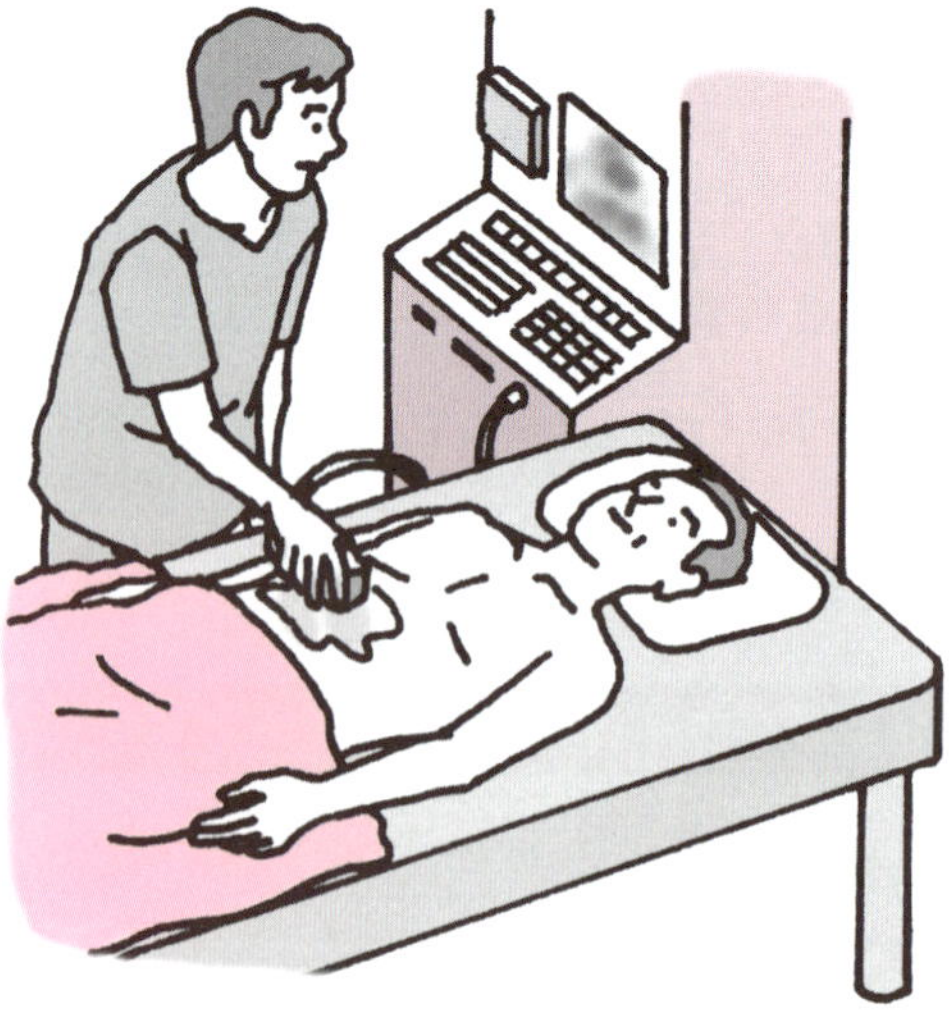

患者の腹部の表面に超音波の発信機を近づけ、内臓に反射して返ってくる超音波をとらえて、内臓の状態を画像で映しだす検査法。

肝・胆・すいの形状や病巣を画像でみることができるので、腫瘍や脂肪肝の発見、慢性肝炎と肝硬変の識別などにも役立つ検査です。

おなかに小さな穴をあけ、中を直接みる

腹腔鏡検査

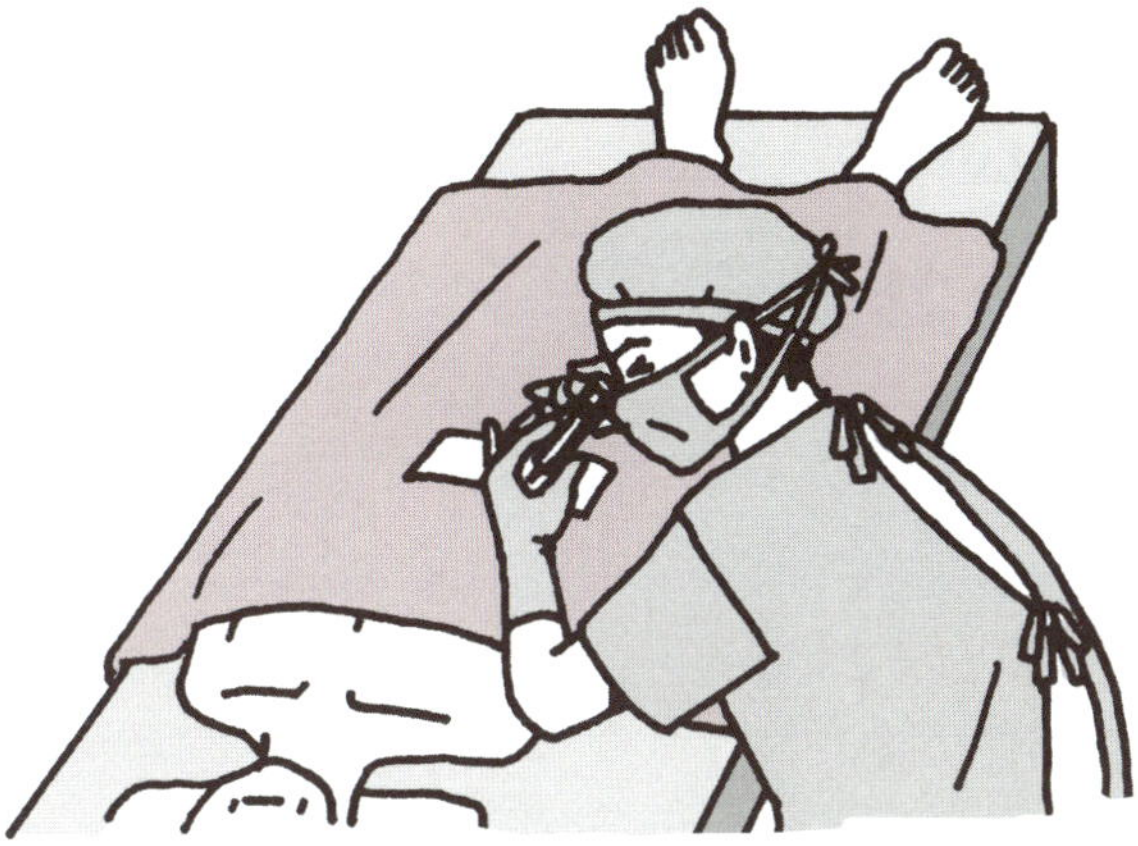

腹部に直径 1㎝以内の小さな孔を開けて、そこから腹部用の内視鏡（腹腔鏡）を差し入れ、内臓表面の状態や色などを直接みる検査法です。

腹部に開けた孔から、肝臓などの組織を採取して細胞の病変を顕微鏡で調べたり（生検）、手術器具を入れて手術をおこなうことも可能です。

肝臓の中の血管の状態をみる

腹部血管造影

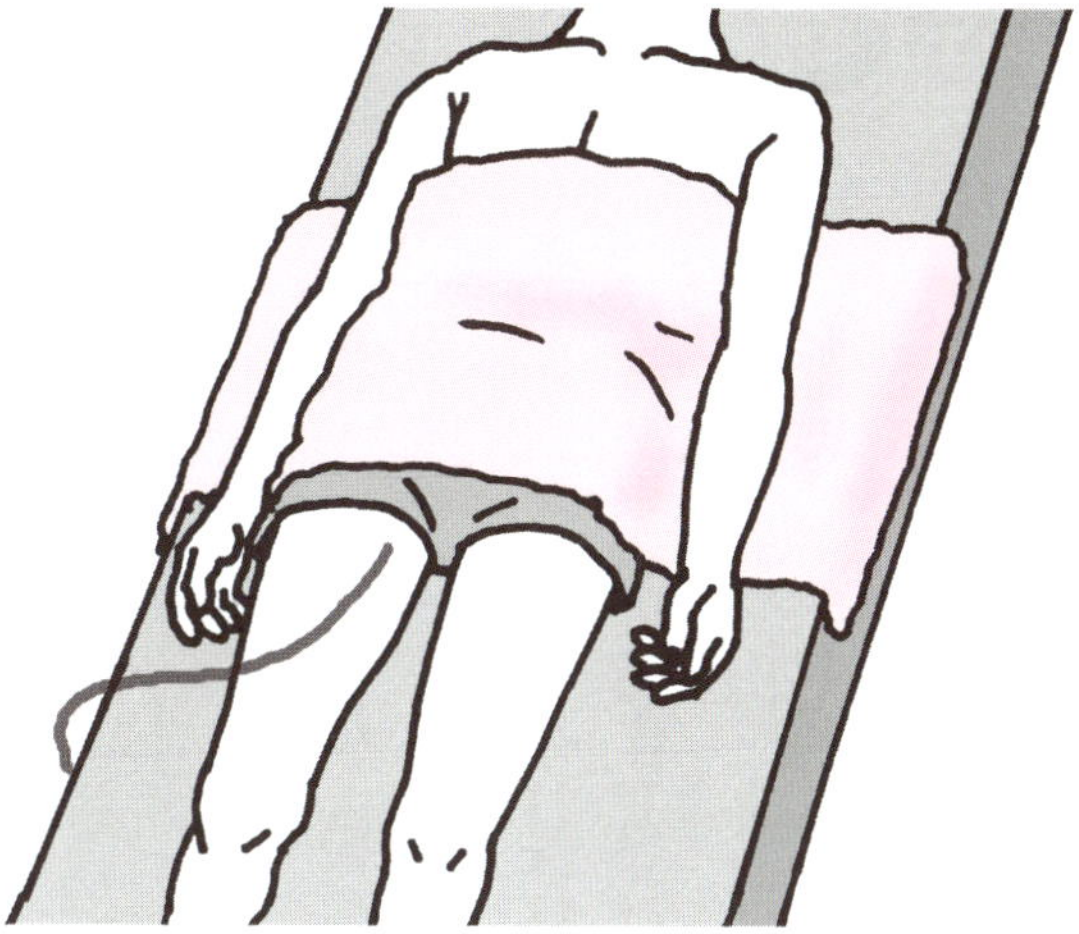

カテーテルという細い管を脚のつけ根の血管から入れ、造影剤を注入しておこなうＸ線検査です。

血管の病変が確認できるため、肝硬変やがんの診断に有効。CT 撮影を同時におこなうこともあります。口からカテーテルを入れて胆管やすい管の状態をみる「ERCP」という検査法もあります。

Dr.アドバイス

検査で異常がなくても、年に１度は定期検査を

自覚症状の現れにくい肝・胆・すいの病気を早期に発見するためには、定期検査が何より重要です。会社員の場合は年に1度の健康診断が義務づけられていますが、そうでない人も、自治体が実施している健康診断を年に1度は受けるようにしましょう。

さらに、肝炎ウイルスの有無を調べるウイルスマーカー検査も、必ず1度は受けておくべき検査です（くわしくは P30 参照）。

必ず１度は受けておくべき検査

・ウイルスマーカー検査

年に１度は受けるべき検査

・血液・尿検査

異常を指摘された人は……

医師の指示に従い、定期検査を。ウイルスキャリアの人は半年に1回、慢性肝炎や肝硬変、慢性すい炎などの場合は、1～2か月に1回がめやす

Q 肝炎ウイルスの検査は、どこで受けられるの？

A 地域の保健所などで原則無料で受けられます

B型、C型ウイルスの検査は無料で受けられる

慢性化しやすく、潜在的な患者数が多いといわれるB型肝炎、C型肝炎のウイルス検査については、公費で受けられる制度があります。

各都道府県の保健所などでは、過去に肝炎ウイルス検査を受けたことがない人を対象に、原則無料で検査をおこなっています。平成20年からは、各都道府県が指定する医療機関での無料検査もはじまっています。ただし自治体によって実施時期、受診方法などが異なりますので、くわしくはお住まいの自治体の窓口に問い合わせてください。

最近では、企業の健康診断で検査を受けられる場合もあります。

大きな手術の経験がある人は早めに検査を受ける

血友病の治療を受けたことがある人、過去に大きな手術を受けたことがある人はとくに、早めに検査を受けておきましょう。フィブリノゲン製剤や輸血などの経路で、肝炎ウイルスに感染している可能性があるためです。入れ墨やボディピアスをしたことがある人も、一度は検査しておくと安心です。

陽性とわかった場合には、専門の医療機関が紹介されます。治療にかかる費用も、公費の補助を受けられる場合がありますので、自治体の窓口で相談してください。

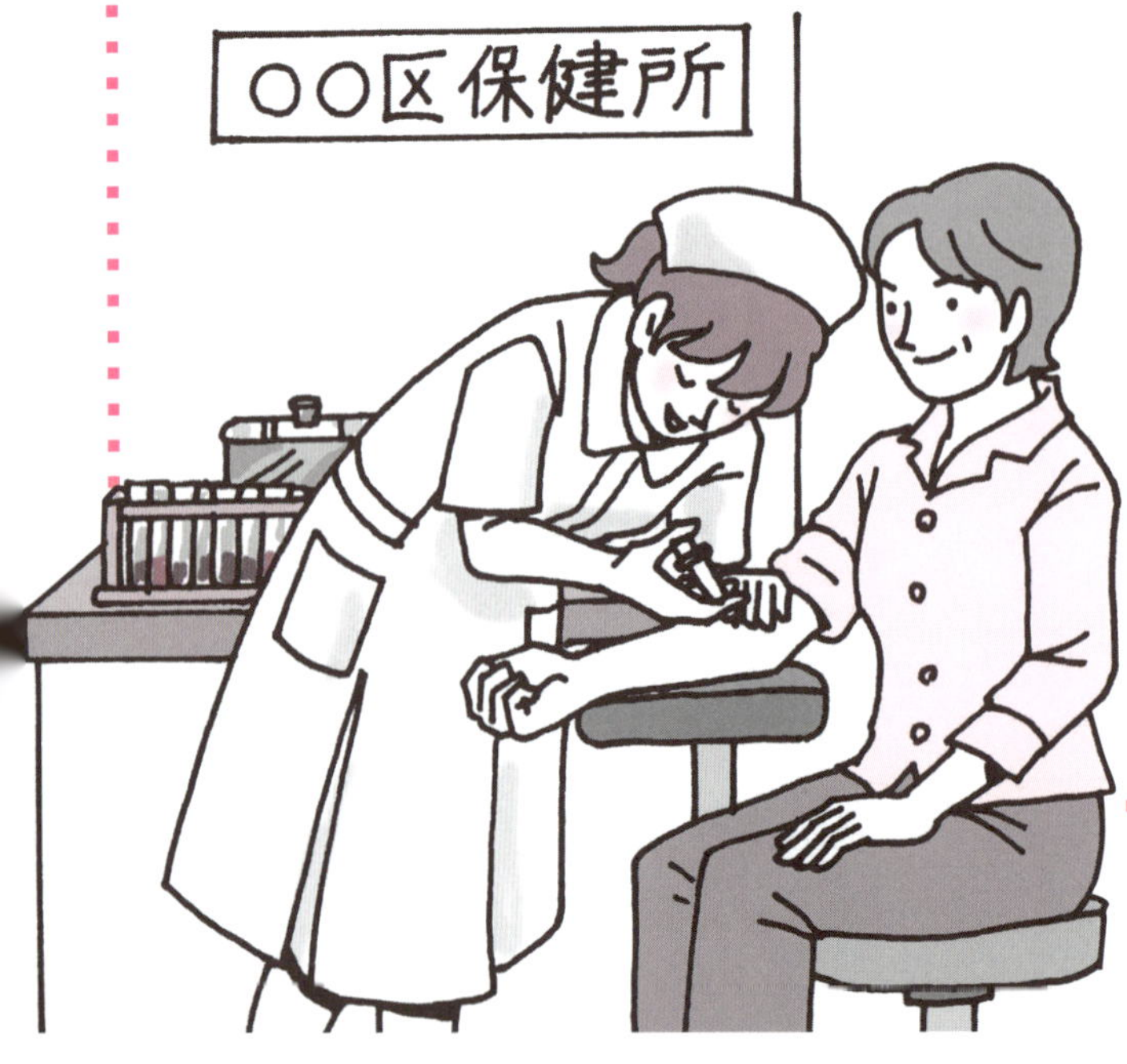

第2章

肝臓の病気を知る

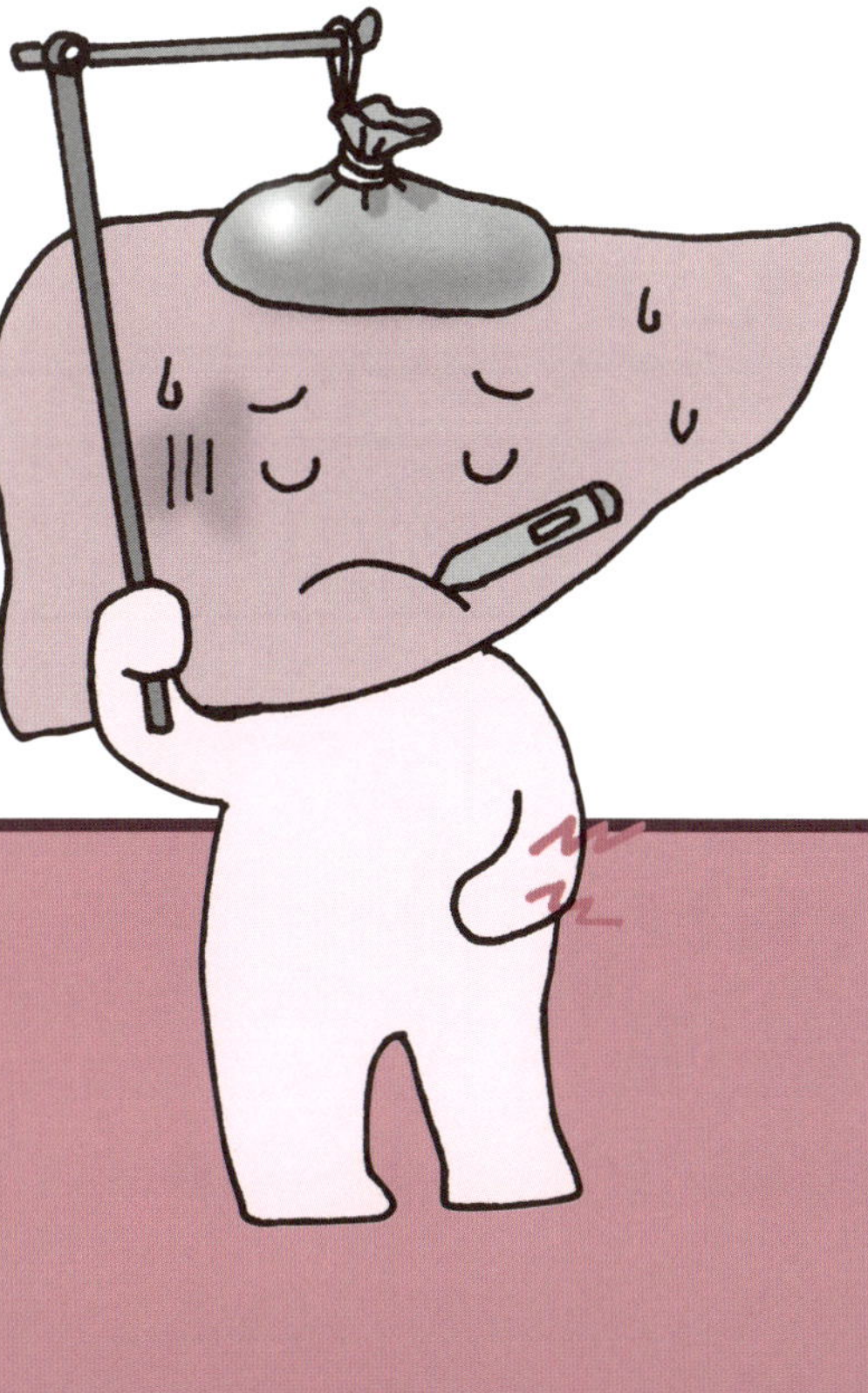

病気がひどくなるまで自覚症状がでにくいことから、「沈黙の臓器」といわれる肝臓。病気を早期に発見するためにも、肝臓でおこりやすい代表的な病気とその症状、治療法を知っておきましょう。

肝臓病になりやすいのはこんな人！

以下の12の項目で、あなたにあてはまるものをチェックしてください。
チェックが終わったら、P38、39の解説を確認してみましょう。

1 お酒が大好き。ほとんど毎日飲んでいる

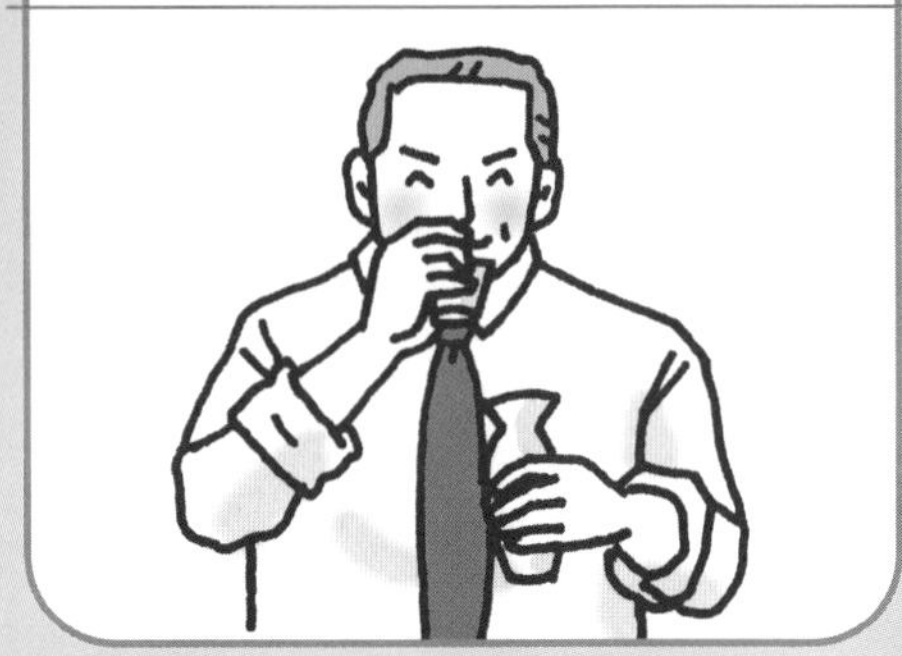

2 自慢ではないが、お酒はかなりつよい

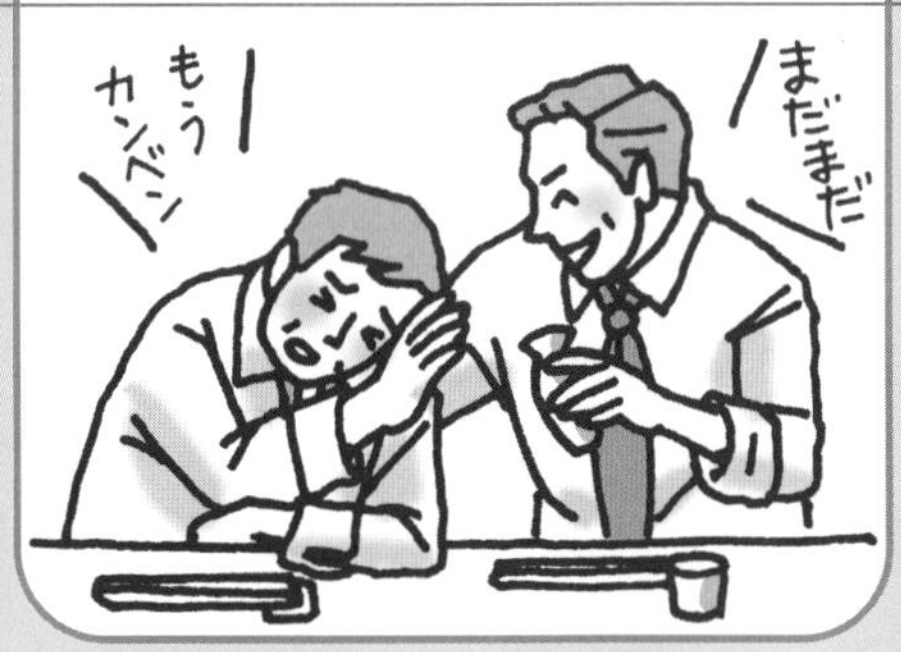
まだまだ
もうカンベン

3 仕事のつき合いで、週2～3回は飲みに行っている

次行きましょう
次！

4 お酒を飲むときは、食事はほとんどとらない

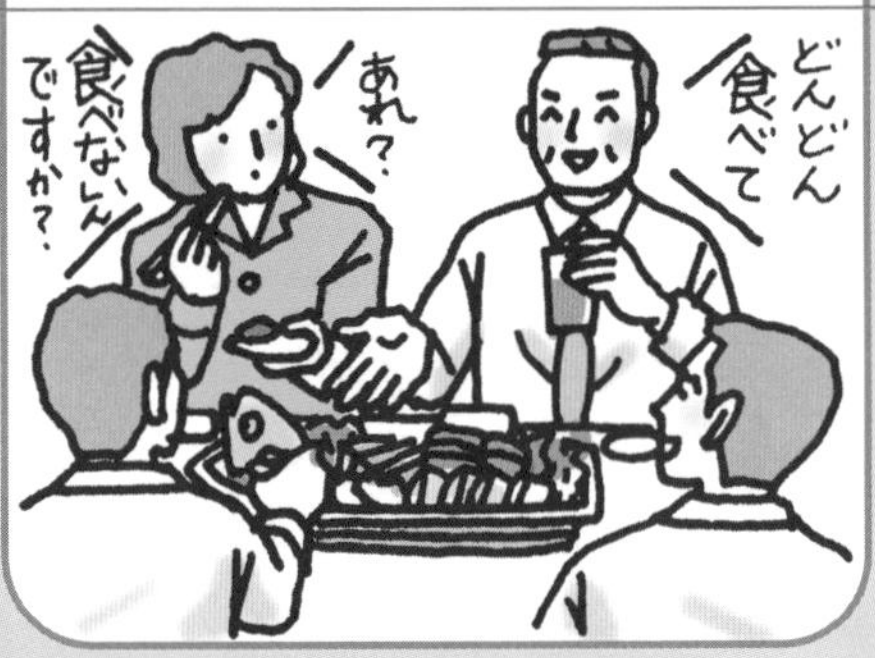
どんどん食べて
あれ？
食べないんですか？

5 体を動かすのは面倒。運動はほとんどしない

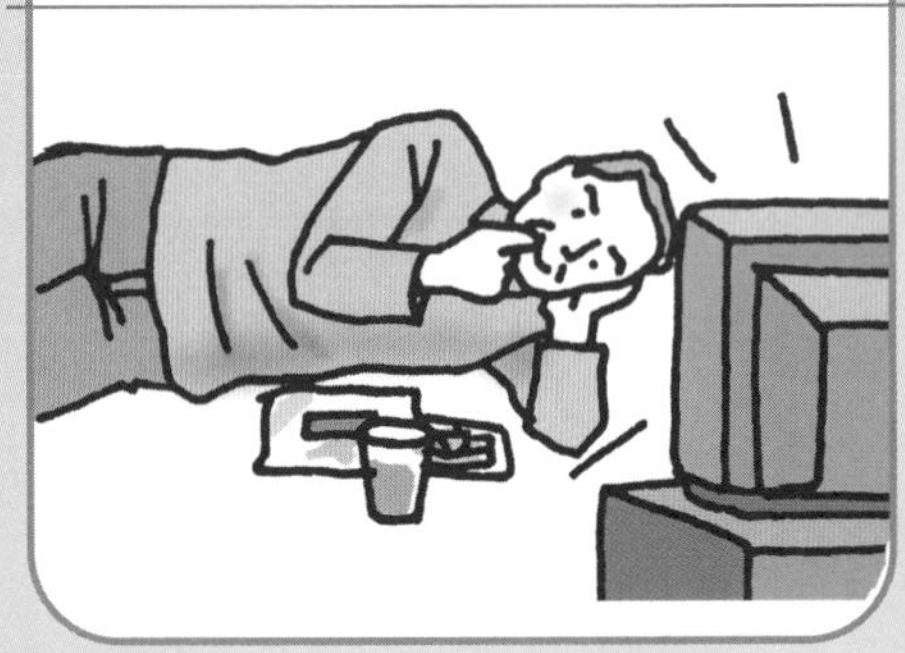

6 血糖値、または中性脂肪の値が高いと言われたことがある

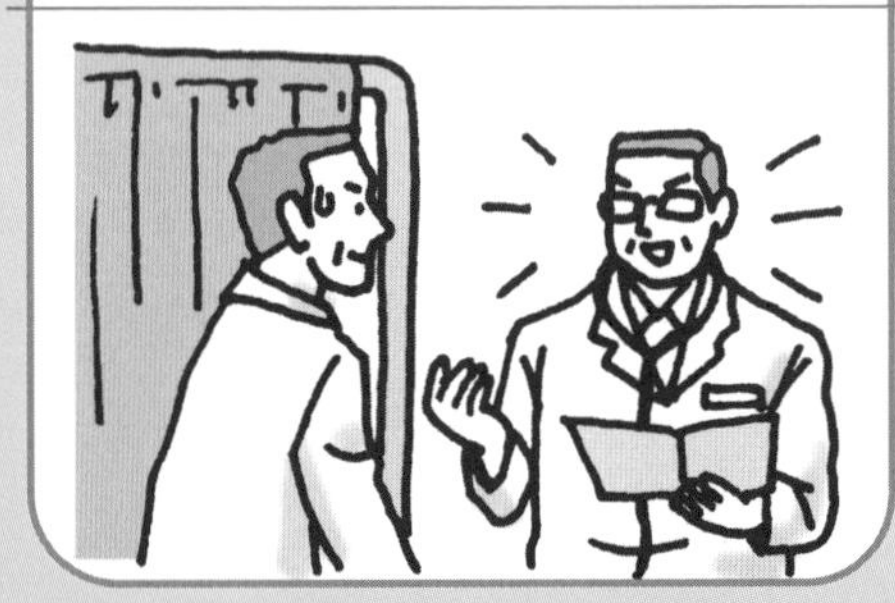

7 昼と夜の食事はたいてい外食。朝は基本的に食べない

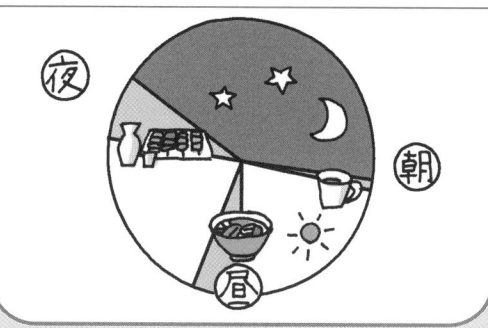

8 間食が好きで、どうしてもやめられない

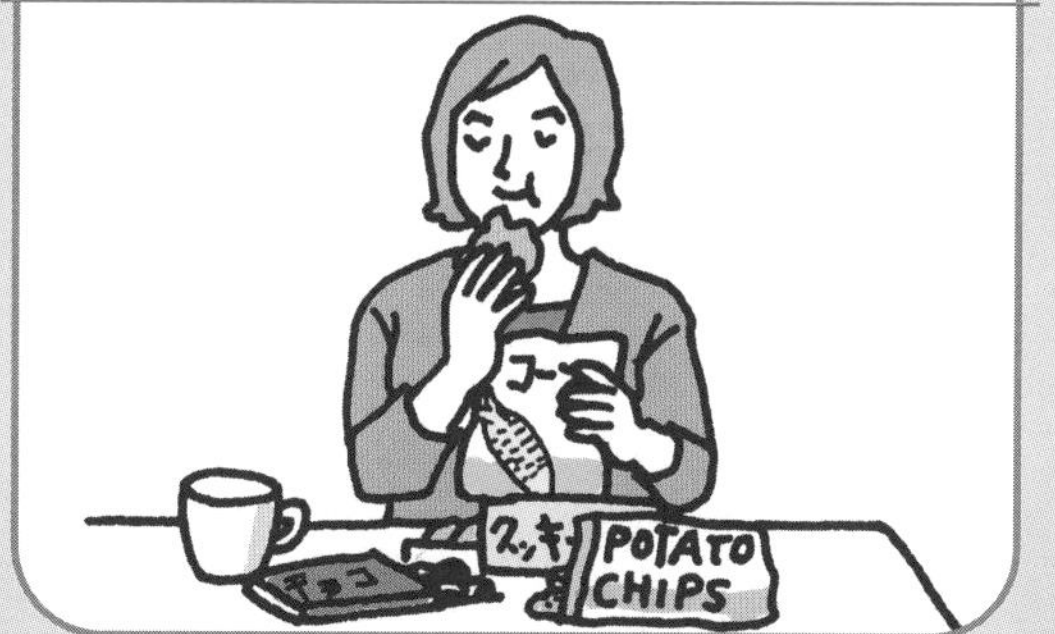

9 魚より肉が好き。脂身も残さず食べる

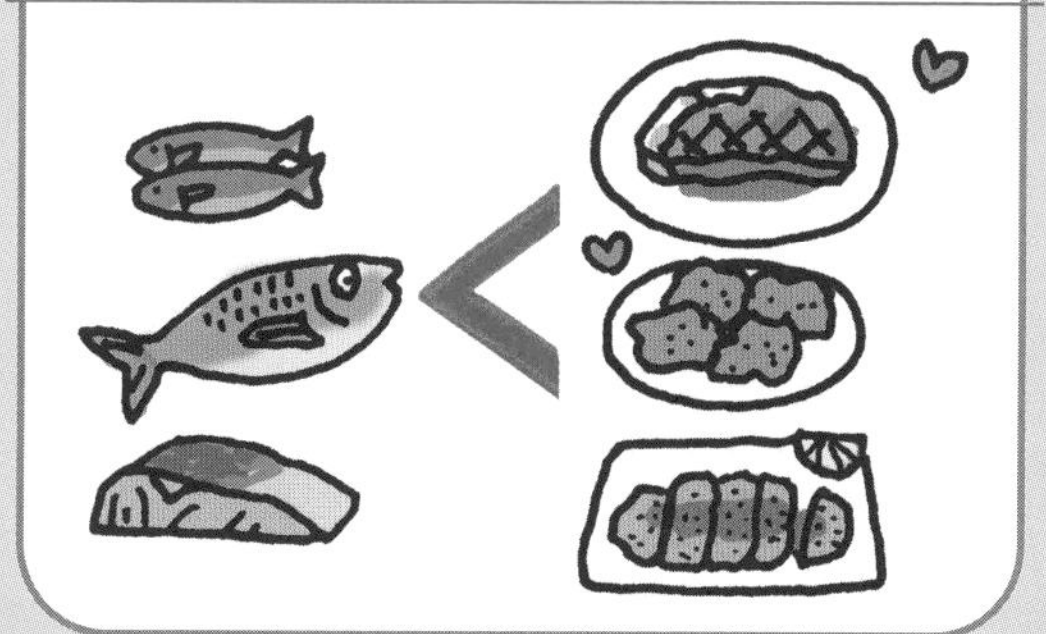

10 '92年以前に、病気やケガで手術を受けたことがある

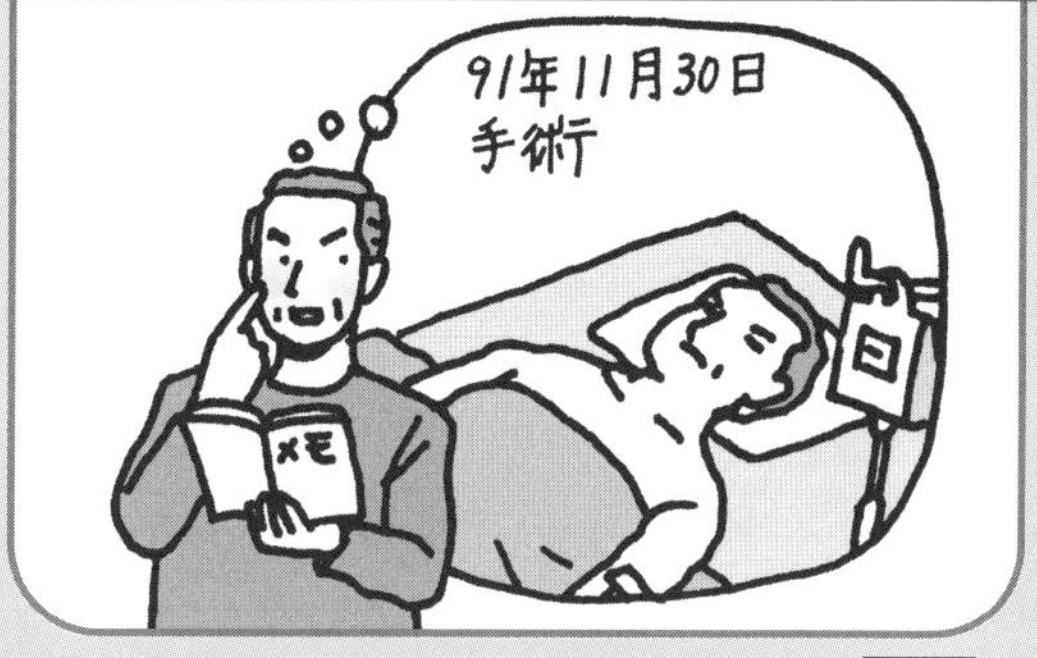

11 不特定多数の相手との、セックスの経験がある

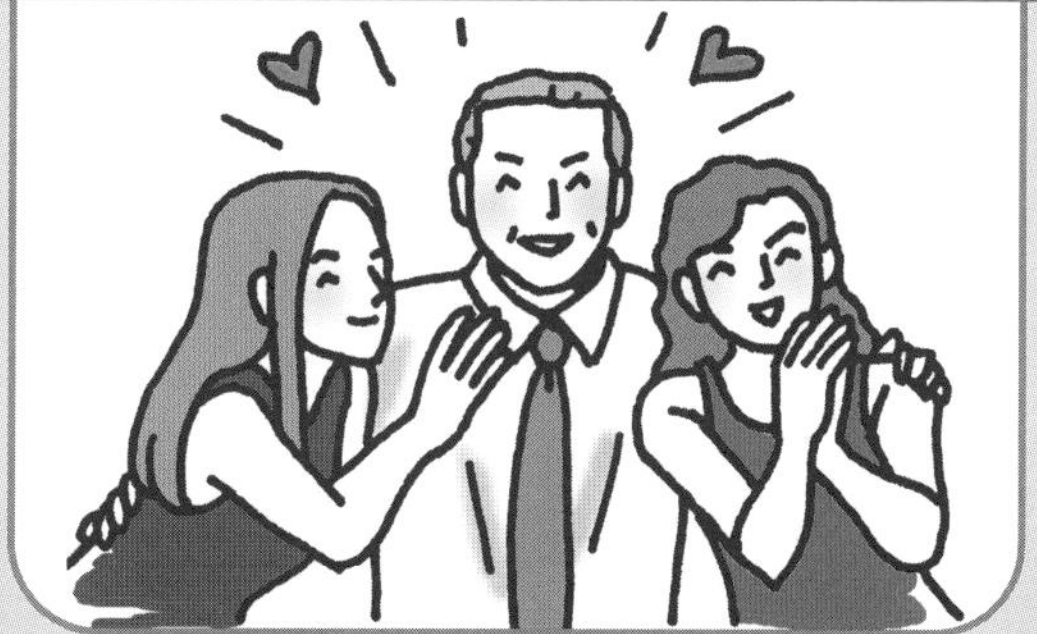

12 身内に肝臓病の人がいる

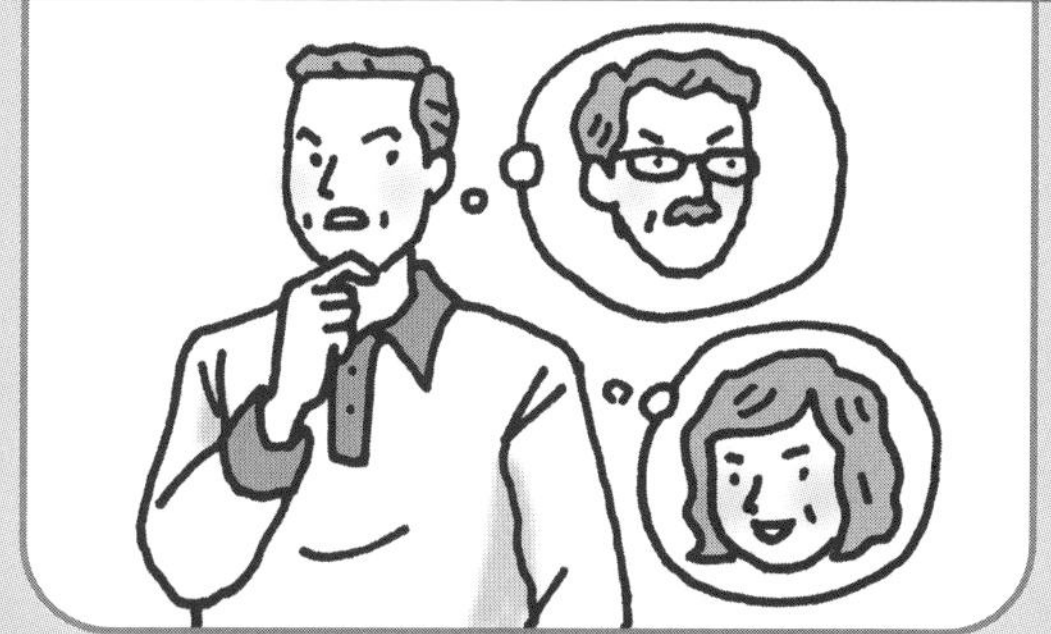

チェックが終わったら、次ページの解説へ

解　説　Q1～6で1つ以上チェックが入った人は、脂肪肝（→P44）、Q5～9で1つ以上チェックが入った人は、NASH（→P48）になりやすい人です。

1　必ず週に2～3日は休肝日をもうけ、肝臓をいたわるようにしましょう

お酒を飲むと、肝臓はアルコールの処理に加え、アルコールによって傷つけられた肝細胞の修復もおこなわなくてはなりません。

お酒を飲んだ次の日くらいは休肝日とし、肝臓が回復するまで休めるようにしましょう。

2　お酒のつよい人ほど、肝臓病の危険大！「お酒がつよい」＝「肝臓がつよい」ではありません

お酒がつよい人は、つい多量のアルコールを飲みすぎてしまうため、肝臓を酷使することに。いくらお酒がつよくても、度を超した飲酒をつづければ肝臓病になりますから、つよい人ほど自主的に量を控える必要があります。

3　つき合いで体をこわしては、元も子もありません。すすめられるままに飲まないこと

自分の意志に関係なくお酒を飲まされつづけ、結果的に肝臓病になっても、誰も責任をとってはくれません。自分の肝臓を守るためには、誘いをできるだけうまくことわり、回数を減らすようにしましょう。

4　すきっ腹でアルコールを飲むと、肝臓への負担は倍増！必ずつまみも食べましょう

すきっ腹でお酒を飲むと、アルコールが一気に吸収され、それだけ肝臓に負担がかかることに。とくにつよいお酒の場合は、多量のアルコールが一気に肝臓に流れ込むことになり、肝細胞を破壊することもあります。

5　運動不足→肥満→脂肪肝の悪循環に……。適度な運動で肥満を防ぎましょう

運動不足がつづくと、体に余分な脂肪がたまり、脂肪肝（→P44）になるおそれが。適度な運動をする習慣で、脂肪をため込みにくい体をつくりましょう。運動ぎらいの人でも、1日20分程度は歩くようにしてください。

6　すでに生活習慣病をもっている人は、肝臓病になるおそれあり。生活習慣の見直しを

血糖値の高い人、中性脂肪の値が高い人は、脂肪肝になるリスクの高い人です。食べすぎない、脂っぽい食事は控える、間食を減らすといった食生活の改善はもちろん、運動を習慣づけるなど、生活全般の見直しが必要です。

解　説　**Q10、11のいずれかにあてはまる人は、ウイルス性肝炎（→ P50）のおそれあり！　Q12にチェックが入った人も、一度、くわしい検査を**

7　外食つづきの生活も朝食を食べない習慣も、脂肪肝などの原因になります

外食がつづくと、脂肪の過剰摂取や野菜不足など、バランスが悪くなりがち。また朝食を抜くと、肝臓に必要なエネルギーが不足して肝臓をいためることに。朝食は必ず食べるようにし、外食は１日１回までにしましょう。

8　甘いものも脂肪肝の原因です。３度の食事をきちんと食べ、甘いものは控えめにしましょう

脂肪肝の原因は、脂っぽい食事やアルコールだけではありません。菓子類に多く含まれる糖質も肝臓で代謝され、脂肪になって肝臓にため込まれているのです。脂肪肝を防ぐためには、間食は極力控えるようにしましょう。

9　お肉の好きな人、脂っぽいものが好きな人は脂肪肝になるおそれ大！

肉が好きで、魚や野菜はあまり食べない人、揚げものが好きな人は、まさに脂肪肝になりやすい代表的なタイプ。脂肪肝以外にもさまざまな生活習慣病をまねくおそれがありますから、すぐに食生活を見直しましょう。

10　手術での輸血や血液製剤などがＣ型肝炎の感染源。一度、検査を受けておきましょう

ウイルス性肝炎のうちもっとも多いのがＣ型肝炎ですが、その過半数は輸血や血液製剤、注射針の使いまわしなど、過去の医療行為によって感染しています。この項目に該当する人は、ウイルス検査を受けておきましょう。

11　不特定多数の相手とのセックスで、Ｂ型肝炎に感染する人が増えています

日本のウイルス性肝炎で、Ｃ型肝炎についで多いのが、Ｂ型肝炎。かつては輸血がおもな感染ルートでしたが、現在は性行為による感染が中心となっています。不特定多数との性行為は避けたほうがよいでしょう。

12　遺伝による肝臓病はまれですが、生活習慣が似ているぶん、同じ病気になる可能性も

遺伝により肝臓病にかかることはめったにありませんが、同じ生活習慣をもつ人どうしは、同じ病気になるリスクも高いと考えられます。

また、同居している家族にウイルス感染者がいれば、家庭内感染の可能性もあります。

肝臓病の症状①

見過ごされやすい初期症状に注意

肝臓が「沈黙の臓器」といわれるわけ

肝臓は「沈黙の臓器」といわれています。

その理由は、肝臓にはつよい再生力があり、障害がおきてもなかなか自覚症状が現れないから。病気によって肝細胞が破壊されても、自ら再生し、修復する力があるのです。

しかし肝細胞の破壊が進むと、修復が追いつかなくなり、壊れた細胞のすき間を線維組織という別の組織で埋めていくようになります。すると再生した肝細胞は線維に囲まれた状態となり、肝臓の表面はでこぼこに。しだいに肝臓は硬くなり、肝硬変となってしまいます。

肝硬変は肝がんになりやすい怖い病気ですから、少しでも早く、肝臓の異変に気づくことが大切なのです。

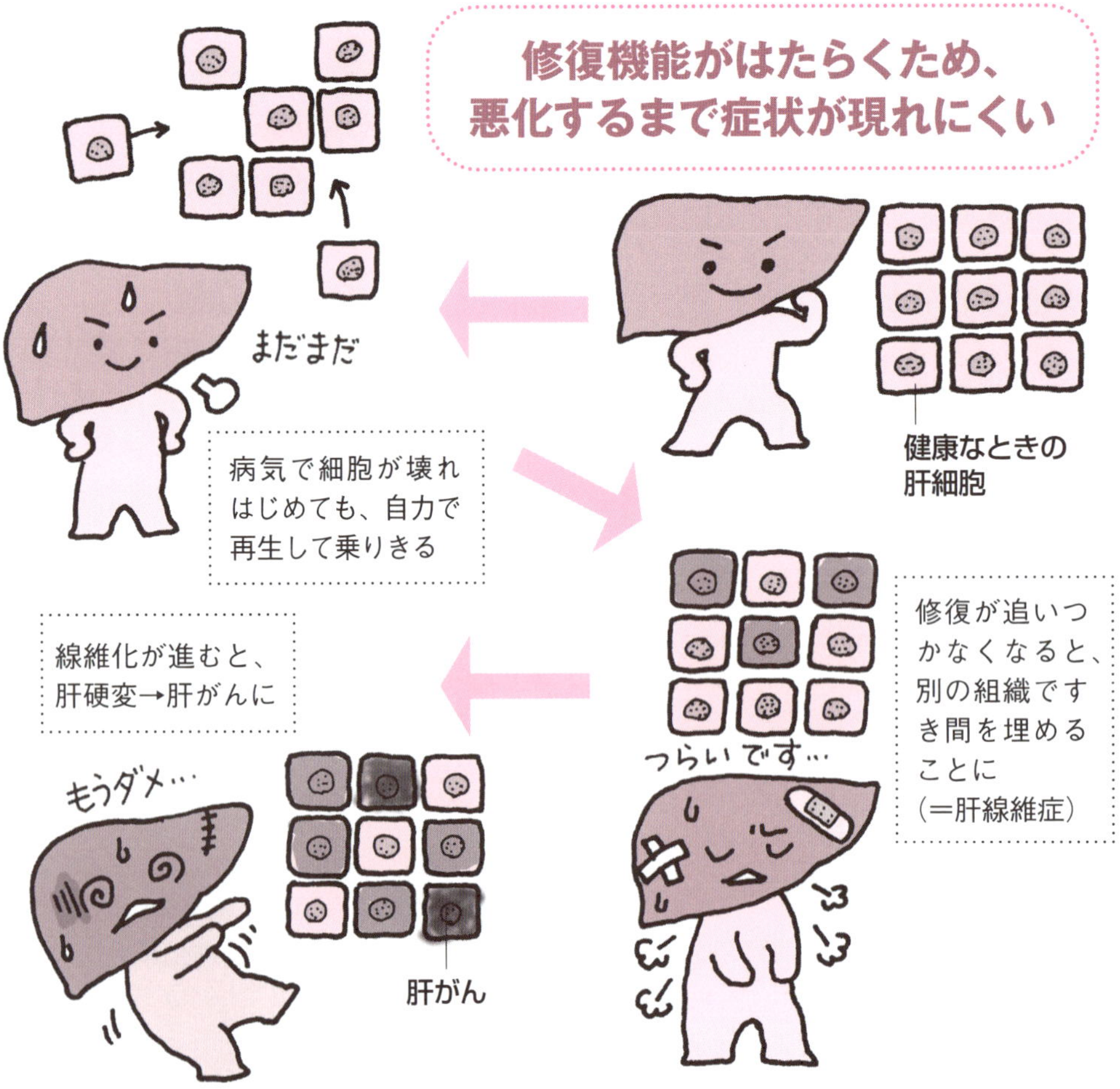
修復機能がはたらくため、
悪化するまで症状が現れにくい
健康なときの肝細胞
まだまだ
病気で細胞が壊れはじめても、自力で再生して乗りきる
つらいです…
修復が追いつかなくなると、別の組織ですき間を埋めることに（＝肝線維症）
線維化が進むと、肝硬変→肝がんに
もうダメ…
肝がん

体のだるさや食欲不振…… ささいなサインも見逃さないで

肝臓病は自覚症状に乏しいとはいえ、まったく症状がでないわけではありません。

たとえば、慢性、急性の肝炎では、疲れやすい、だるい、食欲がない、吐き気がする、下痢をくり返すといった症状が現れることがあります。

急性肝炎の場合は、風邪でもないのに38度以上の高熱がでるのが特徴です。肝硬変、肝がんでは、慢性的な食欲不振や体重の減少、微熱がつづく、といった症状がみられることがあります。

ただ、こうした症状は、肝臓病でなくてもおこります。そのため、自覚症状があっても、「風邪かな？」「疲れがたまってるせいだ」などと見逃してしまいがち。

はっきりとした原因がないのに体の不調がつづくときは、肝臓病の疑いもあるので、早めに受診するようにしましょう。

こんな症状がつづいたら、一度、くわしい検査を受けておこう

- ☐ 以前に比べてお酒が飲めなくなった

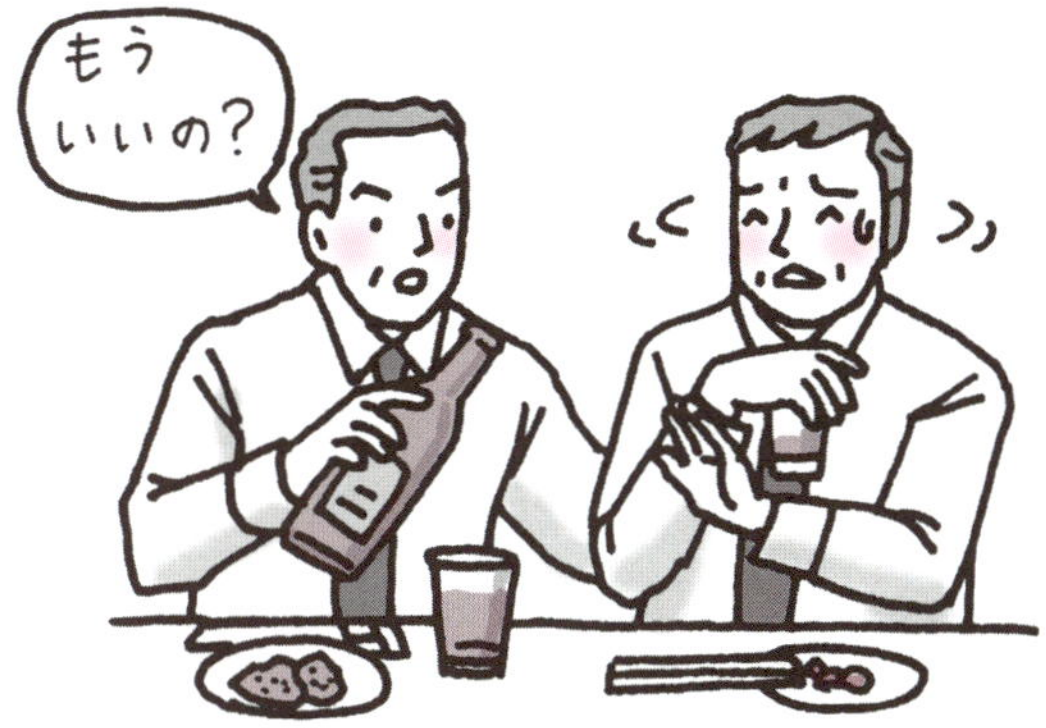

- ☐ 最近、食欲がない

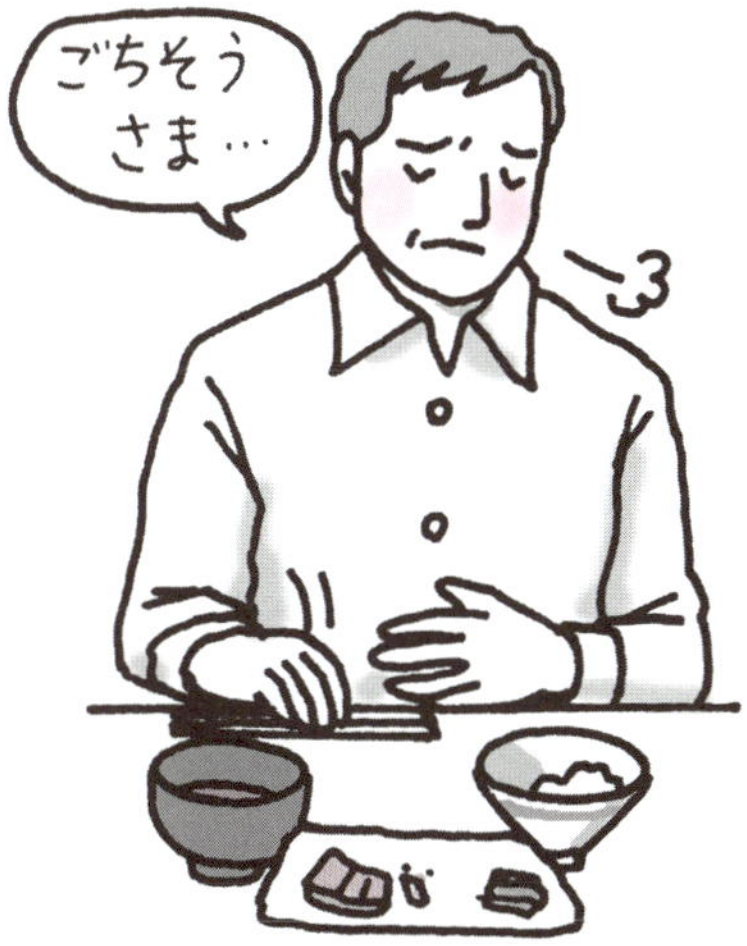

- ☐ 体がだるく、疲れを感じることが多くなった

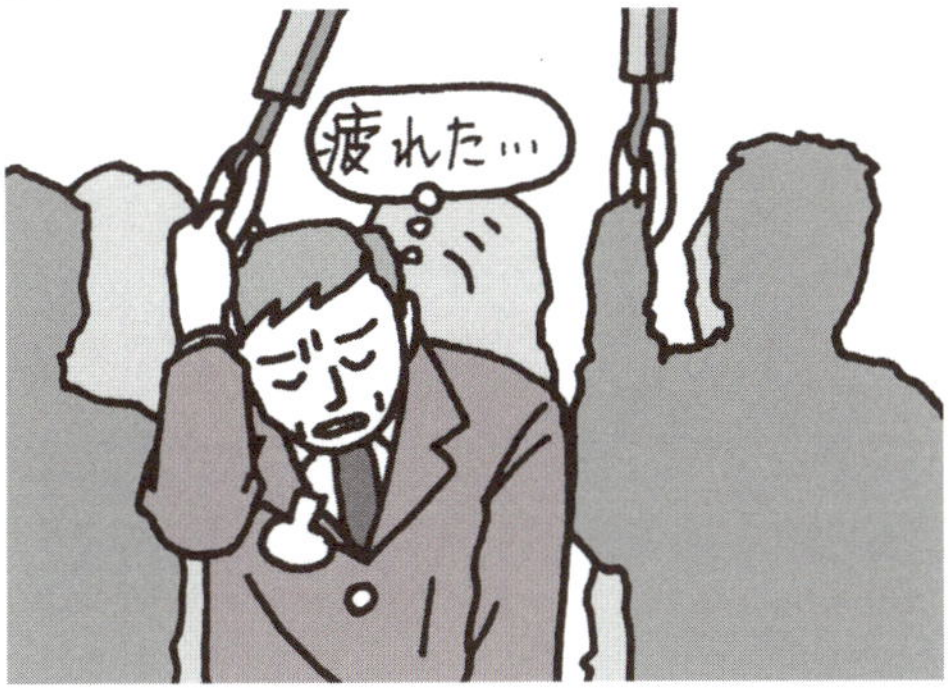

- ☐ 脂っぽい食べものが食べられなくなった
- ☐ ひんぱんに下痢をするようになった
- ☐ 悪寒や吐き気がする
- ☐ 38度以上の発熱がつづいている
- ☐ 頭痛がする
- ☐ ダイエットしていないのに、体重が減った

肝臓病の症状②
こんな症状がでてきたら、すぐ病院へ！

目に見える症状がでてきたら、悪化の危険性大！

肝臓病が進行すると、自覚症状だけでなく、目でみてわかる異変が現れることがあります。

まず、肝臓病に特徴的な症状として、黄疸《おうだん》があります。黄疸とは、肝機能が低下した結果、胆汁に含まれる黄色い色素であるビリルビンが血液中に増加し、皮膚や白目が黄色っぽくみえる症状です。

慢性肝炎や肝硬変では、手足のむくみ、腹水《ふくすい》がみられることもあります。また、鎖骨周辺の皮膚や手の甲などにクモの巣状態に血管が浮き上がってみえるクモ状血管腫といった症状もあります。

こうした症状があったら、肝臓病が進んでいるおそれがありますから、早急に医療機関を受診してください。

病気の進行にともない現れる症状

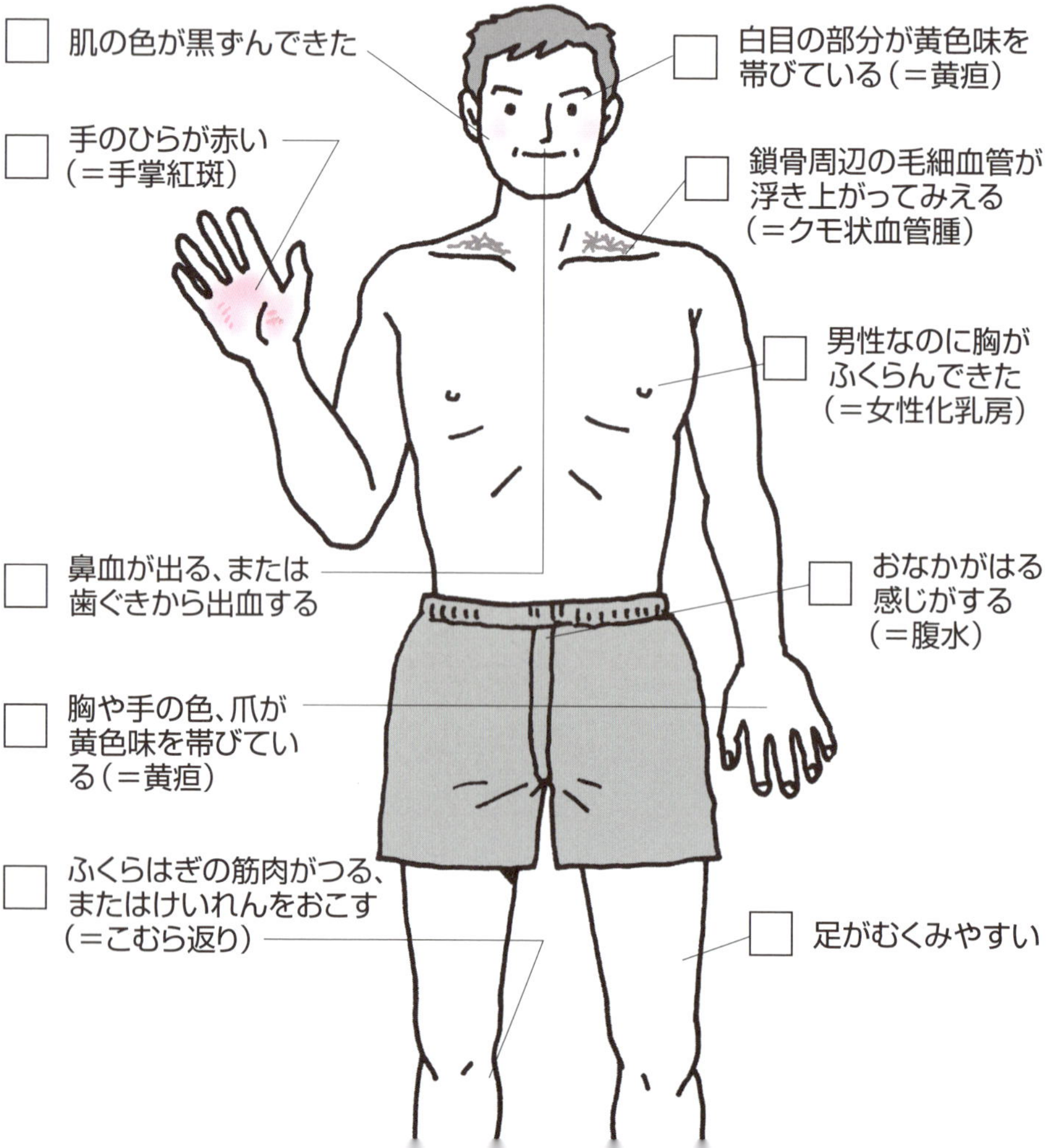

□ 肌の色が黒ずんできた
□ 白目の部分が黄色味を帯びている（＝黄疸）
□ 手のひらが赤い（＝手掌紅斑）
□ 鎖骨周辺の毛細血管が浮き上がってみえる（＝クモ状血管腫）
□ 男性なのに胸がふくらんできた（＝女性化乳房）
□ 鼻血が出る、または歯ぐきから出血する
□ おなかがはる感じがする（＝腹水）
□ 胸や手の色、爪が黄色味を帯びている（＝黄疸）
□ ふくらはぎの筋肉がつる、またはけいれんをおこす（＝こむら返り）
□ 足がむくみやすい

便の色なども、日ごろからチェックする習慣を

肝臓病の進行にともなって現れる症状には、手のひらが赤みを帯びてくる「手掌紅斑《しゅしょうこうはん》」や、男性の乳房がふくらんでくる「女性化乳房《にゅうぼう》」など、ほかにもさまざまなものがあります。

しかしこれらの症状は、私たちが自分の目でみて、はっきり「病気だ」とわかるものではありません。そこで、自分でも状態の変化を把握しやすいものとして、尿や便の状態をチェックすることをおすすめします。

とくにしっかりみておきたいのは、尿や便の色。肝臓病の進行のサインである黄疸が現れると、尿の色がかなりこくなり、茶褐色になります。さらに肝硬変の合併症である「門脈《もんみゃく》圧亢進症《あつこうしんしょう》」（→P59）がおこると、便に血液が混ざって黒くなることがあります。

尿や便の変化は、肝臓病以外の病気のサインにもなりますから、欠かさず毎日チェックしましょう。

病気によっては、自覚症状がないまま慢性化することも

肝臓の病気には、自覚症状がでないまま進行し、慢性的な肝臓病に移行してしまうものもあります。

たとえばウイルス性肝炎では、肝炎ウイルスに感染しても、自覚症状のないまま、慢性肝炎に移行していることが少なくありません。実際、検査でウイルス感染に気づいた段階では、すでに慢性化していることも多いのです。慢性肝炎になると、肝がんに移行する率も高くなります。

また、健康診断で発見されることの多い脂肪肝も、自覚症状がでにくい病気です。生活習慣の改善によって治ることの多い病気ですが、ほうっておくと、肝硬変に進行してしまうおそれもあります。

ですから、何も症状がなくても、検査値で肝臓病が疑われた場合や、少しでも気になることがある場合には、きちんと検査を受けることが大切なのです。

Dr.アドバイス

肝臓病とまちがえやすい症状もある

肝臓病に似た症状がでるため、肝臓病とまちがわれやすい病気として、以下のようなものがあります。

●風邪

見分けるポイント　肝臓病の症状である全身の倦怠感、食欲不振、発熱、下痢などは風邪のときにもよくおこる症状ですが、症状がいつまでもつづき、黄疸もある場合は、肝臓病が疑われます。

●柑皮症

見分けるポイント　冬にミカンを食べすぎると、手のひらが黄色くなることがありますが、これはカロテンのとりすぎが原因でおこる柑皮症《かんぴしょう》です。黄疸ではないかと心配する人がいますが、黄疸とちがい、白目が黄色くなることはありません。

肝臓の病気① 脂肪肝（脂肪性肝疾患）

健康診断でみつかる肝臓病のトップ

肝臓病の中でもとくに多くみられる病態に、脂肪肝があります。

脂肪肝とは、肝臓の細胞に中性脂肪がたまった状態で、脂肪性肝疾患ともよばれます。

かつてはアルコールの飲みすぎでおきる「アルコール性肝障害」によるものが中心でしたが、最近では、飲酒をしないのに肝臓に脂肪がたまる「非アルコール性脂肪性肝疾患（NAFLD）」も増えています。

NAFLDはさらに、重症化しにくい「非アルコール性脂肪肝（NAFL）」と、肝硬変や心臓病につながる「非アルコール性脂肪肝炎（NASH《ナッシュ》）」（→P48）に分けられます。いずれも肥満の人が発症しやすく、食べすぎなどが原因と考えられます。

肥満の増加とともに、脂肪肝も増えている

年齢別にみた、肥満者（BMI ≧ 25）の割合（男性の場合）

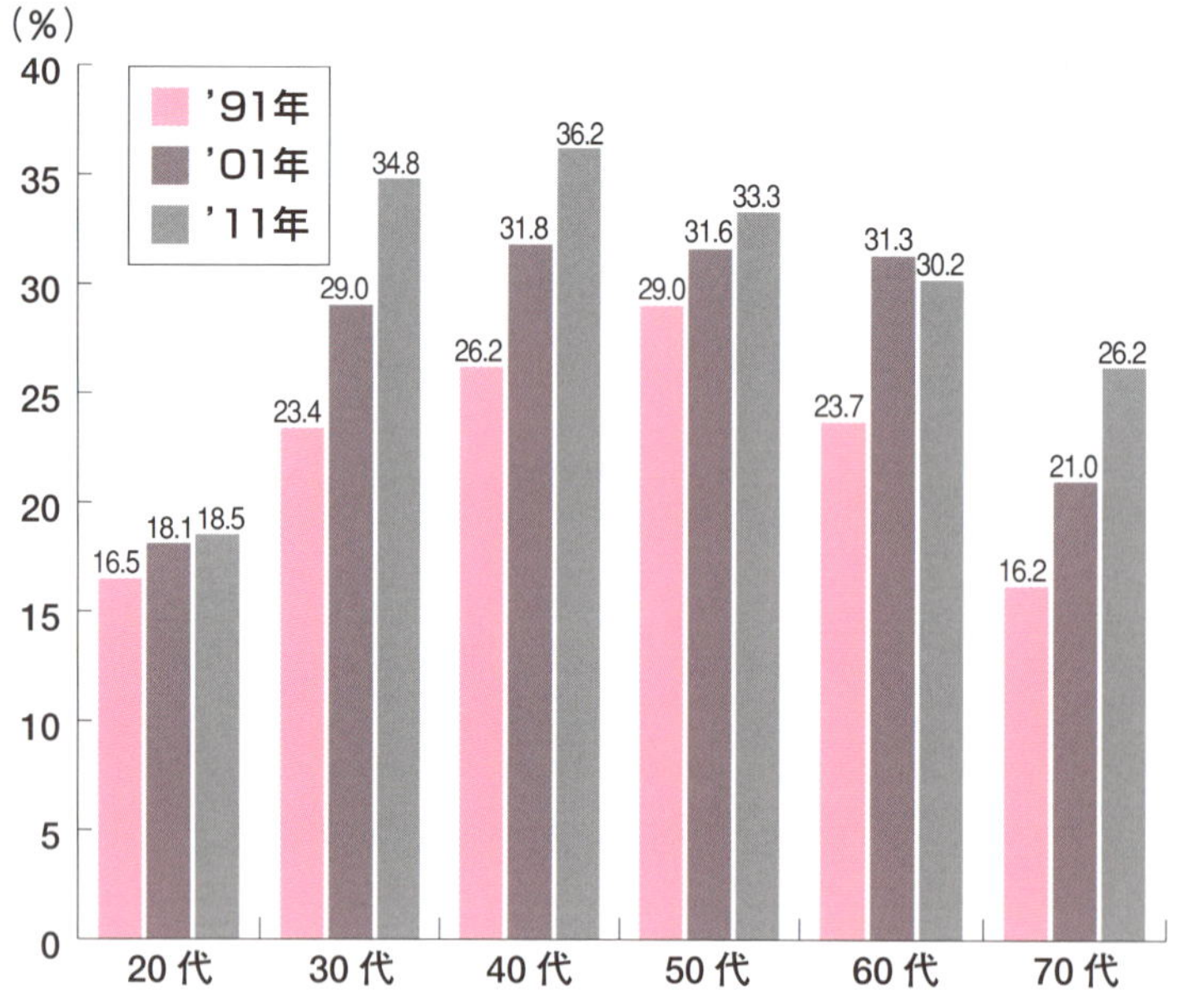

（厚生労働省「国民健康・栄養調査」より作成）

上のグラフは、日本人男性における肥満者の割合を、年代別に示したものです。どの年代でも肥満者は増加傾向にあり、30〜60 代では約 3 割もの人が肥満という結果に。右のグラフの通り、肥満者の約半数が脂肪肝であることからも、脂肪肝がいかに増えているかがわかります。

肥満者の増加にともない、脂肪肝がみつかる人の割合も高くなっている

BMI25以上の人の約半数が脂肪肝！

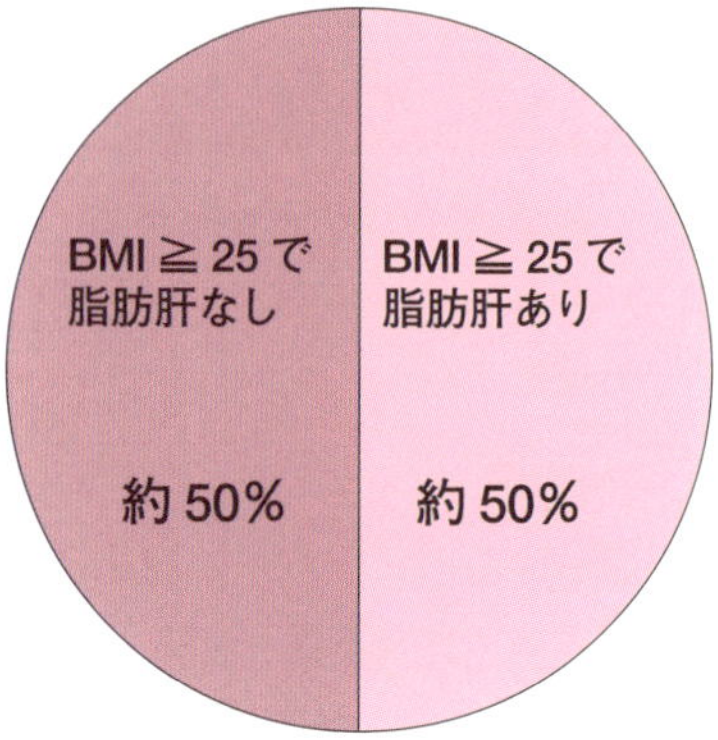

（Kojima S, Watanabe N, Numata M, et al：2003 より作成）

自覚症状のないまま、肝臓に脂肪が沈着する

食事でとりすぎたエネルギーは、内臓脂肪、皮下脂肪として蓄積されるほか、エネルギー源として肝臓にも貯蔵されます。

健康な人の肝臓でも、全体の重量の3〜5%程度は脂肪です。しかし脂肪が増えすぎると、「脂肪滴《しぼうてき》」といって、球状の脂肪が肝細胞内で増殖します。そして、脂肪が占める割合が肝細胞全体の3分の1以上に達すると、脂肪肝と診断されます。

しかし、こうして脂肪がたまっていく間も、これといって自覚症状は現れません。まれに疲労感やだるさ、右上腹部痛、腹部膨満感などの症状が現れる人もいますが、たいていの人は無症状です。

そのため検査で指摘されてはじめて、脂肪肝と気づく人が多いのです。2011年の調査では、人間ドック受診者の約25%、つまり4人に1人の割合で脂肪肝がみつかっています。

脂肪がたまると肝臓が肥大し、密度の低い、白っぽい状態に

健康な人の肝臓

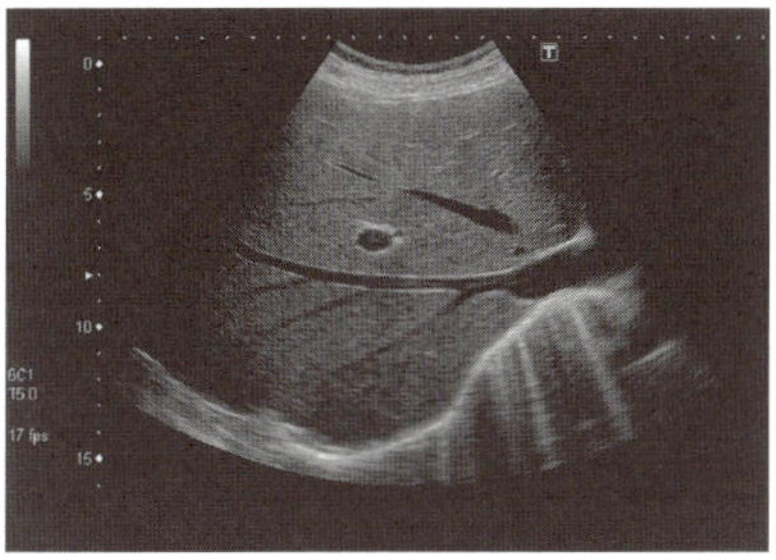

脂肪肝の人の肝臓

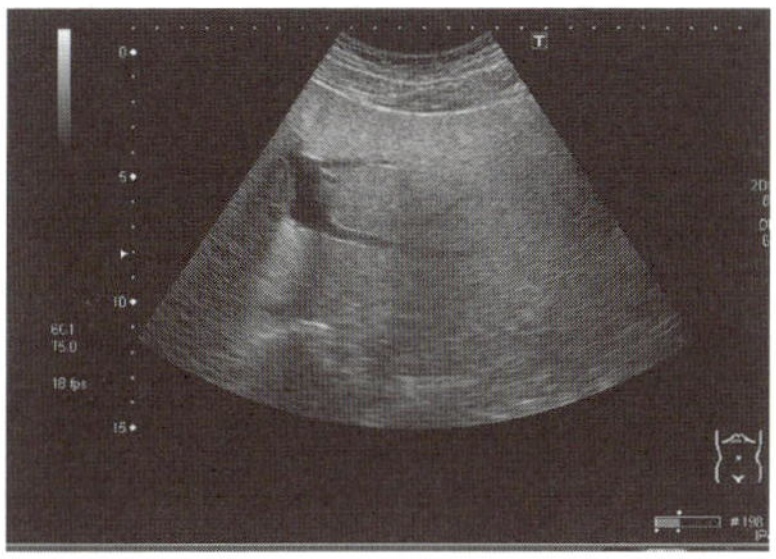

腹部エコーでみると、健康な人の肝臓は全体に黒っぽく映るのに対し、脂肪肝では全体に白っぽく映る

脂肪肝になると、肝臓がメタボ化する！

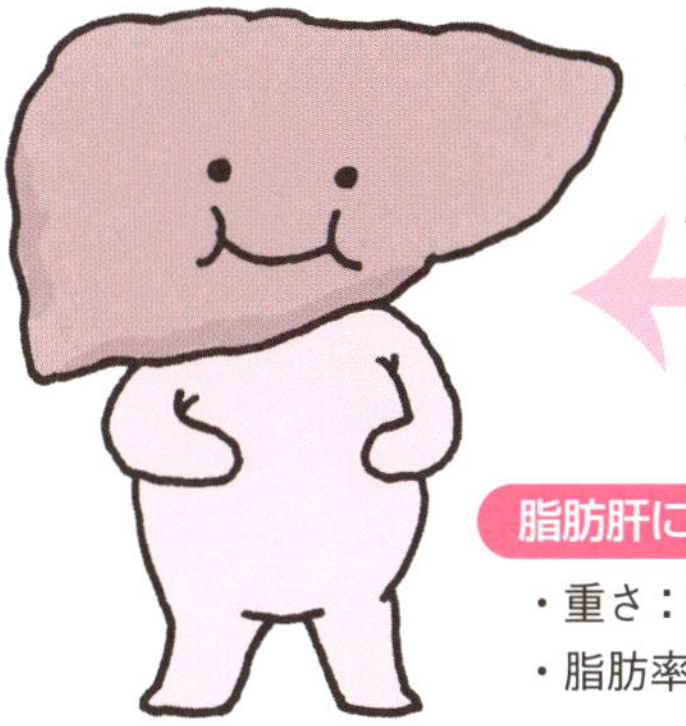

脂肪肝になると、肝臓は本来の重量より重くなり、中性脂肪の割合が高くなる

肝臓の体脂肪率は 5%以上に！

脂肪肝になった肝臓

・重さ：1.5〜2kg
・脂肪率：5%以上

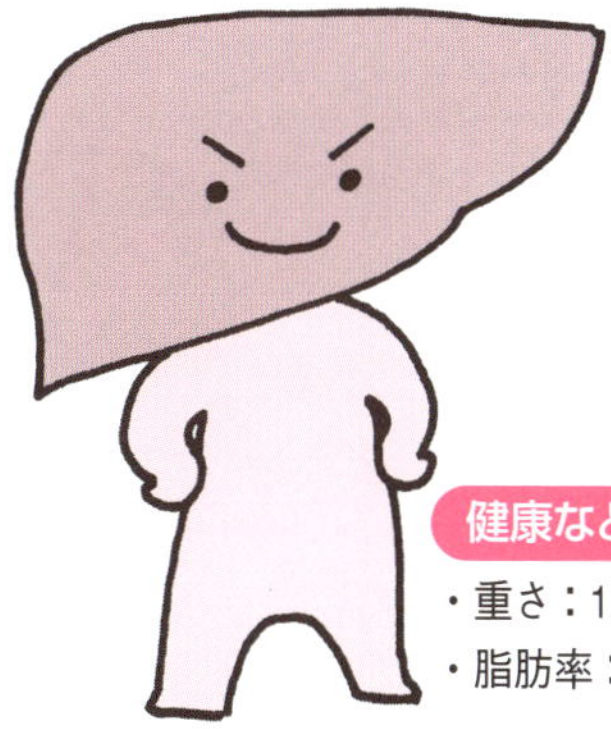

健康なときの肝臓

・重さ：1.2kg前後
・脂肪率：3〜5%程度

症状が何もなくても、ほうっておくと危険な状態に

脂肪肝には、痛みなどの自覚症状がないため、指摘されてもそのままほうっておく人もめずらしくありません。しかしその間にも、肝臓内には脂肪がどんどんたまっています。

すると、肝細胞が大きくなって風船のようになり、互いに押し合ってその間を流れる毛細血管を圧迫するため、肝細胞に十分な酸素や栄養がいかなくなります。その結果、肝細胞のはたらきが低下したり、肝細胞が壊死《えし》してしまうことがあります。

また、かつては肝硬変に進むことはほとんどないとされていましたが、現在では、脂肪肝の一種であるNASH《ナッシュ》は肝硬変に移行しやすいことが明らかになっています。脂肪肝の人の多くは肥満ぎみで、糖尿病、脂質異常症、高血圧などを合併しているため、心臓病のリスクも高まります。

症状がないからといってそのままにせず、早めに治療を受けましょう。

早期に生活習慣を改めれば肝硬変への移行を防げる

脂肪肝の多くは、飲みすぎ、食べすぎ、肥満といった生活習慣の問題が原因でおこります。

そのため、症状の悪化や肝硬変への進行を防ぐには、こうした生活習慣の改善が不可欠です。

具体的には、肥満している人の場合は、まず減量することです。脂質や糖質を控えた食事と適度な運動で、標準体重に戻すよう努力します。

お酒を飲む人の場合は禁酒が理想的ですが、どうしてもむずかしい場合は、適量を厳守するようにしてください。また、その他の生活習慣病を合併している人は、血糖値や血圧、コレステロール値のコントロールも必要です。

脂肪肝は、生活習慣の改善だけで治ることの多い病気です。ただし改善したからといってまたもとの生活習慣に戻せば、再発します。肥満しにくい生活をつねに心がけましょう。

原因となる生活習慣を改善できるかが、肝硬変への分かれ道

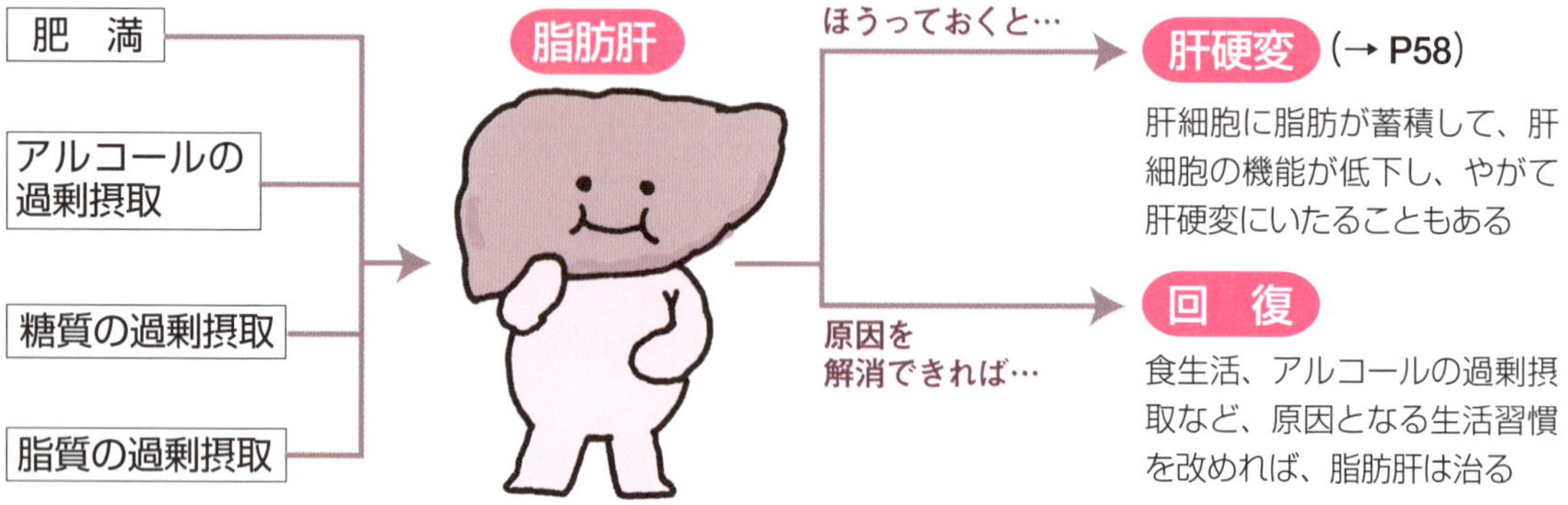
肥　満
アルコールの過剰摂取
糖質の過剰摂取
脂質の過剰摂取
脂肪肝
ほうっておくと…
肝硬変
(→ P58)
肝細胞に脂肪が蓄積して、肝細胞の機能が低下し、やがて肝硬変にいたることもある
原因を解消できれば…
回　復
食生活、アルコールの過剰摂取など、原因となる生活習慣を改めれば、脂肪肝は治る

治療は食生活の改善、運動が中心

食事療法（→P102）

総エネルギー	1日の摂取エネルギーは、体重1kgあたり25～35kcalまでに抑える
脂　質	総エネルギーの20%以下に抑える。肉や揚げもののほか、菓子類も控えめに
たんぱく質	1日の摂取量は、体重1kgあたり1～1.2gまでに。植物性のものを多くとる
糖　質	玄米などの炭水化物を中心に。果糖、ショ糖の多い菓子類はできるだけ控える。果物もとりすぎないように注意する
アルコール	お酒の飲みすぎが原因なら禁酒を。そうでない場合も、1日に日本酒1合までに

脂肪肝の多くは食べすぎなどの食生活が原因なので、食事療法は大切です。ポイントは、1日の摂取エネルギー量と脂質を減らすこと。具体的な摂取量は体重や年齢、性別、病気の状態などによって決められるので、担当医や栄養士に相談してみましょう。アルコールを控えることも必要です。

運動療法（→P144）

脂肪肝は、運動の効果が現れやすい病気です。脂肪を燃焼させるために、ウォーキングやジョギング、水泳などの有酸素運動を、1日20～30分以上おこないます。まとまった時間がとれなければ、小分けにしてもかまいません。できるだけ毎日おこないましょう。

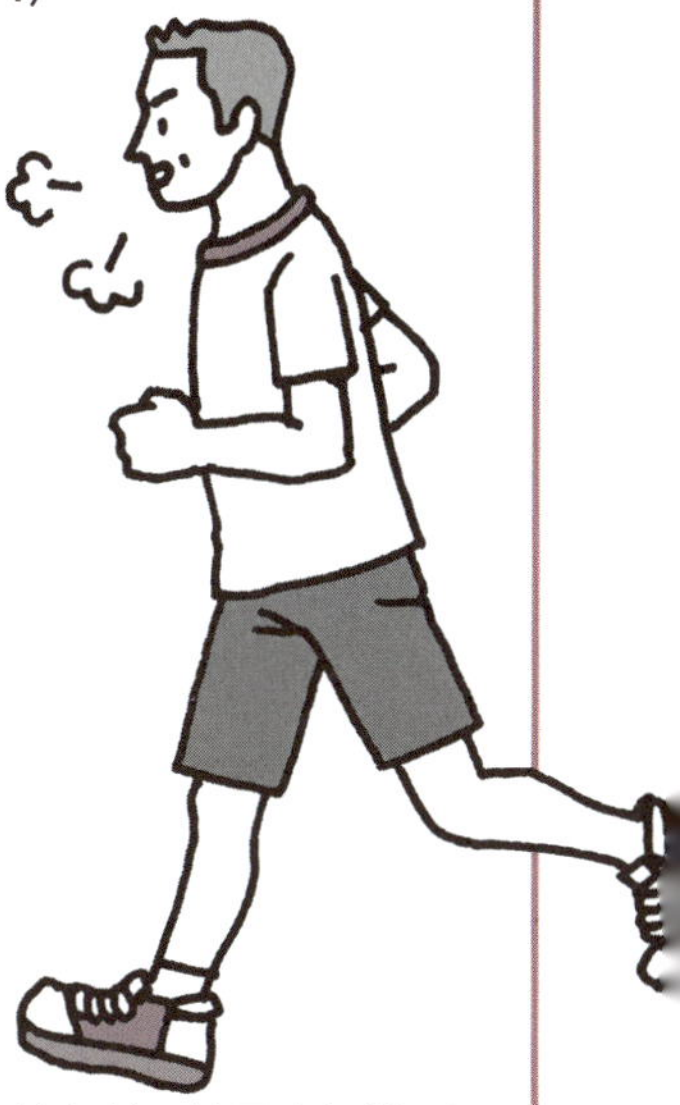

薬物療法

基本的にはおこないませんが、糖尿病など、ほかの病気がある場合は必要となることもあります。

1か月で1kgをめやすに、標準体重に向けて減量を（→P106）

Dr.アドバイス

アルコールや肥満以外が原因で脂肪肝になることも

脂肪肝の中には、以下の病気のように、食生活や飲酒、肥満などと関係なくおこるタイプがまれにあります。

●急性妊娠性脂肪肝　妊娠36～40週の妊娠後期におこります。小さな脂肪のかたまりが肝臓全体に沈着し、腹痛、吐き気、発熱、黄疸《おうだん》などの重い症状を急激に発症します。

●ライ症候群　幼児期におこる病気で、肝臓などの多臓器に脂肪の沈着がみられ、けいれんや意識障害の後、脳の機能不全がおこります。

●薬物性肝障害（→P56）による脂肪肝　抗生物質や鎮痛薬、副腎皮質ホルモン薬などの服用によっておこります。ほとんどの場合、原因となった薬の服用をやめることで改善します。

肝臓の病気② ＮＡＳＨ（非アルコール性脂肪肝炎）

お酒を飲まなくても脂肪肝になる

お酒を飲まないのに脂肪肝になる「非アルコール性脂肪性肝疾患（ＮＡＦＬＤ）」の一部は、重症化しやすい「非アルコール性脂肪肝炎（ＮＡＳＨ《ナッシュ》）」へと進行します。

その原因は明確になっていませんが、脂肪肝に何か別の要因が加わることでおこるといわれています。

とくに重要なのが、糖の代謝にかかわるホルモン「インスリン」です。内臓のまわりに脂肪がつくと、インスリンのはたらきが悪化し、肝臓にますます脂肪がたまります。脂肪組織からは、全身の炎症をまねく「炎症性サイトカイン」がでて、肝臓の慢性的な炎症をひきおこします。

このほかに、遺伝的要因なども発症にかかわっているとされています。

アルコール性脂肪肝より重症化しやすい

アルコールなどが原因の一般的な脂肪肝では、肝臓に炎症がおこったり、線維化することはまずありません。しかしＮＡＳＨの場合には、肝臓につよい炎症がおこり、肝臓が線維化するほか、肝細胞が大きくふくらむ「風船様肝細胞」になります。

こうした特徴は「アルコール性肝炎」（→Ｐ54）と似ていて、重症化しやすい点も共通しています。

現在、日本にはＮＡＦＬＤの人が推定１０００万人いるとされていますが、そのうち200万人の人がＮＡＳＨとみられています。ＮＡＳＨをほうっておくと、肝臓の線維化が進み、その１割が肝硬変に移行するといわれています。さらに、肝がんに進むこともあります。

NASH の診断基準

- アルコール摂取量が 1 日 30g 以下（女性の場合は 1 日 20g 以下）
- 45 歳以上である
- 糖尿病を患っている
- AST 値が ALT 値より高い
- 血小板数が 16 万個 /mm³ 以下
- 肝線維化マーカー（ヒアルロン酸）の値が高い

（『NAFLD/NASH 診療ガイドライン 2014』より作成）

NAFLD における NASH の割合

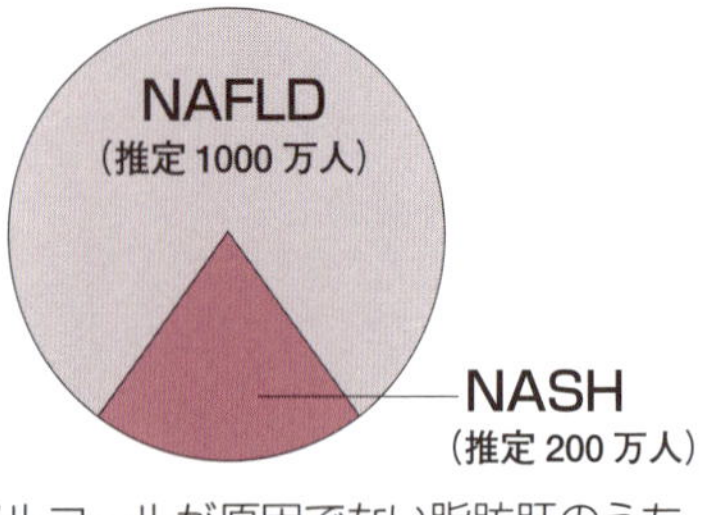

アルコールが原因でない脂肪肝のうち、5 人に 1 人が NASH とされる

（Okanoue T, Umemura A, Yasui K, et al：2011 より作成）

血糖値が高い人、メタボの人はとくに注意

では、ＮＡＳＨになりやすいのは、どのような人でしょうか。

ＮＡＳＨがおこる原因としては、内臓脂肪の蓄積や、インスリンのはたらきが悪くなる「インスリン抵抗性」があげられていますが、これはメタボリックシンドロームの基準にあてはまります。

実際にＮＡＳＨを発症している人の多くは脂質異常症、高血圧、糖尿病のいずれか、または複数を合併しています。

また、ＮＡＳＨの人の約８割はＢＭＩが25以上で、肥満していることもわかっています。男性では30代以降、女性では閉経後がとくに太りやすい時期ですから、肥満しないように注意しましょう。

ＮＡＦＬＤは女性より男性に多く、危険度は２倍以上という報告もあります。とくに太りぎみの男性は、生活習慣を改善する必要があります。

メタボリックシンドロームの診断基準

メタボリックシンドロームとは、心筋梗塞や脳梗塞など、動脈硬化による病気の危険性が高い状態です。内臓脂肪蓄積に加え、以下のA、B、Cのうち２つ以上の項目にあてはまる場合、メタボリックシンドロームと診断されます。なお、中性脂肪、HDLコレステロール、血糖値は空腹時の数値が基準です。

ウエスト（おへその高さのおなかまわり）
男性 85㎝以上　女性 90㎝以上

＋

A
中性脂肪　150mg/dL 以上
または
HDL コレステロール　40mg/dL 未満

B
収縮時血圧（上の血圧）　130mmHg 以上
または
拡張期血圧（下の血圧）　85mmHg 以上

C
血糖値　110mg/dL 以上

（メタボリックシンドローム診断基準検討委員会）

肥満の解消とともに合併症の治療も不可欠

ＮＡＳＨの治療法は、脂肪肝をまねいた原因を解消することです。原因の多くは肥満などの生活習慣ですから、まずはこれまでの生活習慣を改善することからはじめます。

ＮＡＳＨの場合、体重を５％減らせば、ＡＳＴやＡＬＴの値が下がってきますので、まずは「５％減」を目標に減量しましょう。

減量の方法は、まず過食、偏食などの誤った食生活を改善し、少し減量できたら、ひざなどに負担のかからない程度に運動をおこなうようにします。急激な減量は体によくないので、無理せず少しずつ減らしていきましょう。

次に、ほかに病気がある場合は、その治療をおこなうことも必要です。

高血圧なら食事の塩分を減らし、必要があれば降圧薬を用います。糖尿病の場合は、薬物療法などで血糖値をコントロールします。

肝臓の病気③

ウイルス性肝炎

肝がんの原因としてもっとも多い病気

肝臓病の重症化の原因としてもっとも多いのは、ウイルス感染です。肝硬変や肝がんの約8割は、ウイルス感染がもとでおこっています。

肝炎をひきおこすウイルスを「肝炎ウイルス」といい、現在わかっているだけで、A型、B型、C型、D型、E型があります。感染すると、潜伏期間を経てウイルスが活動を開始し、肝細胞を破壊します。これが急性肝炎です。また、感染しても発症しないケースもあり、この状態を「無症候性キャリア」といいます。

肝炎ウイルスのほかに、肝炎だけでなく全身症状をひきおこすウイルスとして、EBウイルス、ヒトサイトメガロウイルス（CMV）も認められています。

B型、C型は、慢性肝炎に移行することもある

日本のおもな肝炎ウイルスであるA型、B型、C型のうち、A型は急性肝炎をひきおこしやすいものの、慢性化することはあまりありません。

一方、B型、C型の一部は慢性肝炎に移行しやすいことから、問題になっているタイプです。

慢性肝炎とは、ウイルスによる肝炎が6か月以上つづく状態をいいます。肝細胞の破壊が継続的に進むと、やがて肝硬変や肝がんに進行することがあるため、注意が必要です。

慢性肝炎になると全身倦怠感などが現れることがありますが、多くは自覚症状に乏しく、気づいたときにはすでに進行している場合も多いので、無症候性キャリアの場合は必ず、定期的に検査を受けるようにします。

ウイルス性肝炎の種類と特徴

	A型肝炎	B型肝炎	C型肝炎	D型肝炎	E型肝炎
感染源	患者の便で汚染された生水・生もの	血液、体液	血液	血液、体液	患者の便で汚染された生水・生もの
感染経路	経口	経皮	経皮	経皮	経口
好発年齢	全年齢層	青年	青年～中高年	青年（B型キャリア）	全年齢層
劇症化	あり（まれに）	あり	あり（まれに）	あり（まれに）	あり
キャリア化・慢性化	なし	あり	あり	あり	なし
肝がんへの移行	なし	あり	あり	あり	なし

A型肝炎

衛生環境のよくない地域で感染することが多い

A型肝炎ウイルスは、加熱していない食品や生水、感染者の便を介して感染します。

抗体をもっている人は再感染のおそれはありませんが、若い世代のほとんどは抗体をもっていません。そのため衛生環境のよくない国を旅行した際などに、生水や食物から経口感染する可能性があります。日本国内で感染する場合は、生ガキなどの貝類がおもな原因です。

A型に感染すると約4週間後に急性肝炎を発症しますが、多くはそのまま治癒《ちゆ》します。ただし、まれに劇症肝炎をひきおこすものもあります。

A型肝炎発生数の年次推移

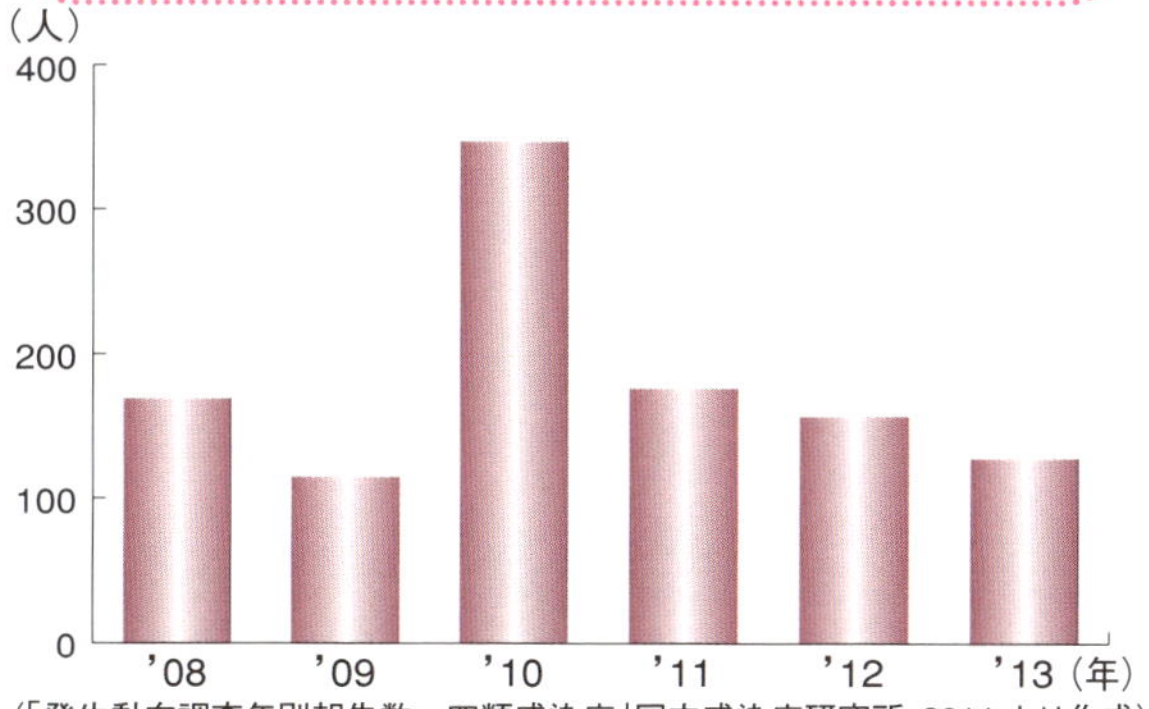

（「発生動向調査年別報告数　四類感染症」国立感染症研究所、2014 より作成）

治療は、入院での安静と栄養補給が中心

A型肝炎ウイルスによる急性肝炎の場合は、入院で安静を保つことと、栄養補給が治療の基本です。急性肝炎をおこすと肝臓への血流量が減少するので、横になって安静にすることで、血液を流れやすくするのです。

また、急性肝炎になると食欲不振や吐き気などで食事をとれなくなることがあるので、その場合は、点滴で栄養を補給します。

ほとんどは安静と栄養補給で治りますが、黄疸《おうだん》の症状がつよい場合は、薬物療法をおこなうこともあります。

A型肝炎の感染後の経過

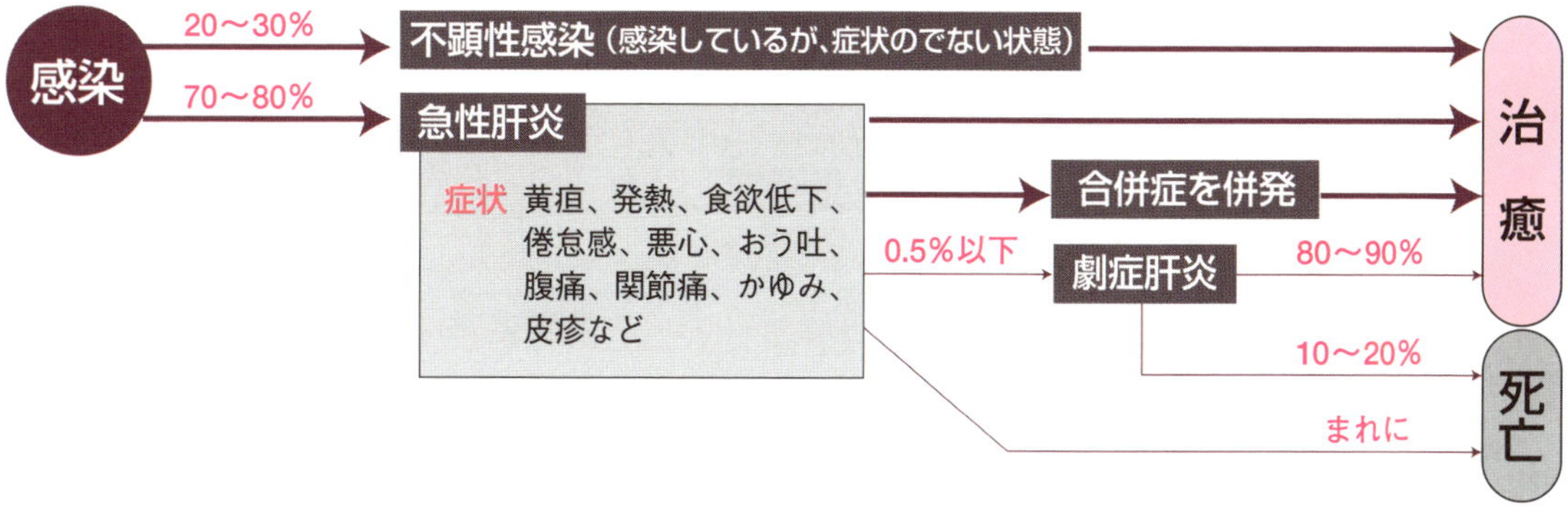

B型肝炎

母子感染は大幅に減り性感染が増加中

B型肝炎の感染者は日本に約130～150万人いると推定されています。

かつては出生時の母子感染や乳幼児期の感染が多くみられましたが、'86年以降は母子感染対策がとられるようになったため、現在はほとんどみられません。

一方、増えているのが、成人後の感染です。B型肝炎は、血液のほか、精液などの体液からも感染するのが特徴で、そのため、現在は性交渉による感染がもっとも多いといわれています。そのほかの感染経路としては、ピアスの穴あけ、入れ墨、麻薬のまわし打ち、医療上の針刺し事故などがあります。

また、かつては慢性化しにくいタイプが主流でしたが、最近は慢性化しやすいタイプのウイルスが欧米からもち込まれ、広まりつつあります。

発症しても、免疫反応で症状がおさまることが多い

B型肝炎の場合、肝炎ウイルスに感染しても、病気の症状を発症しないケース（無症候性キャリア）が90％以上といわれています。

また、セロコンバージョン（B型肝炎ウイルスの遺伝子が変異して、HBe抗原が消え、HBe抗体ができる）をおこして、自然に症状がおさまるケースも多くみられます。

しかしその一方で慢性化するケースもあり、ウイルスのタイプによっては急性肝炎から肝硬変、肝がんへと進むこともあります。どう進行するかはケースによってさまざまです。

B型肝炎ウイルスに感染すると、ウイルスを完全に排除することは困難なため、その活動や炎症を抑える治療がおこなわれます。セロコンバージョンがおこる可能性の高い35歳未満の人では経過観察主体ですが、35歳以上でウイルスの量が多い場合などは薬物治療を検討します。

B型肝炎の感染後の経過

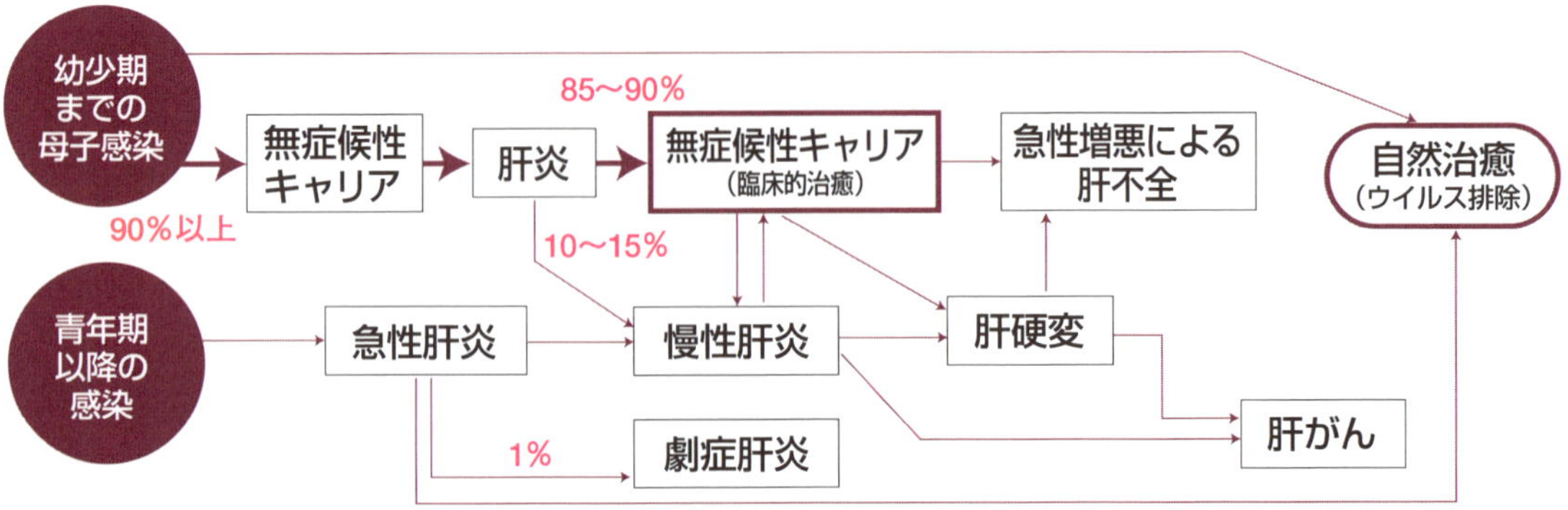

C型肝炎

自覚のない人も含めると感染者は150～200万人

C型肝炎はウイルス性肝炎の中でもっとも多く、感染に気づいていない人も含めると、日本に約150～200万人いるといわれています。

C型肝炎ウイルスは血液を介して感染するため、昔は手術時の輸血、注射針の使いまわし、肝炎ウイルスが混入した血液製剤によって感染することがありました。現在ではこのようなことはないため、新規の感染はほとんどなく、感染者の多くは過去の医療行為によって感染した60～70歳代以上の人です。

C型肝炎は感染後に急性肝炎をおこしますが、症状に乏しく、あっても風邪に似た症状であるため、見過ごされがちです。

C型肝炎には生活習慣も関連しており、飲酒や糖尿病によって病気の進行が早まることがわかっています。

急性肝炎の後で慢性肝炎になる人が約7割

C型肝炎ウイルスに感染すると2週間から半年程度の潜伏期間を経て、急性肝炎を発症します。その後、約3割の人は自然治《ち》癒《ゆ》しますが、残りの7割は慢性肝炎へと移行します。

治療を受けずに放置していると、長い年月を経て、肝硬変、肝がんへと進行します。中には肝硬変を経由せずに、肝がんになる人もいます。

慢性肝炎の約7割はC型肝炎

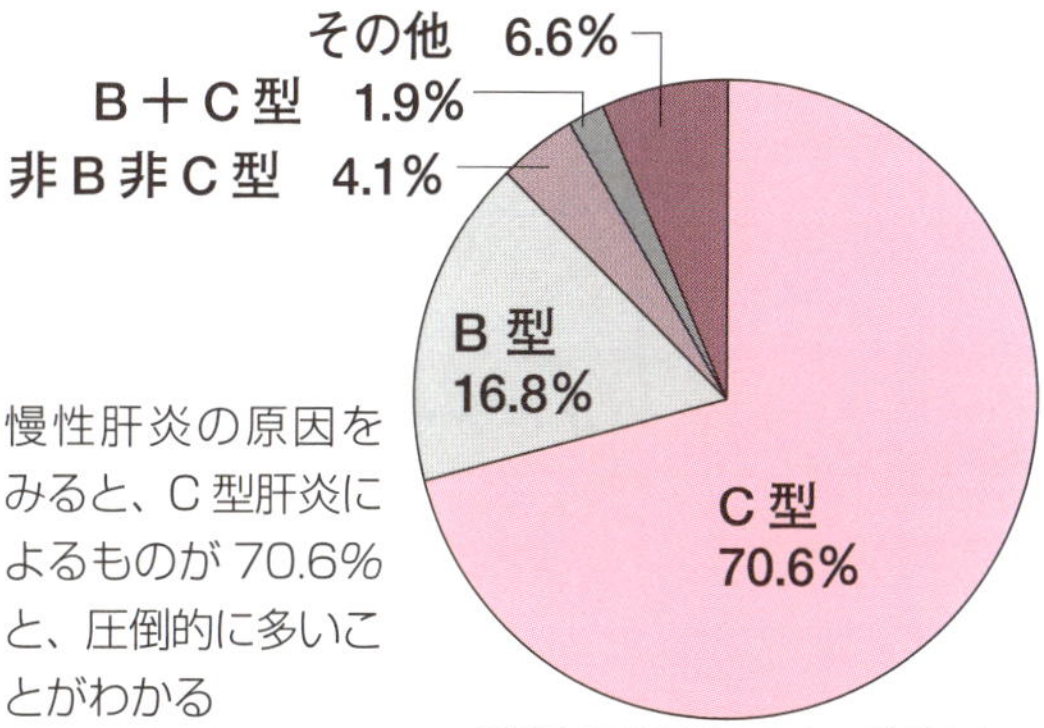

慢性肝炎の原因をみると、C型肝炎によるものが70.6%と、圧倒的に多いことがわかる

（「慢性肝炎理解のための手引き」日本肝臓学会、2007より引用）

C型肝炎の感染後の経過

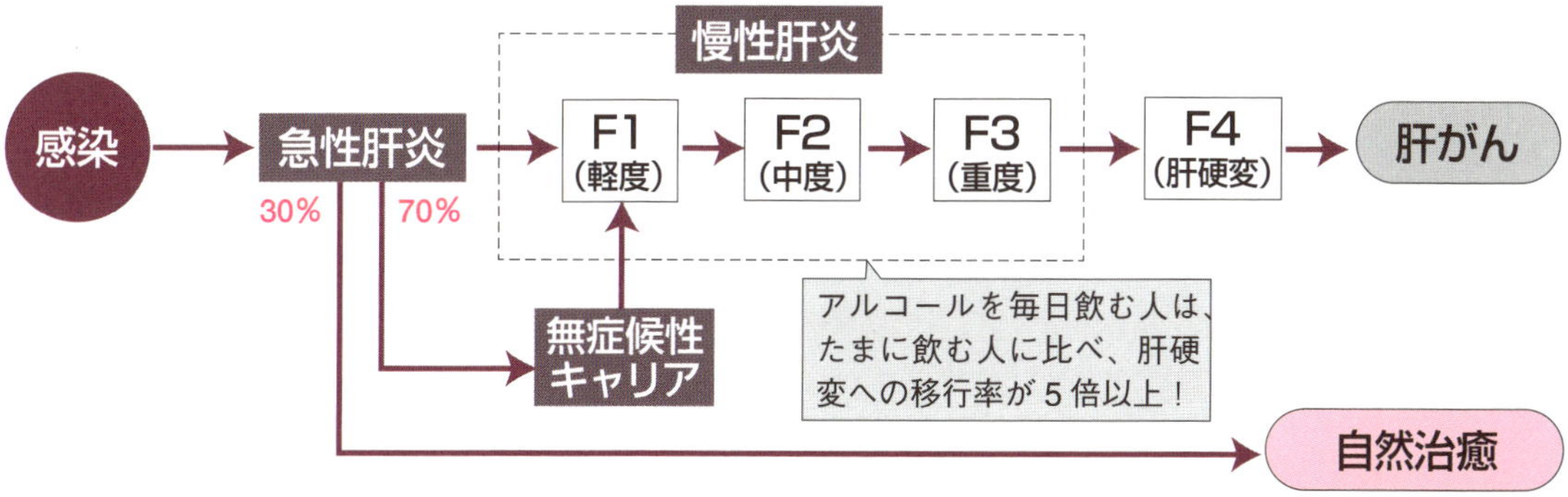

肝臓の病気④ アルコール性肝障害

度をこした飲酒は肝硬変をまねく

アルコールを飲むと、肝臓でアセトアルデヒドや酢酸《さくさん》へと分解され、最後は水と炭酸ガスになって体外へと排出されます。

　このアセトアルデヒドが問題で、肝細胞を傷つける原因となります。

　そのため、長期にわたって大量に飲酒すると、アルコール性脂肪肝になったり、肝細胞の線維化が進んでアルコール性肝線維症になるなど、さまざまな障害をひきおこします。

　このように、アルコールが原因でおこる肝臓の病気を総称して、「アルコール性肝障害」と呼んでいます。

　アルコール性肝障害は全般に自覚症状が乏しいため、検査などで気づいたときには肝硬変になっていることもめずらしくありません。

アルコール性肝障害はこうして進む

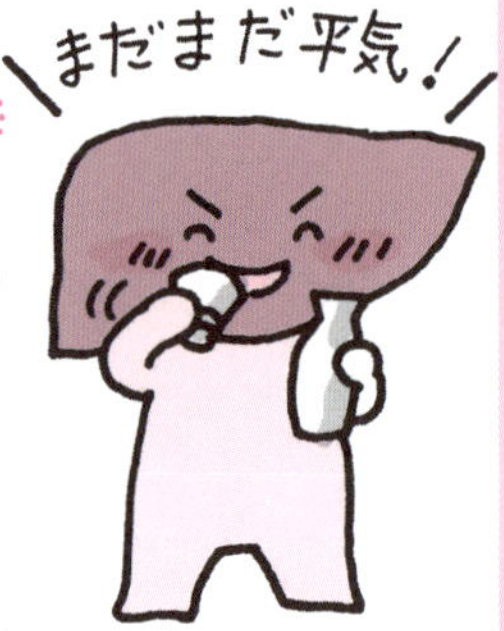

飲みすぎのめやすは？

- **常習飲酒家**
エタノール換算で1日平均60g以上（日本酒3合相当）を、5年以上飲みつづけている人
- **大酒家**
エタノール換算で1日平均100g以上（日本酒5合相当）を、5年以上飲みつづけている人

アルコールの飲みすぎ

↓

アルコール性脂肪肝（→ P44）

アルコールの飲みすぎで、肝細胞全体の⅓以上が脂肪化した状態。自覚症状はほとんどない

↓

アルコール性肝炎

肝細胞が変性、または壊死した状態。細胞が大きくふくらむ「風船様肝細胞」が認められることも多い

↔

アルコール性肝線維症

炎症により破壊が進んだ肝細胞を修復しつづけると、細胞が線維化し、肝機能が低下する

↓

アルコール性肝硬変

肝炎や線維症などの状態がつづくと、線維化が進んで肝臓が硬くなり、肝機能が著しく低下する。アルコール依存症の人に多い

↓

アルコール性肝がん

肝臓の画像診断や肝生検で悪性腫瘍がみつかる。アルコール以外の原因を除外できる場合に、アルコール性肝がんと呼ぶ

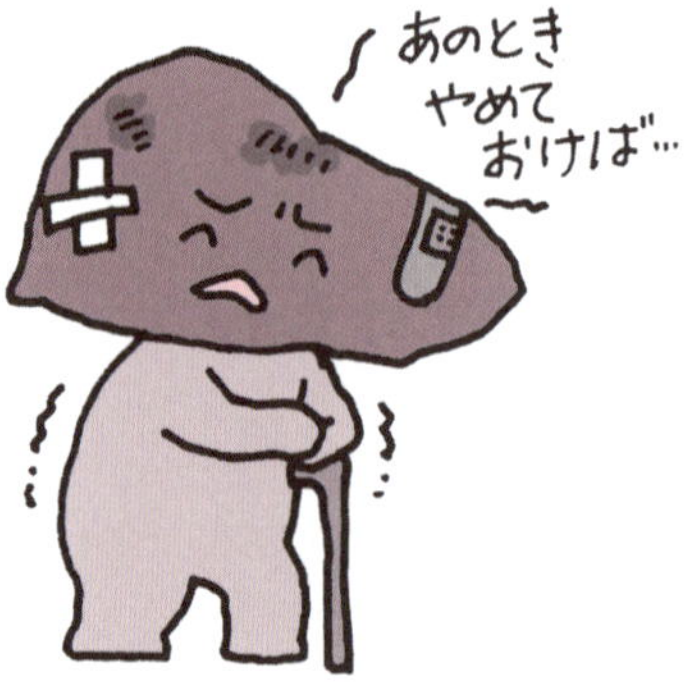

女性は男性より短期間で肝硬変になる

日本は欧米に比べてアルコール性肝障害が少ないといわれていましたが、現在は増えてきています。

しかも、日本人はアセトアルデヒドを分解する酵素の活性が低い人が多いため、欧米人に比べてアルコールに弱いのです。同じ量だけ飲んでいたとしても、アルコール性肝線維症などになりやすいといえます。

男女比をみてみると、圧倒的に多いのは男性ですが、最近では女性の飲酒量が増え、アルコール性肝障害の発症率も高まっています。女性の場合は男性より少ない飲酒量、短い飲酒期間でも、肝硬変に進行しやすいこともわかっています。

ですから、女性ですでにアルコール性脂肪肝や線維症になっている人は、男性よりもいっそうの注意が必要です。お酒に強く、自覚症状がとくにないとしても、適量をこえないようにしてください。

治療の基本はお酒をやめること

アルコール性肝障害の場合、お酒を飲みつづける限り、病状は悪化する一方です。

したがって、治療ではまず断酒をおこないます。断酒するだけでも検査値や肝臓の状態が改善することがほとんどです。

肝硬変にまで進んでいる場合は、肝機能をもと通りにすることはできません。しかし断酒によって、その後の生存率は大幅にアップします。

断酒と並行して、食事療法もおこないます。肝細胞の修復に必要なたんぱく質やビタミンなどを積極的にとるようにし、脂肪肝の人は、摂取エネルギーと脂質を制限します。

そのほかに、症状に応じて、断酒補助剤や抗酒薬、肝機能改善薬、ビタミン剤などの薬物療法をおこないます。アルコール依存症の人では、離脱症状に対する精神的なサポートが必要になることもあります。

アルコール性肝障害の治療

1 断酒

アルコールでいたんだ肝臓をもとに戻すには、アルコールをやめるしかありません。そのため、基本は断酒です。断酒だけで症状が改善することもあります。

2 食事・栄養療法

- アルコール性脂肪肝 → P47 参照
- アルコール性肝炎 → 摂取エネルギーを1500～1800kcal 以下に抑える
- アルコール性肝線維症 → 脂質、たんぱく質、ビタミンを適度に摂取する
- アルコール性肝硬変 → 代償期は高たんぱく食、非代償期は低たんぱく食

アルコール性肝障害の人は、栄養不足におちいりがちです。肝細胞の修復に必要な栄養素を、食事からバランスよくとるようにします。

3 薬物療法

お酒を飲みたい欲求を抑える断酒補助剤、または服薬中に飲酒すると気分が悪くなる抗酒薬による治療が中心です。肝機能改善薬、ビタミン剤などを用いることもあります。

肝臓の病気⑤ 薬物性肝障害

薬の服用で、中毒やアレルギー症状をおこす

薬物が原因でおこる肝障害を「薬物性肝障害」といいます。肝臓は体内に入ったものを解毒・代謝する臓器ですから、たとえ薬であれ、体質によっては障害の原因になるのです。

薬物性肝障害には「中毒性肝障害」と「アレルギー性肝障害」の2つのタイプがあります。

中毒性肝障害は、薬物そのものの副作用によっておこるもので、薬やその代謝物の毒性が肝臓に直接作用して、肝細胞を破壊します。

一方、アレルギー性肝障害では、薬やその代謝物が体質に合わないため、それを排除しようとする免疫作用がはたらいて、アレルギー反応をおこします。薬物性肝障害の多くは、このタイプです。

肝障害の種類によって、症状にちがいがある

薬物性肝障害の症状は、たいてい薬の服用後24～28時間以降に現れますが、肝臓にどのような障害がおきているかによって症状も異なります。

「肝細胞障害（肝炎）型」は肝細胞に炎症がおこるタイプで、全身倦怠感、食欲不振など急性肝炎の症状が現れます。自覚症状のないこともあれば、劇症肝炎をおこしたり、慢性肝炎に移行することもあります。

「胆汁うっ滞型」は、肝機能が低下して肝臓に胆汁がうっ滞した状態で、黄疸《おうだん》や全身のかゆみなどが特徴です。

アレルギー性肝障害では後者のタイプが多く、発熱や発疹といったアレルギー症状も同時にみられます。

薬物性肝障害のおもな症状

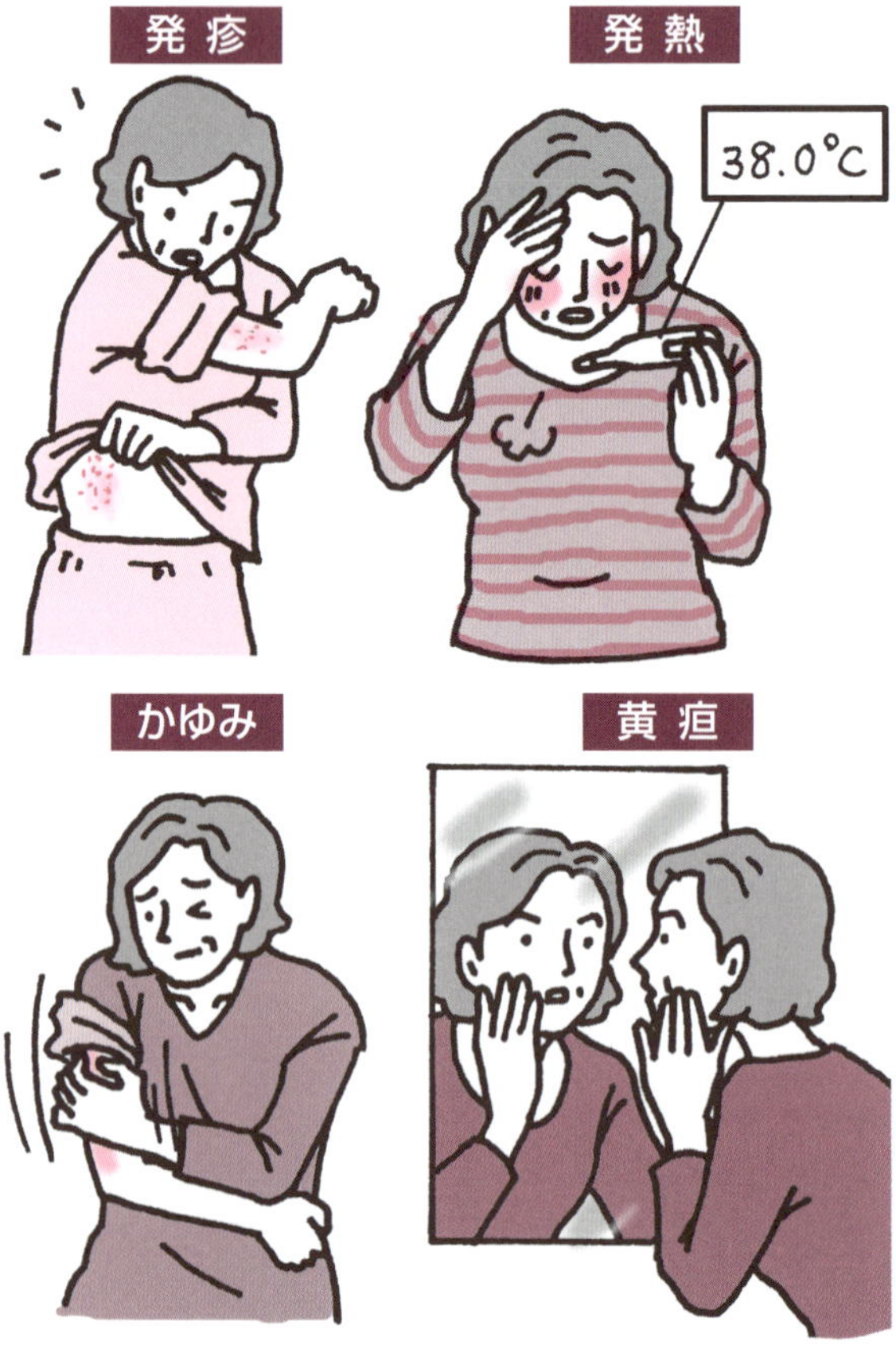

原因となった薬をつきとめ、すぐに服用をやめること

薬物性肝障害の治療の基本は、原因となった薬の服用を中止することです。

まずはほかの肝臓病との鑑別をして、薬物性と診断された場合は、薬の特定をおこなうことになります。

複数の薬を飲んでいる場合やアレルギー性の場合は、原因薬物を特定するのがむずかしいこともあります。

疑わしい薬がわかったら、ほかの病気の治療でどうしてもその薬を飲まなければならない場合を除いて、いったん服用を中止します。薬物が原因ですから、基本的には薬物療法はおこないません。

薬を中止してから2～4週間もすれば、たいていの場合は肝機能が改善します。

症状が重い場合は、原因薬物の中止だけでは肝機能を改善することができないため、個々の症状に対する薬物療法をおこなうことになります。

薬の服用中に異常があったらすぐ医師に相談しよう

薬物性肝障害は、処方薬であれ市販薬であれ、薬であればどんなものでもおこる可能性があります。

ダイエット食品や健康食品に含まれる成分によって、肝障害をおこすケースも報告されています。

薬を使用中に胃腸障害や皮膚症状などが現れたら、すぐに医師に相談しましょう。

薬物性肝障害をおこしやすいおもな薬と物質

［アレルギー性肝障害］

・抗生物質　・解熱鎮痛薬

・循環器用薬　・ホルモン剤　など

［中毒性肝障害］

・クロロホルム　・大量のアセトアミノフェン

・除草剤（パラコートなど）　・毒きのこ　など

Dr.アドバイス

薬物性肝障害を防ぐために、気をつけたい薬の飲み方

薬は飲み方をまちがえると、害になることもあります。服用量や回数は指示を守り、別の薬を使用しているときは飲み合わせなどの問題があるので、医師や薬剤師に伝えておきます。服用時の飲酒は基本的に禁止です。

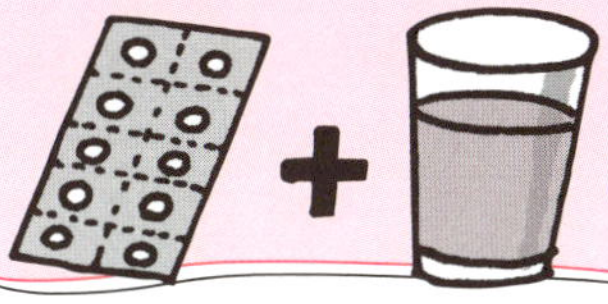

薬とお酒を同時に飲まない

服用量や回数は必ず守る

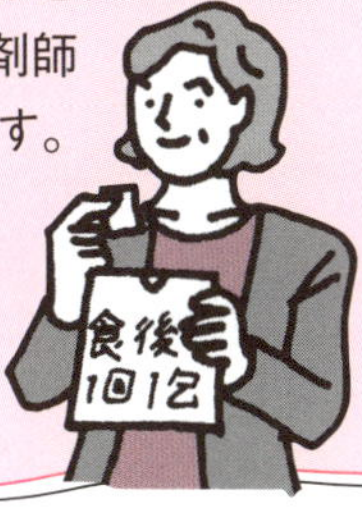

すでに使用中の薬は医師、薬剤師に伝えておく

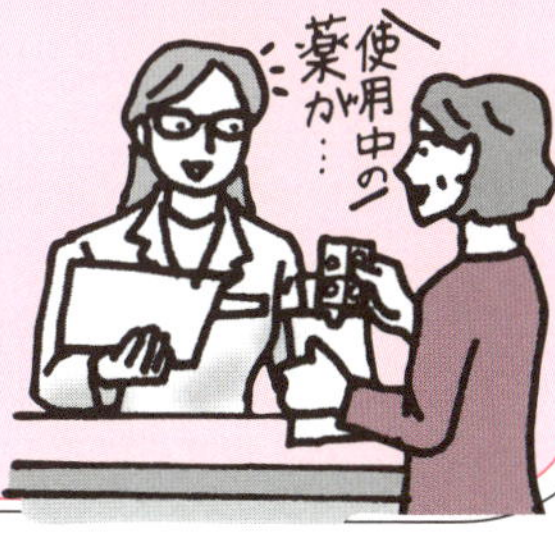

肝臓の病気⑥

肝硬変

細胞の線維化が進み肝臓の組織が硬くなる

肝臓は再生能力が高いので、炎症がおきて細胞が破壊されても、自ら修復する力が備わっています。

しかし、炎症が長期間つづくと、修復が追いつかなくなります。そのため、別の組織で穴埋めをするようになり（線維化）、肝臓の表面がでこぼこになったのち、肝臓が硬くなっていきます。

また硬さだけでなく、肝臓そのものが収縮して、若干小さくなります。このような状態が「肝硬変」です。

肝硬変になると、肝臓が本来の機能を果たせなくなり、さまざまな障害がおこります。進行すると、肝がんへ移行することもあるので、注意が必要です。原因としてもっとも多いのは、C型肝炎ウイルスです。

原因の約 7 割は肝炎ウイルス

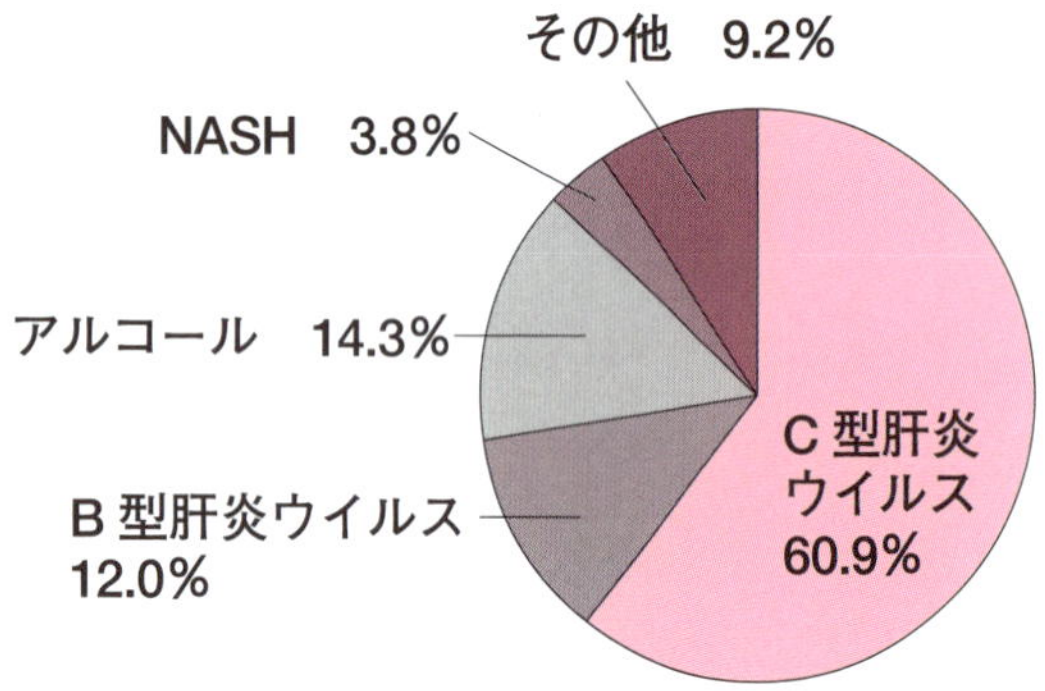

（『我が国における非 B 非 C 肝硬変の実態調査　2011』髙後 裕監修より作成）

症状の有無で「代償性」と「非代償性」に分けられる

肝硬変は、症状の有無によって「代償性」「非代償性」に分けられます。

代償性肝硬変は、肝細胞の破壊が進んではいるものの、機能は何とか保たれている状態です。そのため、自覚症状はほとんどありません。

一方、非代償性肝硬変は、肝細胞の破壊がさらに進んだ状態です。正常な細胞がわずかしかないため、肝臓が本来の役割を果たせなくなっており、クモ状血管腫や黄疸《おうだん》など、肝硬変特有の症状が現れます。

通常、肝硬変は代償性から非代償性へと進行していきますが、早期に治療を受ければ、非代償性から代償性の状態に戻すことも可能です。

非代償期のおもな症状

- **クモ状血管腫**
  首～胸部の血管がクモの足のような形に浮きでる
- **手掌紅斑《しゅしょうこうはん》**
  親指のつけ根や手のひらが赤くなる
- **女性化乳房《にゅうぼう》**
  男性なのに、女性のように胸がふくらんでくる
- **黄疸**
  皮膚や白目の色が黄色味を帯び、尿の色が濃い茶色に
- **出血しやすくなる**
- **青あざができやすくなる**

進行すると、さまざまな合併症が現れる

肝硬変が進行すると、肝臓が硬くなるため、門脈から肝臓へと血液が流れにくくなります。そのため、門脈内の圧力が高まり、門脈圧亢進症《もんみゃくあっこうしんしょう》という状態になります。

この門脈圧亢進症や肝機能の低下により、さまざまな合併症がおこります。

代表的なものは、「食道・胃静脈瘤《じょうみゃくりゅう》」や「腹水《ふくすい》」、「肝性脳症」です。いずれも生命にかかわる危険な病気です。

中でも肝性脳症は、意識障害に本人が気づいていないことも多いので、周囲が異変に気づいたら、受診を促す必要があります。

このほか、糖尿病、胆石、胃炎、消化性潰瘍、脾臓《ひぞう》が腫れる脾腫《ひしゅ》などがおこることもあります。

肝硬変でおこりやすい合併症

血管がこぶのようにふくらむ

食道・胃静脈瘤

原　因　門脈の血行悪化が原因で、血液が逆流し、静脈の血管壁がこぶのようにふくらむ

おもな症状　静脈が破裂すると出血がおこり、吐血や、血液の混ざった黒色便などの症状がでる

おなかの中に水がたまる

腹水

原　因　低たんぱく血症や門脈圧の亢進で、腹腔内に血液やリンパ液がたまる

おもな症状　おなかがパンパンにふくらんでくる。下肢にむくみがおこることもある

脳の中の神経伝達が障害される

肝性脳症

原　因　肝臓の解毒作用低下により、アンモニアなどの有害物質が脳にまわってしまう

おもな症状　昼夜逆転、思考･判断力低下、錯乱、行動の異変など。昏睡状態におちいることも

ウイルスをやっつけると同時に合併症の治療もおこなう

これまで、肝硬変の治療は合併症に対するものが中心でしたが、最近では肝硬変の原因そのものへの治療もおこなわれるようになりました。

肝硬変の原因でもっとも多い肝炎ウイルスに対しては、抗ウイルス薬による治療をおこないます。Ｃ型肝炎にはインターフェロン、Ｂ型肝炎にはエンテカビル、ラミブジンなどの核酸アナログ製剤などが用いられます。低栄養状態の場合はＢＣＡＡ製剤というアミノ酸製剤を用います。

もちろん、個々の合併症に対する治療も不可欠です。食道・胃静脈瘤では、破裂を防ぐために、内視鏡治療や薬物療法がおこなわれます。

腹水の場合は利尿薬やアルブミン製剤が用いられますが、重症の場合には外科的治療が必要となります。

肝性脳症に対しては、アンモニアを排出するための薬物療法が主体になります。

肝臓の病気⑦

肝がん

肝がんの約9割は肝炎ウイルスが原因

肝がんには、肝臓から発生した「原発性肝がん」と、他臓器のがんが転移した「転移性肝がん」があります。原発性の場合、がんが肝臓の細胞にできる「肝細胞がん」と、肝臓内の胆管にできる「肝内胆管がん」に分けられますが、9割以上は肝細胞がんです。そこで、ここでは原発性の肝細胞がんについて説明します。

肝がんの原因は、9割以上が肝炎ウイルスによるものです。もっとも多いのがC型肝炎ウイルスで、次に多いのがB型肝炎ウイルスです。

原因の7割近くはC型肝炎

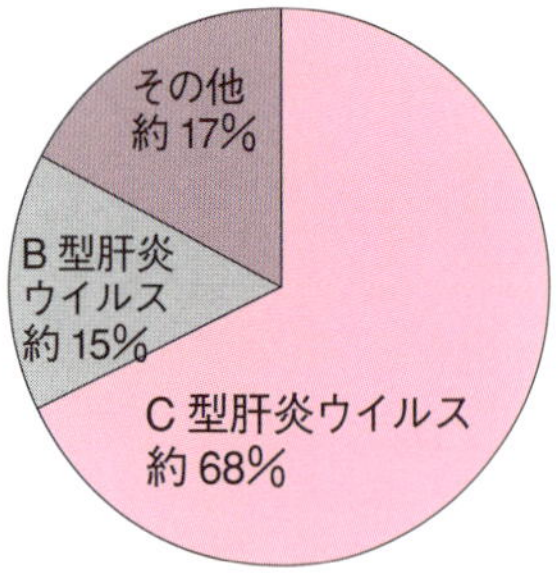

(「第18回 全国原発性肝癌追跡調査報告(2004～2005)」日本肝癌研究会追跡調査委員会より作成)

進行するまではがん特有の症状はでない

肝がんの場合、肝がんそのものによる自覚症状はほとんどありません。自覚症状の多くは、食欲不振や全身倦怠感、黄疸《おうだん》、腹水《ふくすい》など、肝硬変にともなうものです。

しかしがんが進行し、がんに侵された範囲が広がると、腹痛や腹部のしこりなどが現れるようになります。

また、B型肝炎ウイルスが原因の場合はがんが1個であることが多く、C型の場合は、がんがいくつもできることが多いという特徴もあります。

原因によって、発症の仕方や経過が異なる

B型肝炎ウイルスが原因の場合

・好発年齢は45～50歳
・男女比は3：1
・約70%が肝硬変を合併
・輸血の経験がある人は少ない
・肝炎ウイルスの活動性は低い
（AST、ALTはあまり上昇しない）
・がんの個数は1か所の場合が多い

C型肝炎ウイルスが原因の場合

・好発年齢は60～70歳
・男女比は2：1
・肝硬変を合併している場合がほとんど
・約40%の人に輸血経験あり
・肝炎ウイルスの活動性が高い
（AST、ALTが上昇）
・がんがいくつもできることが多い

がんの進行度と肝機能の状態によって、治療法が決まる

肝がんの治療法を決めるポイントは、2つあります。

1つは、進行度です。進行度は、「がんの大きさ」「個数」「血管への浸潤《しんじゅん》の有無」などによって4つのステージに分類されています。

2つめは、肝機能の状態です。肝臓は再生能力が高い臓器なので、肝機能がよければ、がんを切除してもいずれもとの大きさに戻ります。しかし肝機能が衰えている場合には、切除後の再生がみこめないので、切除はできないということになります。

肝がんの治療法は、内科的局所療法と外科的手術に大別されます。内科的局所療法には「ラジオ波焼灼《しょうしゃく》療法」「エタノール注入療法」などがあります（→P66）。

ウイルスキャリアの人は必ず定期検査を受ける

B型またはC型の肝炎ウイルスに感染している人は、肝がんになるリスクが数十倍から数百倍も高いといわれています。自覚症状がなくても、定期検査を受けることが大切です。

慢性肝炎と診断されている人は、腫瘍マーカー検査や腹部エコー検査などで、肝がんへの移行がないかを調べます。ウイルスに対する治療を早期にはじめることで、肝がんのリスクを低下させることができます。

肝がんの進行度の分類

次の①～③の条件のうち、いくつあてはまるかによって、Ⅰ～Ⅳ期に分類されます

①がんが2つ以上ある
②がんの大きさが直径2㎝を超える
③がんが血管や胆管に広がっている

ステージⅠ		①～③のどれにもあてはまらない状態（がんが1個のみで直径2㎝以下。血管・胆管には広がっていない）
ステージⅡ		①～③のうち、1つだけあてはまる
ステージⅢ		①～③のうち、2つにあてはまる
ステージⅣ	A	①～③のすべてにあてはまる。または①～③に関係なく、周囲のリンパ節への転移がみられる
	B	①～③に関係なく、離れた位置にある臓器に転移している。さらに周囲のリンパ節に転移していることも

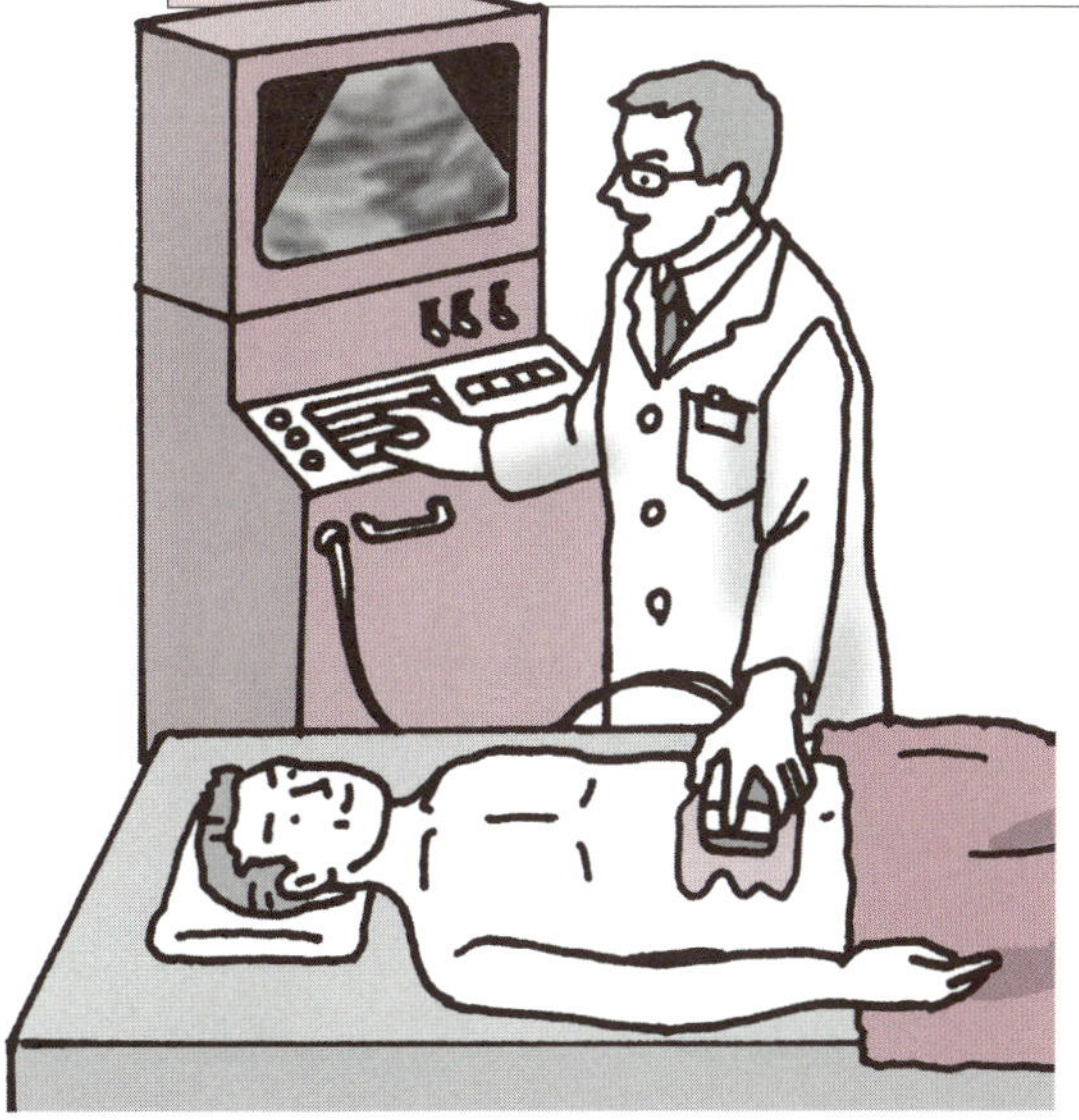

肝臓の病気⑧ その他の肝臓病

劇症肝炎

急性肝炎が急激に悪化し肝不全にいたる

通常の急性肝炎の場合は、炎症がおさまってくると同時に、肝機能も回復します。しかし、急性肝炎のごく一部には、肝細胞の破壊が短期間に進み、肝臓の機能が高度に障害され、肝不全におちいるケースがあります。これを、劇症肝炎といいます。

劇症肝炎になると、食欲不振、発熱などにつづき、肝性脳症による意識障害がおこります。重症の場合、生命に危険が及ぶこともあります。

原因は肝炎ウイルスと薬剤の2つに大別され、ウイルスの場合はB型、ついでA型に多くみられます。

劇症肝炎の経過とおもな症状

急性肝炎の発症
↓
肝機能が著しく低下（＝肝不全）
↓
肝性脳症の発症

- 昏睡度Ⅰ　昼夜逆転や抑うつ状態、気分がよくボーッとする　など
↓
- 昏睡度Ⅱ　時間や場所をまちがえたり、状況に合わない異常な行動をとる　など
↓
- 昏睡度Ⅲ　ほとんど眠っている状態だが、興奮状態、せん妄状態になることも
↓
- 昏睡度Ⅳ　意識を失った昏睡状態だが、痛みの感覚は残っている
↓
- 昏睡度Ⅴ　完全に意識を失った昏睡状態で、痛みの感覚もない

自己免疫性肝疾患

女性に多い、免疫システムの異常による肝臓病

私たちの体には、ウイルスや細菌などの外敵を攻撃して体を守る、免疫機能が備わっています。しかし、何らかの原因で免疫システムに異常がおこると、自らの体を攻撃するようになります。これを「自己免疫」といい、この自己免疫が肝臓におこるのが、「自己免疫性肝疾患」です。とくに中年の女性に多くみられます。

自己免疫性肝疾患には、肝細胞が攻撃される「自己免疫性肝炎」と、肝臓内の胆管が攻撃される「原発性胆汁性肝硬変」があります。

自己免疫性肝炎は、無症状のこともあれば、急性肝炎の症状がでることもありますが、放置していると肝硬変に進行します。

原発性胆汁性肝硬変は、皮膚のかゆみにはじまり、黄疸《おうだん》が現れ、こちらも肝硬変に進みます。

肝のう胞

肝臓の中に、液体のたまった袋ができる

肝臓に液体のたまった袋（のう胞）ができる病気を「肝のう胞」といいます。のう胞の大きさは1～2cmのものから握りこぶし大までであり、数は1個のこともあれば、複数できることもあります。

原因は寄生虫や炎症などさまざまですが、多くは先天性です。

自覚症状はほとんどなく、肝臓の検査で偶然にみつかることが多いようです。ただしのう胞がかなり大きくなってくると、腹部にしこりができたり、腹部膨満感、腹痛などがおこることもあります。

とくに症状がなければ、治療の必要はありません。ただ、のう胞が巨大化していて門脈圧亢進症《もんみゃくあっこうしんしょう》をおこしていたり、破裂のおそれがあったり、悪性の可能性がある場合には、治療が必要になります。

肝のう瘍

細菌感染などにより、肝臓の中に膿がたまる

肝臓に膿《うみ》がたまる病気を「肝のう瘍《よう》」といいます。赤痢アメーバ原虫によっておこる「アメーバ性肝のう瘍」と、大腸菌などの細菌感染による「化膿性肝のう瘍」がありますが、日本ではほとんどが後者です。

化膿性肝のう瘍の感染経路は、虫垂炎などによる門脈系や、胆のうの病気による胆道系などいくつかあり、のう瘍は1つだけのこともあれば、複数できることもあります。

症状は、高熱、右上腹部痛、肝臓の腫《は》れ、全身倦怠感、黄疸、呼吸困難などさまざまで、症状がでないこともあります。

ただし症状のつよさとのう瘍の程度は比例しないので、症状が軽くても安心はできません。重症の場合、10～30％の人が死亡するというデータもあるので、早期治療が重要です。

肝血管腫

肝臓にできる良性の腫瘍。経過観察が基本

「肝血管腫」とは、肝臓内にできる良性腫瘍の一種で、腫瘍の内部は毛細血管が増殖したものが集まっています。

単発性が多く、複数個できることはまれです。多くは無症状ですが、肝機能障害の有無によって、治療法は異なります。

肝機能障害がない場合は良性腫瘍ですから、治療の必要はなく、経過観察になります。

しかし、肝機能障害やB型・C型のウイルス性肝炎を併発している場合は注意が必要です。肝がんを発症しやすいので、本当に肝血管腫かどうか、ほかに肝がんができていないかをくわしく調べなければなりません。

一度検査して腫瘍でないと診断されても、年に1～2度の定期検査は欠かさず受けてください。

ここまで進んだ！

肝臓病の最新治療

ウイルス性肝炎などの治療は薬物療法が中心です。この20年くらいで、肝臓病の薬物療法は飛躍的に進歩しています。

I．薬物療法

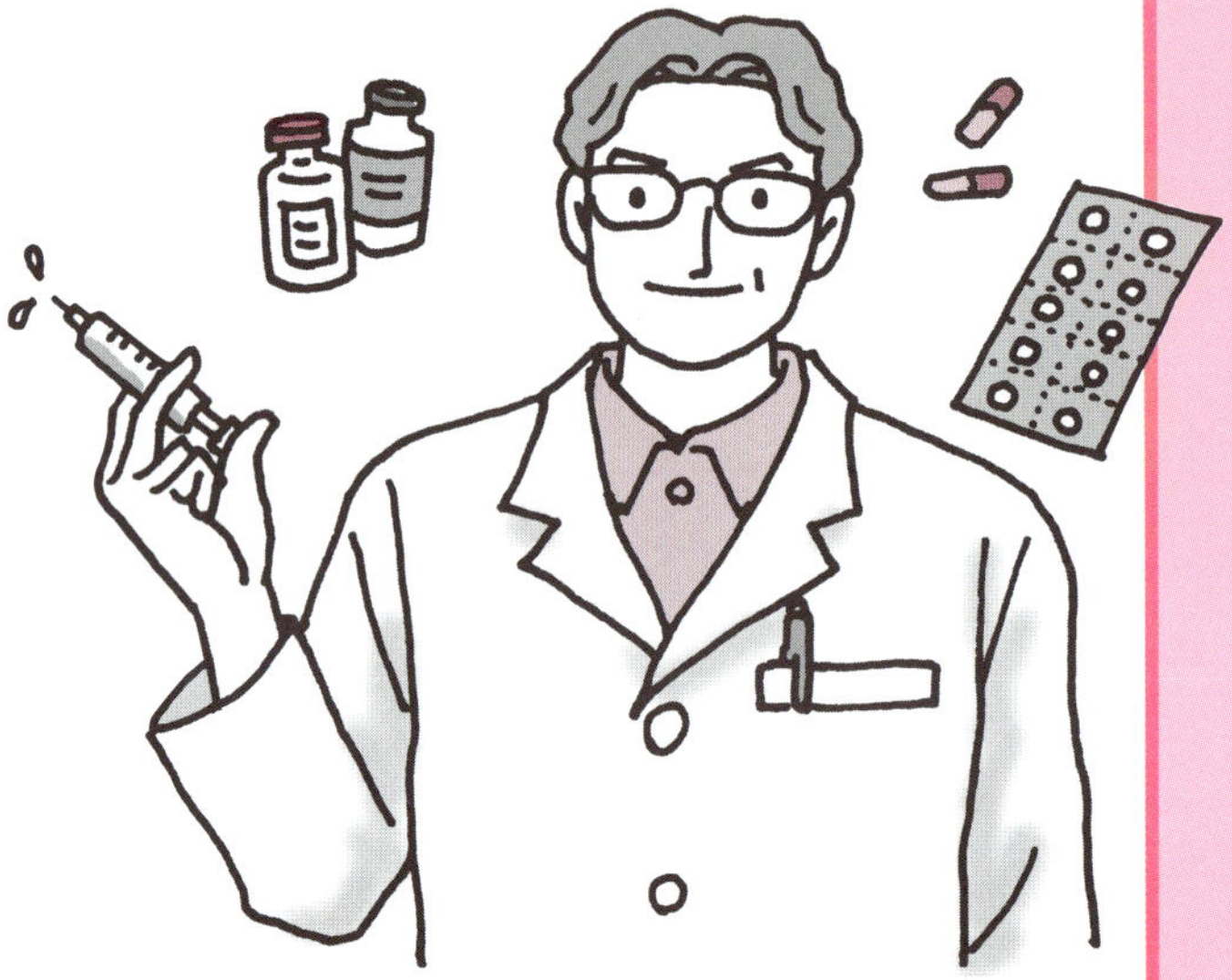

インターフェロン療法

抗ウイルス薬との併用で、ウイルス排除率がアップ

インターフェロンとは、ウイルスの増殖を抑制したり、ウイルスを排除するたんぱく質の一種です。体内でもつくられますが、肝炎などになると不足するため、注射で補充する治療をおこないます。肝がんの予防効果も期待でき、B型・C型ウイルス性肝炎の治療には欠かせない存在です。

現在は、効果の持続時間が長い改良型の薬「ペグインターフェロン」が多く用いられています。C型肝炎の治療では、抗ウイルス薬と併用することで、ウイルスの排除率が格段に高まります。

インターフェロンと抗ウイルス薬の併用療法

B型肝炎

インターフェロン単独で用いることが多いが、抗ウイルス薬「エンテカビル」と連続して使う方法もある（Sequential療法）

C型肝炎

抗ウイルス薬の「リバビリン」に加え、「テラプレビル」または「シメプレビル」を併用する、3剤併用療法がもっとも効果的

C型肝炎におけるインターフェロン治療の進歩

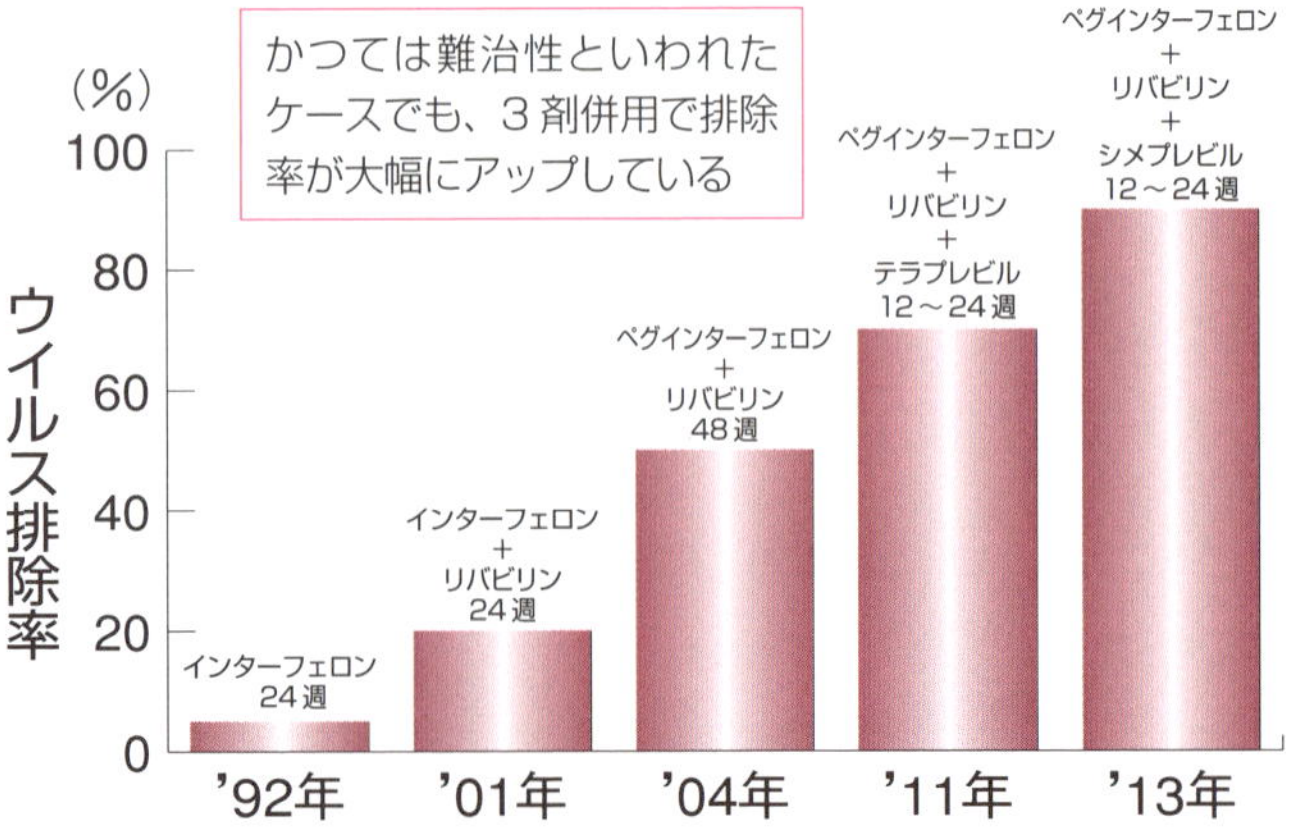

抗ウイルス薬の種類と適応例

エンテカビル	B 型肝炎ウイルスを抑える核酸アナログ製剤の中で、もっともよく使われる。効果が高く、耐性ができにくい
ラミブジン	B 型肝炎に使われる、核酸アナログ製剤の一種。耐性ウイルスが出現しやすいというデメリットがある
アデホビル	B 型肝炎に使う核酸アナログ製剤の一種。効果は高くなく、耐性ウイルス出現時にほかの薬と併用して使う
リバビリン	C 型肝炎に使われる核酸アナログ製剤。インターフェロンとの併用で、ウイルスの増殖・活性を抑える
テラプレビル	C 型肝炎ウイルスだけに効く、DAA 製剤。単独では耐性ができやすく、インターフェロンやリバビリンと併用
シメプレビル	DAA 製剤の一種で、ウイルスを排除する効果が高い。インターフェロンやリバビリンと併用する
ダクラタスビル アスナプレビル	ダクラタスビルは、C 型肝炎のみに効く新しいタイプの薬で、DAA 製剤のアスナプレビルとの併用が原則

抗ウイルス薬療法

B型肝炎ではHBe抗原陰性、C型肝炎ではウイルス排除をめざす

経口の抗ウイルス薬により、ウイルスの増殖を抑える治療法です。B 型肝炎の場合は、ウイルスを完全に排除することはできないため、HBe 抗原の陰性化とその維持をめざします。C 型肝炎の場合は、ウイルスの排除を目的とします。

B 型肝炎では、核酸アナログ製剤といって、B 型肝炎ウイルスの量を減らし、肝炎を鎮静化する薬を用います。インターフェロンの効果がでにくい 35 歳以上の人がおもな対象で、「エンテカビル」「ラミブジン」「アデホビル」という薬があります。

C 型肝炎では、インターフェロンとの併用で効果を発揮する「リバビリン」、C 型肝炎ウイルスに特異的に効果を発揮する「テラプレビル」「シメプレビル」などが用いられます。

インターフェロン、抗ウイルス薬による通常治療で効果がみられない場合

肝庇護剤による治療

- ウルソデオキシコール酸
- 強力ネオミノファーゲンシー

肝《かん》庇《ひ》護《ご》剤《ざい》とは、肝炎を抑え、肝機能をよくする薬で、AST 値を改善します。対象となるのはおもに C 型肝炎の人です。ウルソデオキシコール酸は内服薬、強力ネオミノファーゲンシーは注射薬です。

ステロイド・リバウンド療法

ステロイド薬を一定期間使用後、急に使用を中止することで、免疫機能を高めて肝炎ウイルスを攻撃する治療法です。ただし肝機能が悪化することもあり、あまり積極的にはおこなわれていません。

インターフェロンの少量・長期使用

通常の半量ほどのインターフェロンを長期間使用する方法です。通常の薬物療法では効果が認められない場合におこなわれることがあります。ウイルスを完全に排除することはできませんが、肝がんへの移行を防げる可能性があります。

瀉血《しゃけつ》療法

C 型肝炎では、肝臓内の鉄分が過剰になり、細胞膜に障害をおこすことがあります。このような場合には、肝炎を悪化させないため、定期的な採血で鉄を減らすことがあります。

Ⅱ．内科的局所療法

手術のように、体にメスを入れておなかを開く必要がないので、身体的負担が少ない治療法です。肝がんの場合には、転移がなく、肝機能が良好な場合、大きさ 3㎝、3 個以内のがんの場合に、おもにおこなわれます。

肝動脈化学塞栓《そくせん》療法（TACE）／肝動脈塞栓療法（TAE）

肝動脈をふさいで、がんを小さくする

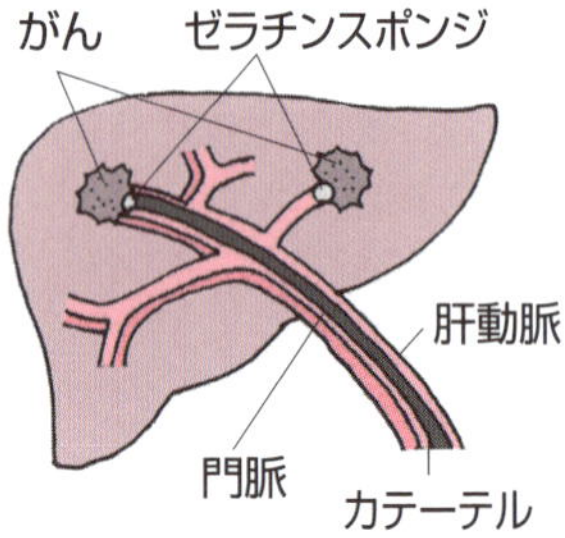

肝動脈をふさぎ、がん細胞が栄養や酸素をとり込めないようにして、壊死させる方法。抗がん剤と造影剤の混合液と、肝動脈をふさぐ物質を順に入れる方法を「肝動脈化学塞栓療法」、抗がん剤などは使わずに肝動脈をふさぐ方法を「肝動脈塞栓療法」といいます。

マイクロ波凝固療法（PMCT）／ラジオ波焼灼《しょうしゃく》療法（RFA）

がん細胞を熱で壊死させる

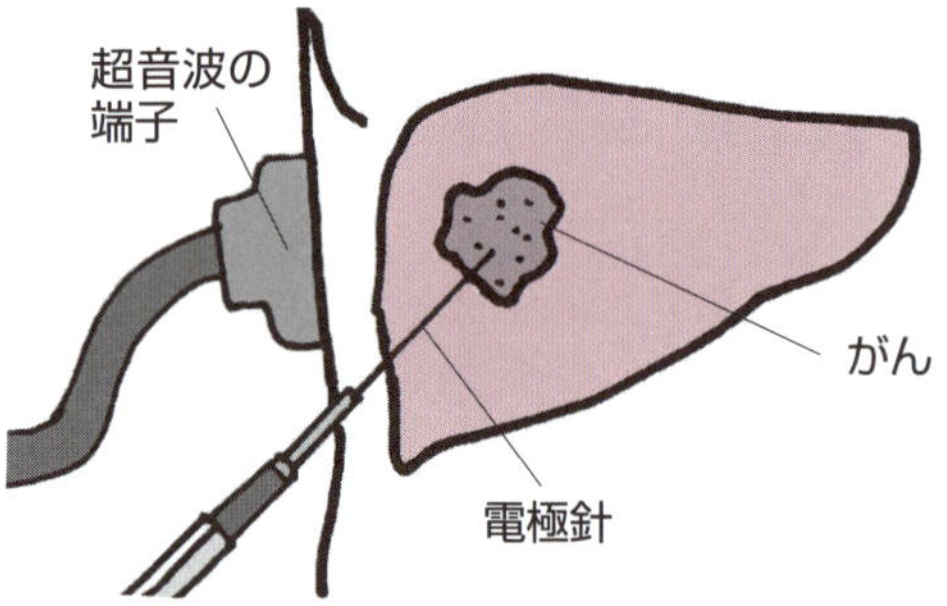

超音波画像でがんの位置を確認後、電極針を刺し、マイクロ波またはラジオ波でがん細胞を壊死《えし》させる方法。腹腔鏡で位置をみながらおこなうこともあります。

肝動注化学療法（TAI）

カテーテルを通して、抗がん剤を注入

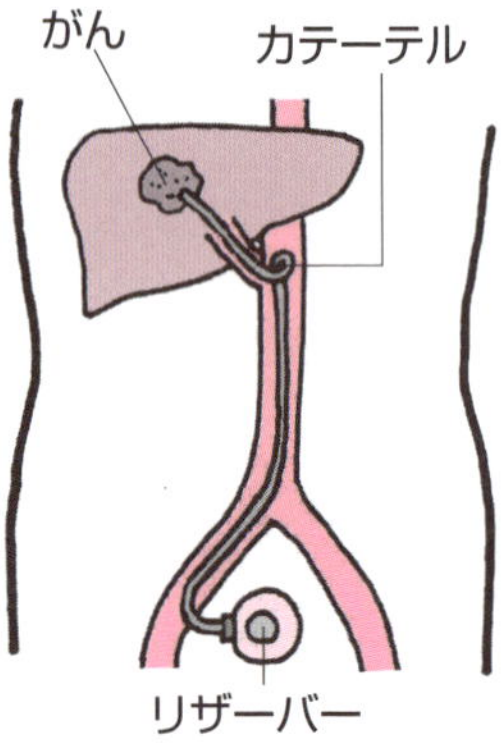

腹部の皮膚下にリザーバーと呼ばれる袋を入れて抗がん剤を注入し、肝臓に直接抗がん剤を送り込む治療法。通常よりも少量の抗がん剤ですみます。

エタノール注入療法（PEI）

エタノールを注入し、がんを壊死させる

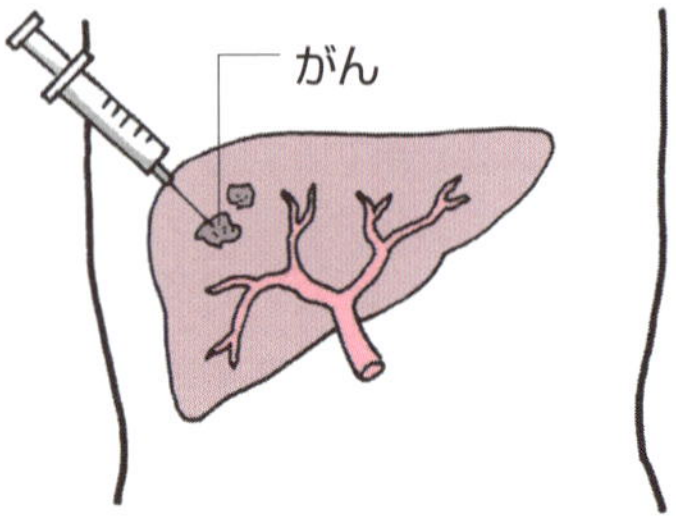

超音波画像でがんの位置を確認後、体外から長い針を刺し、エタノールを注入する方法。たんぱく質の凝固作用で、がんを壊死させる効果があります。

内視鏡的硬化療法

硬化剤で静脈瘤を固め、破裂を防ぐ

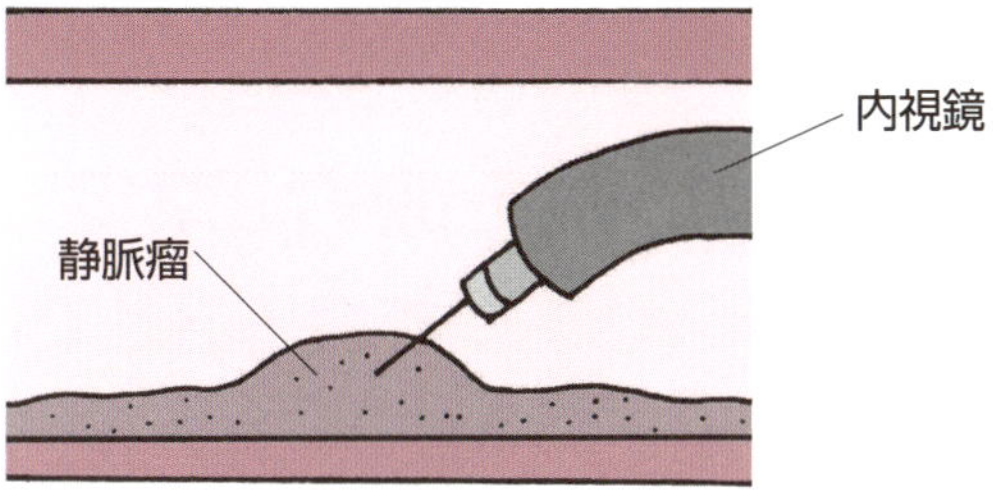

肝硬変の合併症である食道・胃静脈瘤の治療法のひとつで、破裂の防止などを目的におこないます。内視鏡の先についた針を静脈瘤に刺し、硬化剤を注入して、静脈瘤を固めます。

内視鏡的結紮《けっさつ》療法

静脈瘤への血流を止め、壊死させる

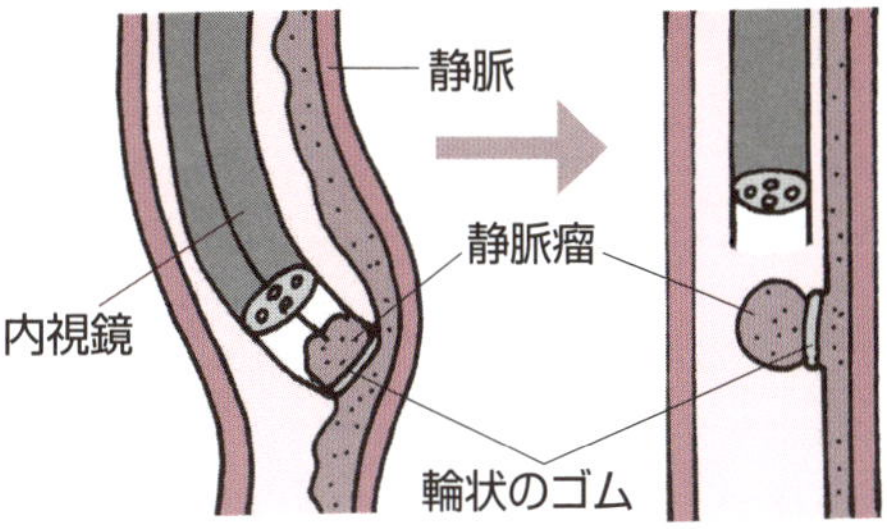

肝硬変の合併症である食道・胃静脈《じょうみゃく》瘤《りゅう》の治療法。口から食道に内視鏡を入れて静脈瘤を吸引し、こぶの根元にバンドを巻いて血流を止め、こぶを壊死させます。

Ⅲ．外科的治療

身体的負担は大きいものの、病変部をとり除くことができるというメリットがあります。

肝がんの場合には、「肝切除」と「生体肝移植」の２つの方法があります。

肝切除

がんのある場所とその周辺を切り取る

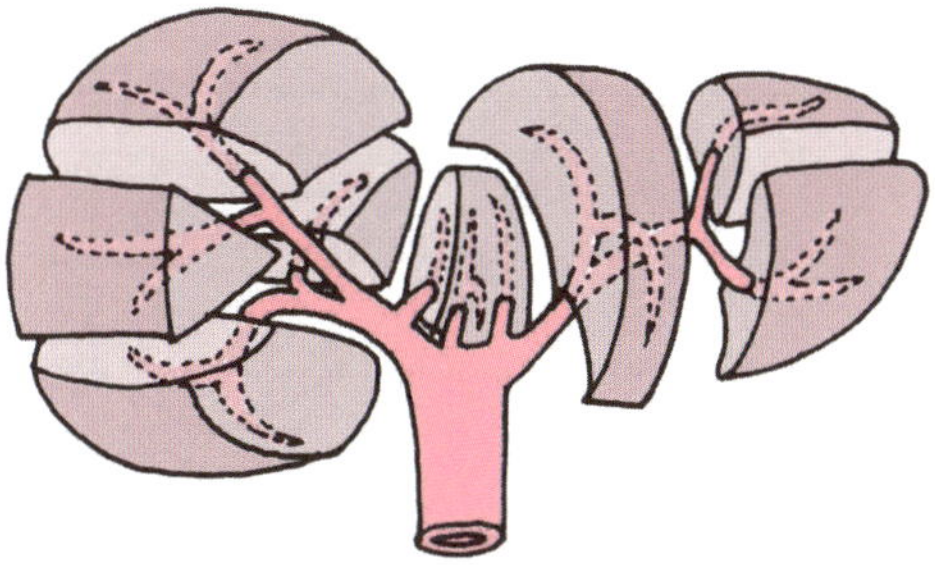

肝臓は、門脈に沿って８つの区域に分けられていますが、肝切除ではがんがある区域全体を切除します。区域がまたがっている場合には、両区域を切除。区域全体を除去することで、再発を防ぎます。

生体肝移植

他の治療が困難な場合は、移植を検討

健康な人の肝臓の一部を移植する治療法です。非代償性肝硬変をともなう肝がんで、他の方法では治療できない場合にのみ検討されます。

移植後は拒絶反応を防ぐために、免疫抑制剤を使用します。肝臓提供者（ドナー）が手術後に合併症をおこす可能性もあり、慎重に検討してからおこなう必要があります。

Q 肝臓病の治療中に、ほかの薬を飲んでも平気？

A 医師に相談してから飲むこと、むやみに飲まないことが前提です

ほかの薬との併用で効き目が変わることもある

慢性の肝臓病などのときには、長期にわたって薬を飲まなくてはいけない場合があります。その場合、肝臓病の薬を飲んでいるからといって、ほかの薬を飲めないということはありません。

しかし、市販されている薬や、ほかの病院でもらった薬などを自己判断で飲むと、飲み合わせによって思わぬトラブルがおこることもあります。

たとえば、肝臓病の薬の効果が下がったり、逆に薬が効きすぎてしまい、副作用がつよまるなどの問題です。

そのため、かかりつけ医でもらった薬以外は、医師か薬剤師に相談してから飲むようにしてください。

むやみに薬を飲むと肝臓をいためることも

肝臓は、体内に入ってくる有害物質を無毒化するはたらきをしているため、たとえ薬であっても、肝臓への負担は確実に増えます。

また、肝臓病の人の場合、健康な人なら問題のない程度の薬でも、薬が効きすぎて、副作用がつよまってしまう場合があります。これは、肝臓の機能の低下により、薬を分解する能力が弱まっているためにおこります。

そのため、肝臓の状態がよくないときは、どうしても必要な薬以外は飲まないほうがよいといえます。

市販の健康ドリンクなども同様で、肝臓に負担をかけることになりますから、必要以上に飲むことは避けたほうがよいでしょう。

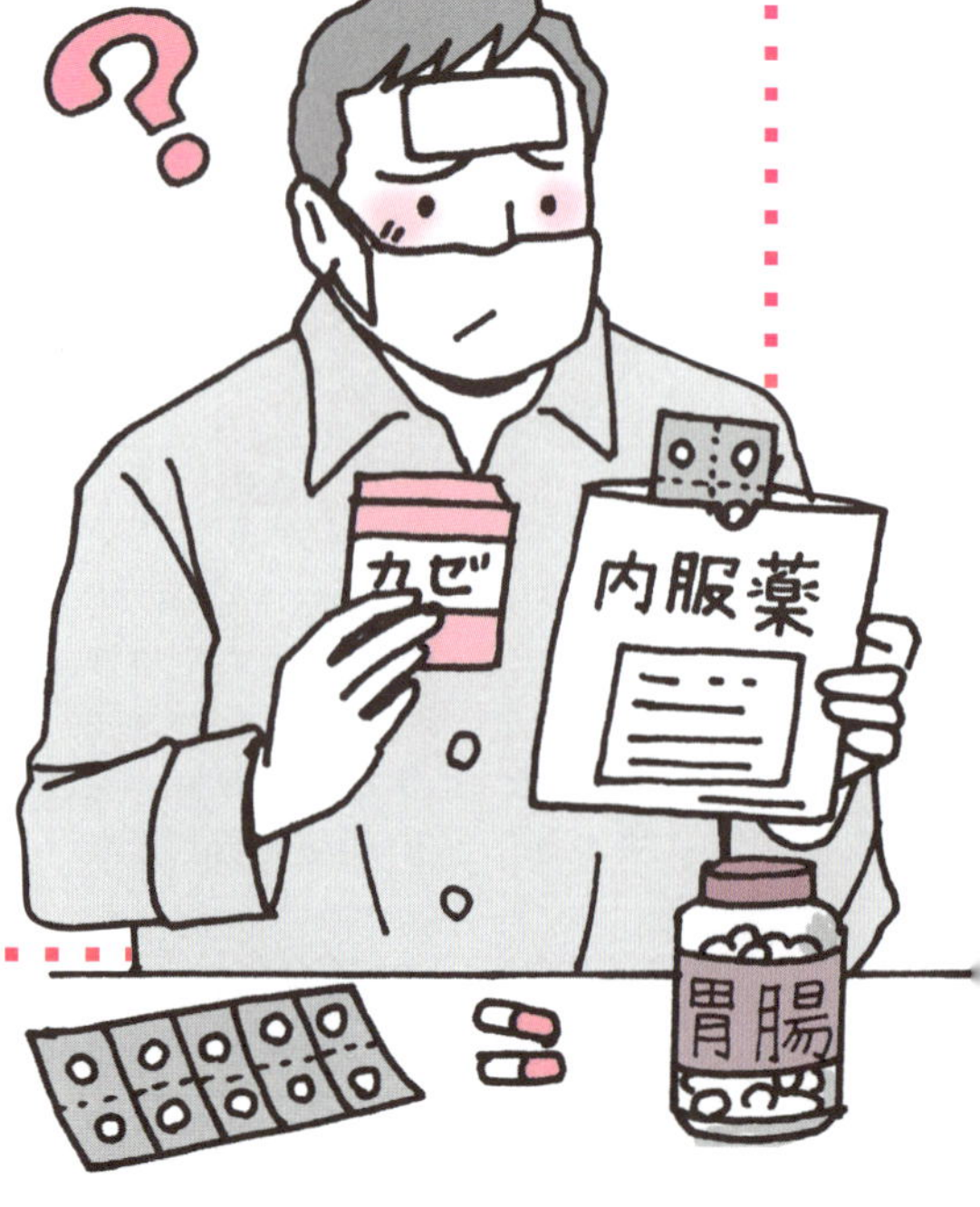

第3章

胆のう・すい臓の病気を知る

日ごろ意識することのない場所だけに、どんな病気があって、どんな症状がでるのか、またどうすれば治るのかなど、わからないことの多い胆のうとすい臓。

本章では、胆のうとすい臓の病気について、わかりやすく解説します。

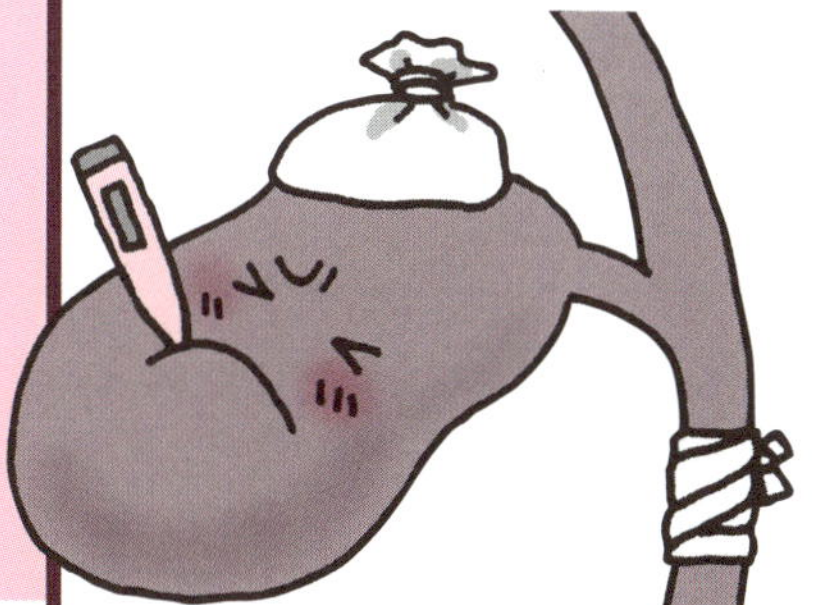
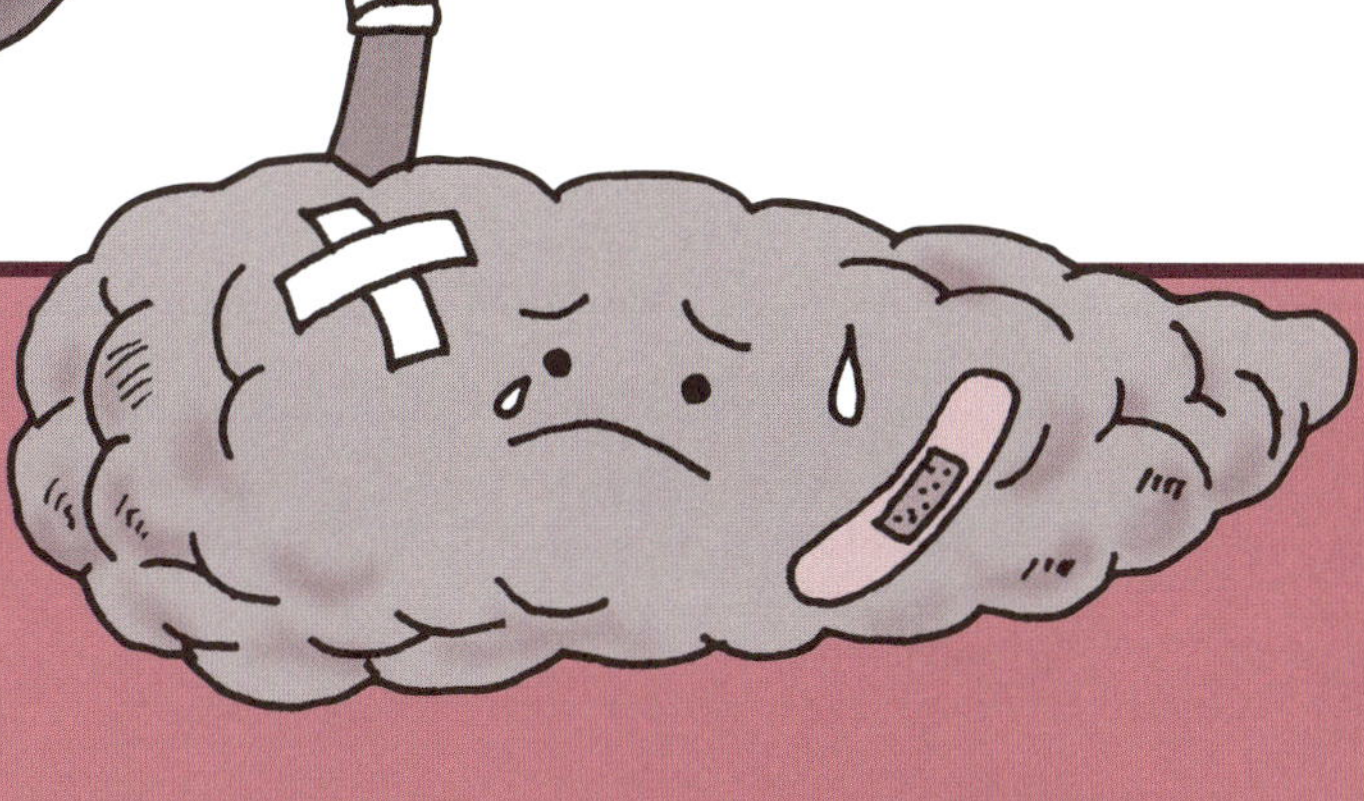

胆のう・すい臓の病気になりやすいのはこんな人！

以下の12の項目で、あなたにあてはまるものをチェックしてください。
チェックが終わったら、P72、P73の解説を確認してみましょう。

1 お酒が大好き。ほとんど毎日飲んでいる □

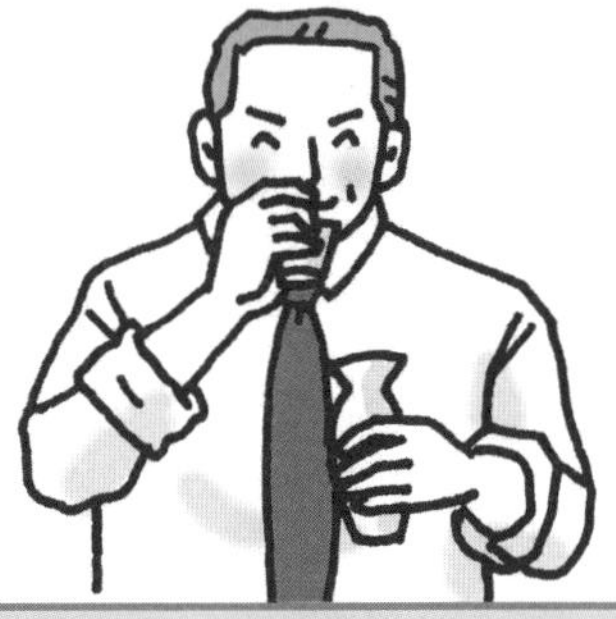

2 お酒を飲むときは、食事はほとんどとらない □

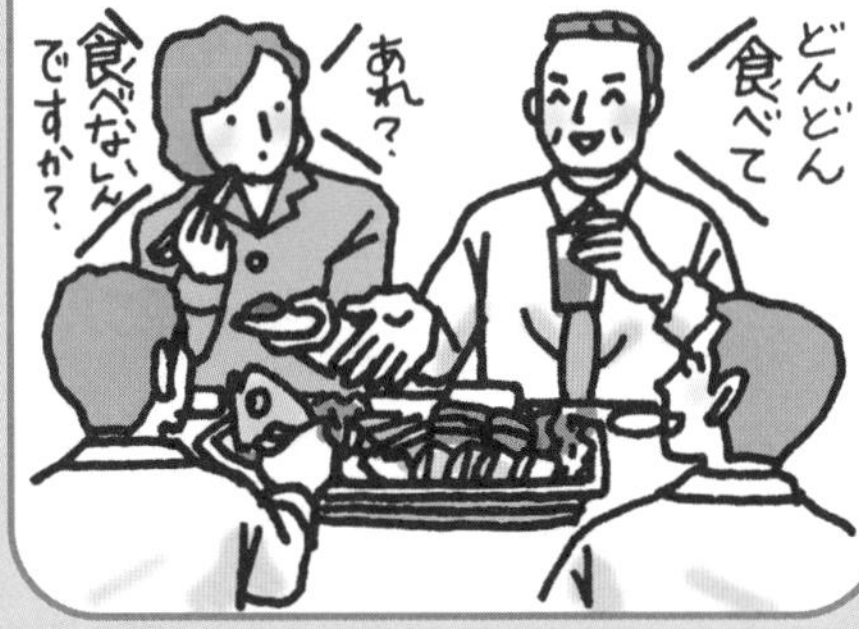

3 揚げものやラーメンなど、脂っぽいものが好き □

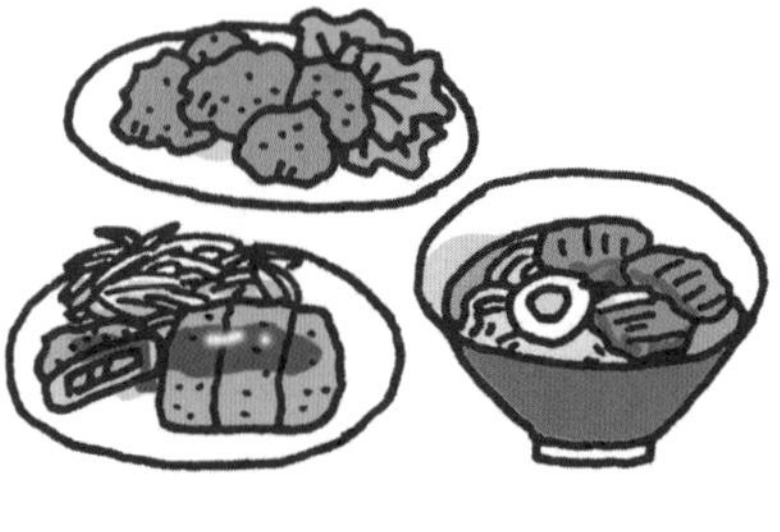

4 魚より肉が好き □

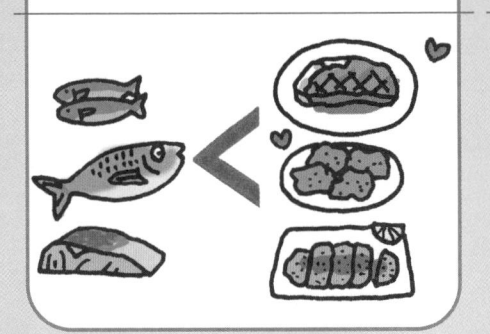

5 外食が多く、野菜が不足しがちだ □

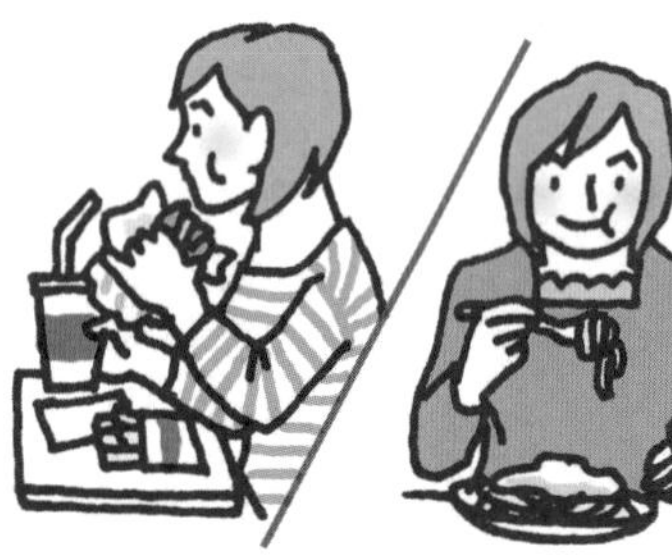

6 間食が好きで、どうしてもやめられない □

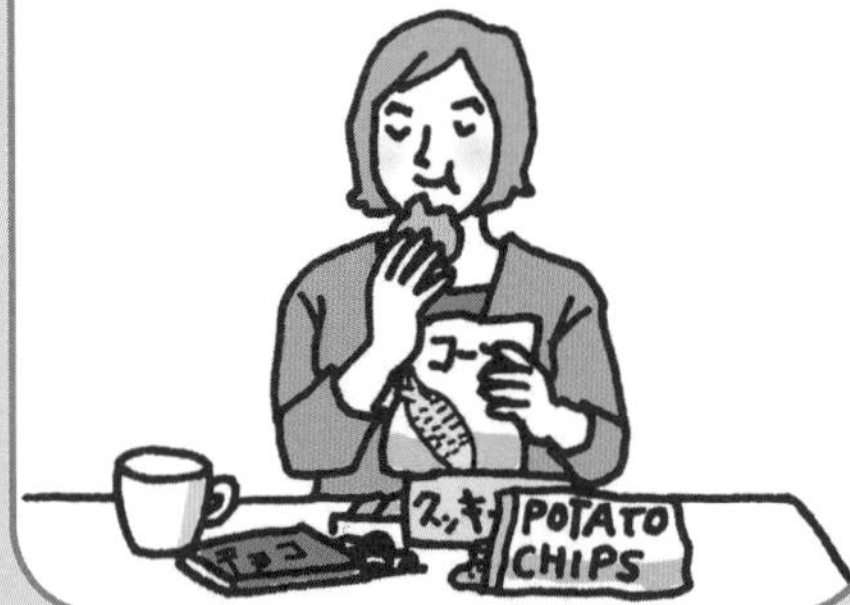

7 体を動かすのは面倒。運動はほとんどしない □

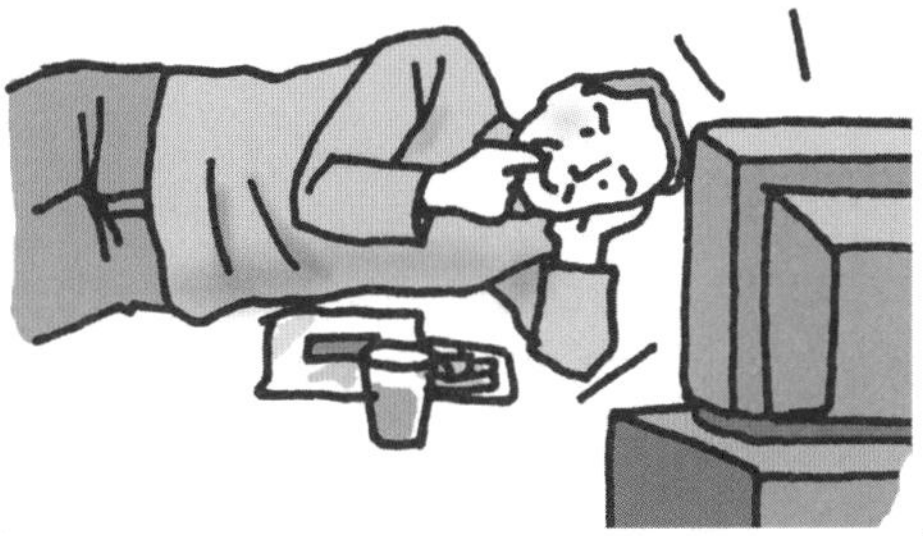

8 生活が不規則で、睡眠不足のことが多い □

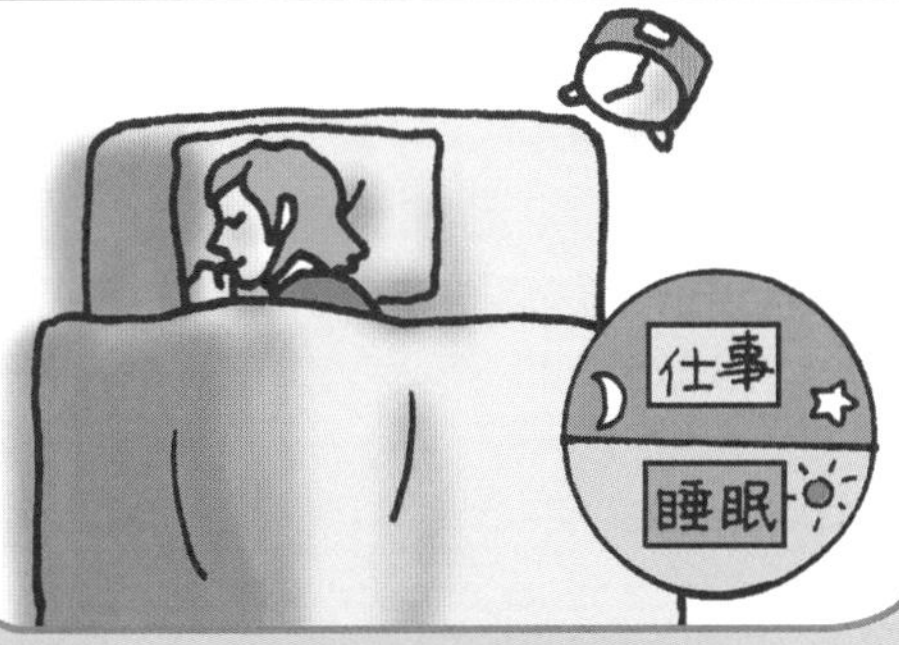

9 仕事やその他の悩みでストレスがたまっている □

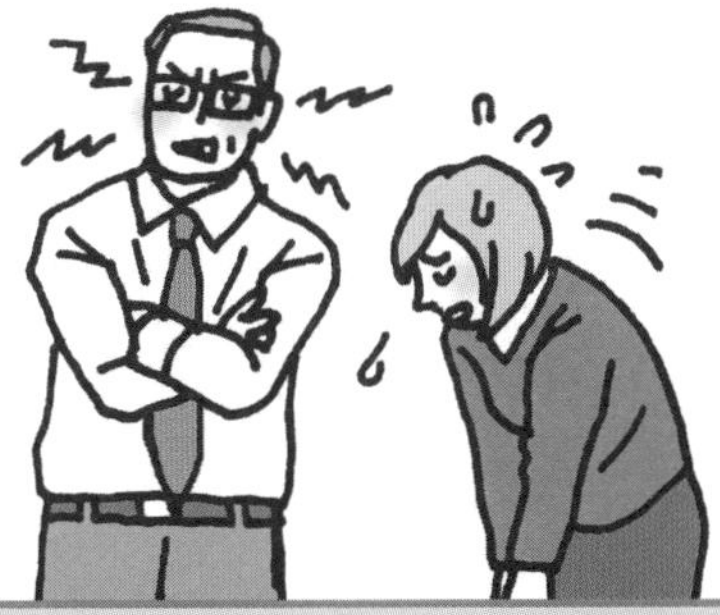

10 コレステロール値が高いといわれたことがある □

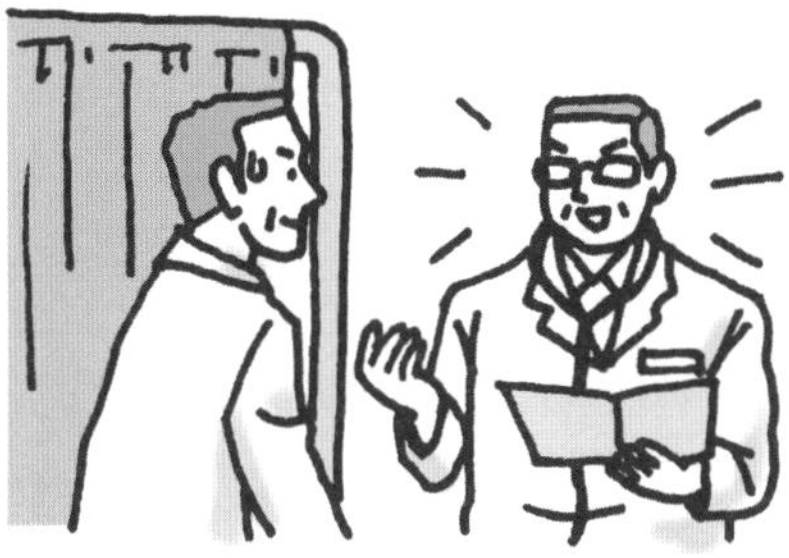

11 糖尿病である □

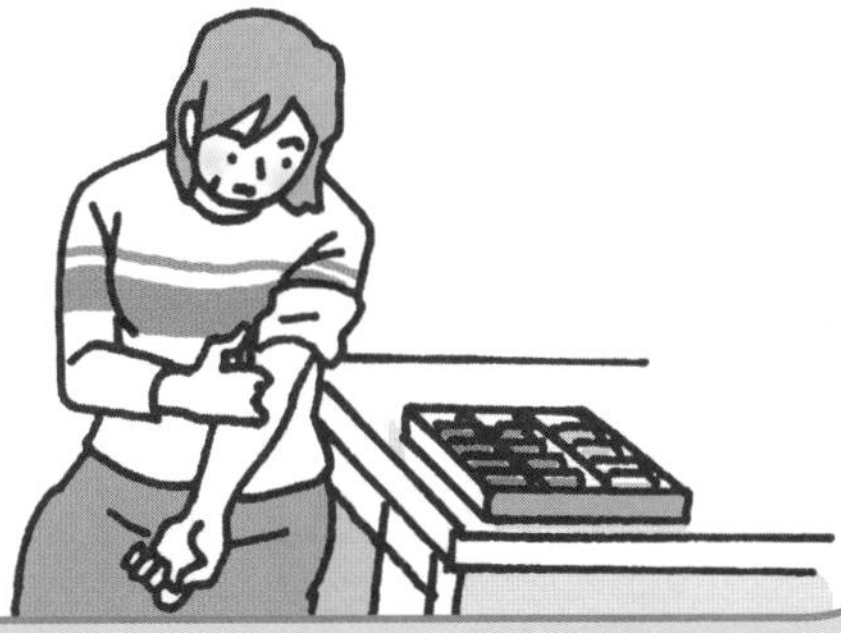

12 家族に胆のう・すい臓の病歴のある人がいる □

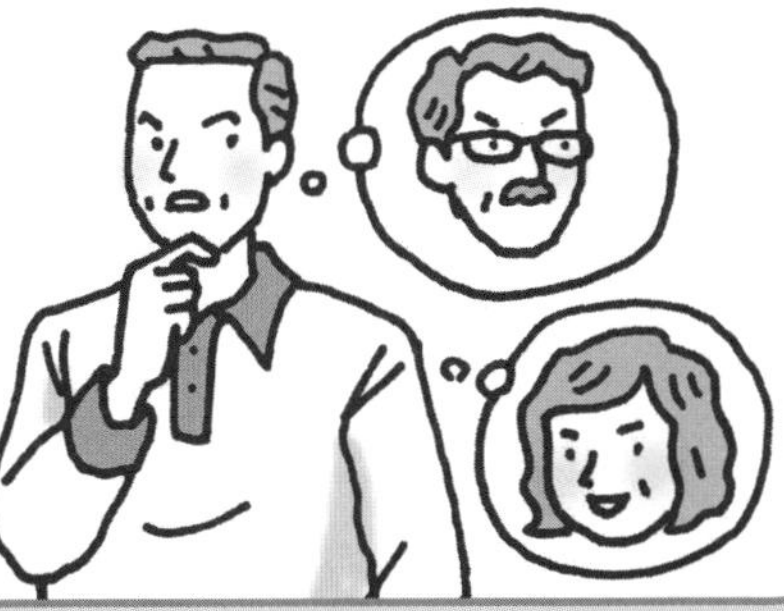

チェックが終わったら次のページの解説へ

解　説　**Q1～12のうち、4つ以上にチェックが入った人は、コレステロール胆石やすい炎など、胆のう・すい臓の病気になりやすい人です**

1　すい炎をおこす原因の第１位はアルコール。お酒はほどほどに、が基本です

急性すい炎、慢性すい炎の原因でもっとも多いのは、アルコールです。アルコールを摂取すると、すい液が過剰に分泌されて、すい臓自体を消化するようになってしまうのです。

お酒を飲むときは適量を守りましょう。

2　すきっ腹にアルコールは、胃はもちろん、すい臓をいためる原因になります

お酒が好きな人のなかには、食事前の空腹時から飲みはじめて、食事がでてもあまり食べない、という人がいます。これは、胃壁を荒らすだけでなく、すい臓にも大きな負担となります。すきっ腹にアルコールは禁物です。

3　脂質のとりすぎは、胆石やすい炎のひき金に。脂っぽいものは控えめにしましょう

食の欧米化が進み、脂質をとりすぎている人が増えていますが、それにともない、胆石の人も年々増えています。胆石ができるとすい炎もおこりやすくなるので、脂っぽい食べものをとりすぎないように気をつけましょう。

4　肉に偏った食生活は、脂質をとりすぎる原因に。魚や野菜も、バランスよく食べましょう

脂質のとりすぎは、胆石などをまねきます。

一般的に、魚より肉のほうが脂質を多く含んでいるので、肉ばかりに偏らないように気をつけましょう。野菜や海藻類などもバランスよく食べることが大切です。

5　外食ばかりでは、栄養のバランスが乱れがち。1日2回は、家で食事をとるようにしましょう

外食のメニューは野菜類が不足しがちで、脂質や塩分も高めなので、どうしても栄養が偏ってしまいます。通勤している人の場合、昼食は外食になりがちですが、せめて朝と夜は家で手料理を食べるようにしましょう。

6　甘いものやスナック菓子にも、脂質が多く含まれています。食べすぎには要注意

脂質を多く含む食べものは、揚げものや肉料理だけではありません。スナック菓子、おせんべい、ケーキなどの甘いものにも多く含まれています。間食をする場合は量を決めて、食べすぎないように注意しましょう。

7 運動不足による肥満は、胆のう・すい臓の病気のもと。適度に体を動かしましょう

運動不足は、肥満をまねきます。肥満は、胆石をはじめ、胆のうすい臓病の引き金になります。ウォーキングやジョギングなど、気軽にできる運動でよいので、積極的に体を動かす習慣をつけてください。

8 生活リズムの乱れによる睡眠不足も、すい炎などをひきおこす原因のひとつです

不規則な生活によって睡眠不足がつづくと、疲れがたまりますが、睡眠不足や過労が引き金となって、急性すい炎の発作をおこすことがあります。できるだけ規則正しい生活を心がけ、慢性的な睡眠不足を防ぎましょう。

9 ストレスは、胆のうやすい臓の病気の誘因です。日ごろから、ストレス解消のくふうを

ストレスによって自律神経が乱れると、胆のうやすい臓のはたらきにも悪影響がおよびます。また、ストレスが発作を誘発することもあるので、趣味の時間で息抜きをするなど、ストレスをためないようにしましょう。

10 コレステロール値が高い人は、胆石やすい炎のリスク大！まず食生活を見直しましょう

高コレステロール血症は、胆石やすい炎をひきおこします。検査で指摘されたことのある人は、脂質の多い食べものをとりすぎている傾向があるので、食生活を見直し、運動も積極的におこなうようにしましょう。

11 糖尿病とすい炎には、密接なかかわりがあります。すでに糖尿病の人は要注意

すい臓のはたらきの 1 つは、血糖のコントロールです。ですから、糖尿病とも深いかかわりがあり、慢性すい炎と併発することもあります。糖尿病の人は、血糖コントロールをしっかりおこなうようにしましょう。

12 遺伝性の病気はまれですが、同じ生活習慣で育った人は同じ病気にかかる可能性も

胆のう・すい臓の病気では、まれに遺伝的なものもあります。しかし、多くは生活習慣によるものです。そのため、寝食をともにしてきた家族、とくに兄弟姉妹は、同じ病気にかかる確率が高いので、注意が必要です。

胆のうの病気の症状

食後におこる痛みの発作に注意

食後1～2時間後におこる右上腹部の痛みが特徴

胆のうの病気でもっとも多い胆石では、みぞおちあたりや右上腹部に鋭い痛み（疝痛《せんつう》発作）がおこります。食後1～2時間後にでることが多いのですが、それは食後に胆のうが収縮したときに胆石が移動して、胆のうの出口や胆管につまるためです。

通常は30分～数時間程度つづき、やがて消えていきますが、胆石によって胆汁の流れが悪化した状態がつづくと、細菌感染をおこし、急性胆のう炎や胆管炎をひきおこすことがあります。その場合は疝痛発作に加え、高熱や黄疸《おうだん》の症状がでることもあります。

この状態をほうっておくと命にかかわることもあるので、すぐに医療機関を受診してください。

胆石、急性胆のう炎、胆管炎のおもな症状

患部以外の部位や背中に痛みが広がる

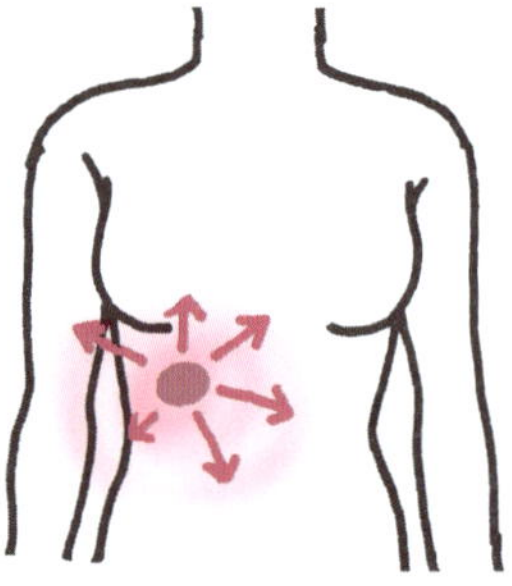

放散痛といって、右肩や右の背中など、病巣から離れた部位が痛むことも

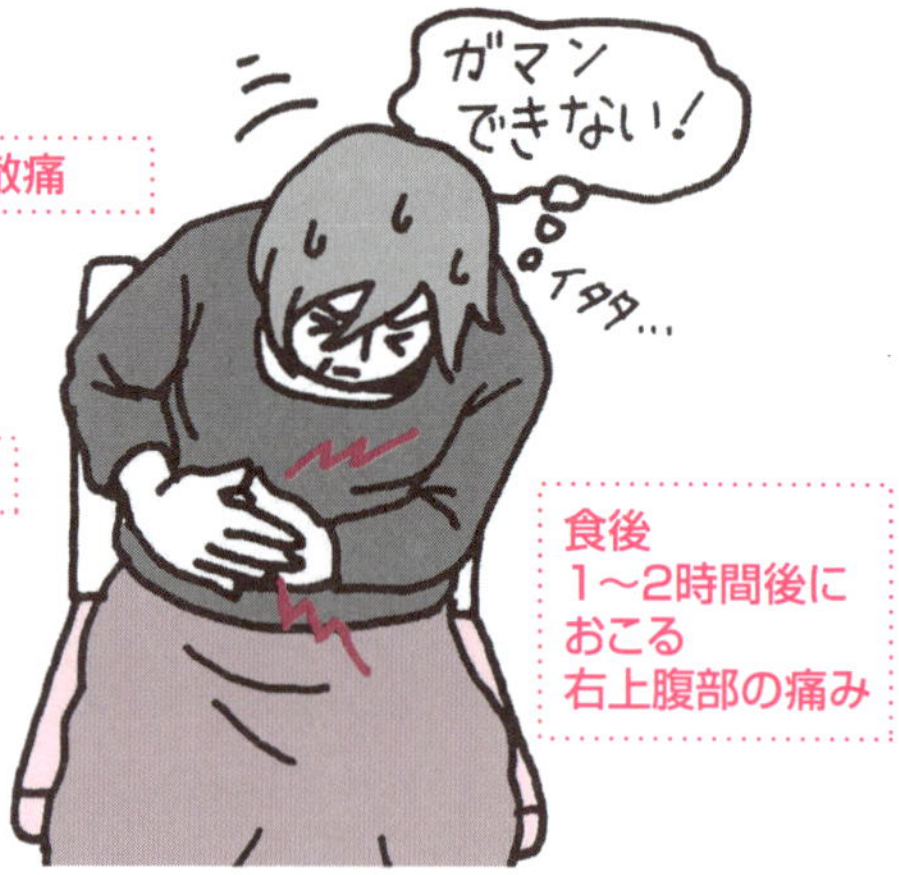

症状が進むと…

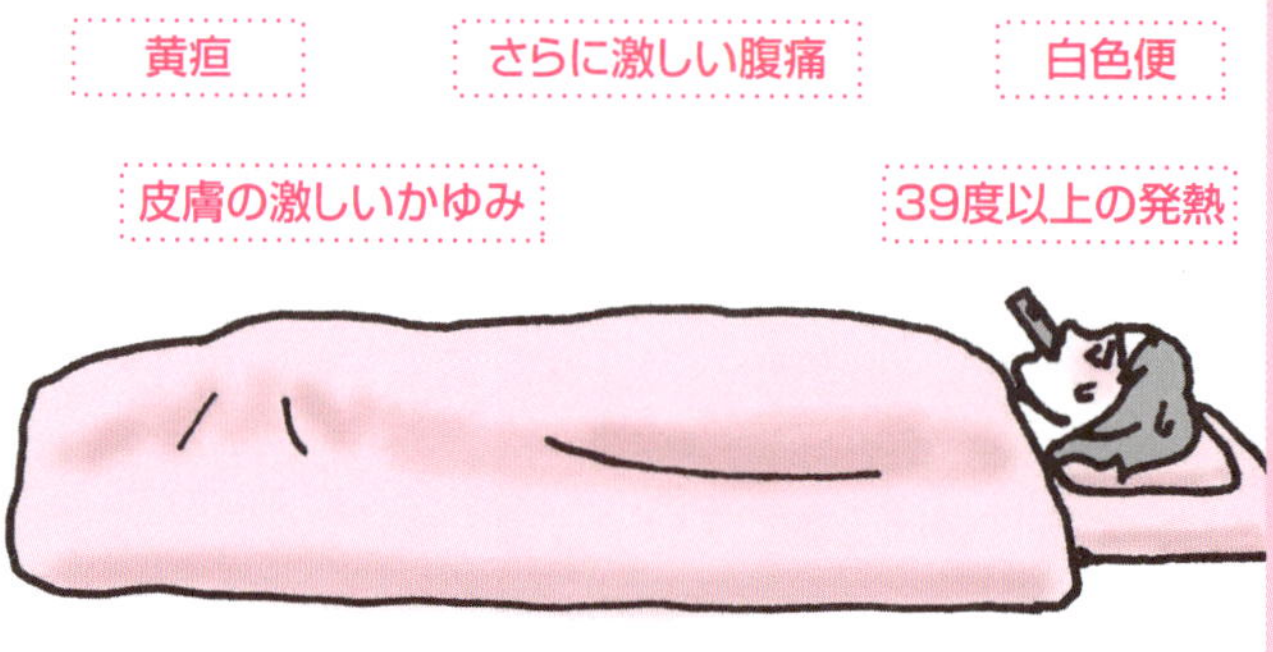

胆石による発作では、食後1～2時間後に、みぞおちや右上腹部に激しい痛みがおこるのが特徴です。進行すると痛みが増し、39度以上の高熱や黄疸、皮膚のかゆみなどの症状がでることもあります。

病気によっては、進行しても症状がでないものも

胆のうの病気では、すべてにつよい痛みがおきるわけではありません。胆石の約3割は痛みが現れないタイプのもので、「サイレント・ストーン」と呼ばれています。

胆石による疝痛ほどのつよい痛みではなく、食後に右上腹部がシクシク痛む程度の場合は、慢性胆のう炎かもしれません。ただし、ほとんど症状がでないこともあります。

胆のうポリープの場合は、良性であっても悪性であっても、自覚症状はほとんどありません。しかし、無症状でもがんとの鑑別は必要ですから、きちんと検査を受けるようにしましょう。また、胆道がんでも初期のうちは症状がありません。黄疸の症状がでることもありますが、それはがんがかなり進行してからです。

つまり、これらの病気を早期に発見するには、定期的な検査が欠かせないということなのです。

慢性胆のう炎のおもな症状

症状がでにくいのは、こんな病気

・サイレント・ストーン
（痛みをともなわない胆石）
・胆のうポリープ
・胆道がん（初期）

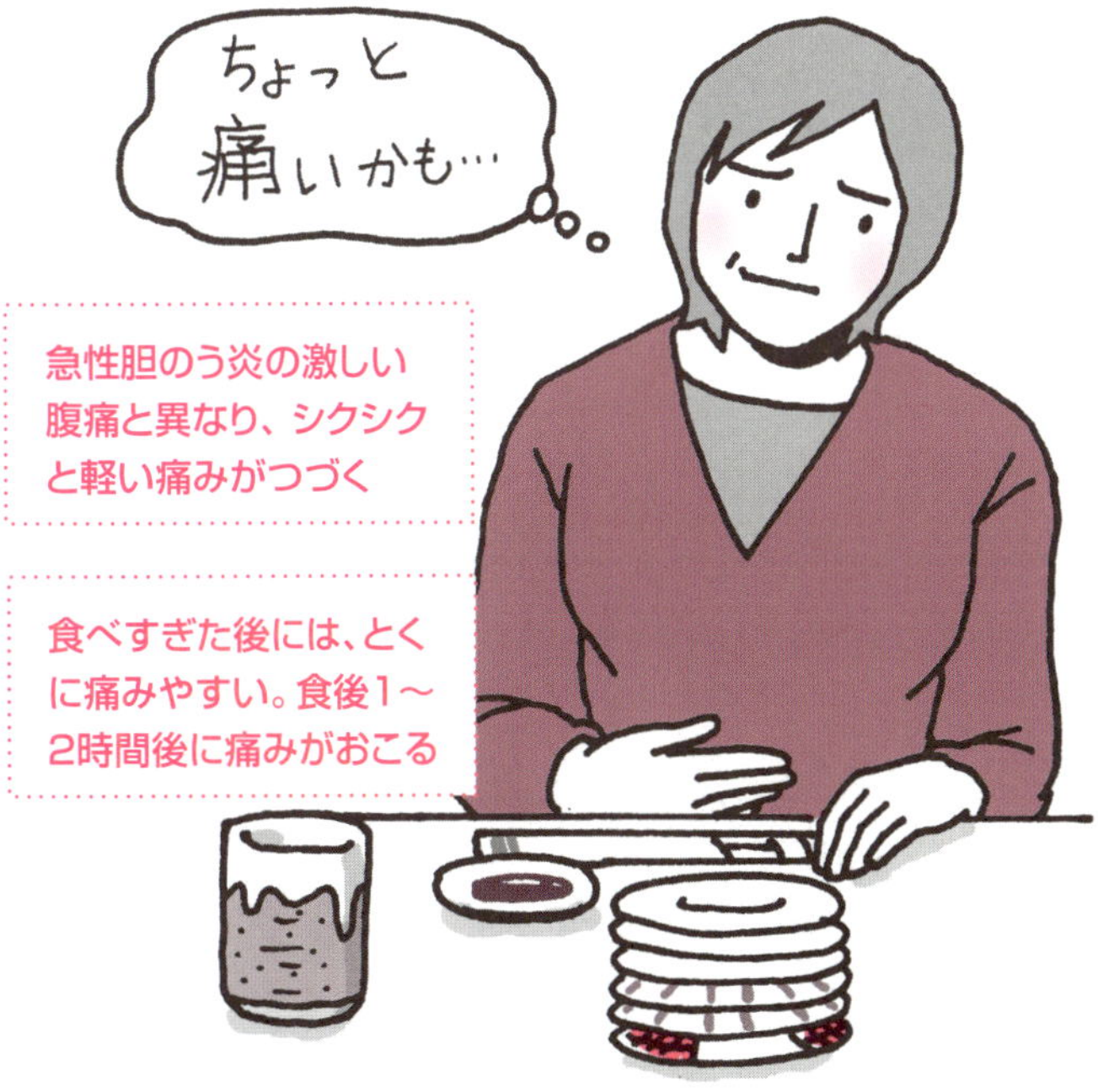
ちょっと痛いかも…
急性胆のう炎の激しい腹痛と異なり、シクシクと軽い痛みがつづく
食べすぎた後には、とくに痛みやすい。食後1～2時間後に痛みがおこる

慢性胆のう炎では、食後に右上腹部のあたりがシクシクと痛み、胃もたれのような不快感がおこります。痛みは、食後1～2時間後にでて、食べすぎた後につよまりますが、なんとなく調子が悪いといった程度のこともあり、見過ごされがちです。

Dr.アドバイス

症状のでない病気をみつけるには、定期的な検査が重要

ほとんど症状がない病気でも、胆道がんのように、早期に発見しないとたいへんなことになるものもあります。

そうした病気を発見するには、定期的に検査を受けるしかありません。中高年以上でリスクの高い人、少しでも気になる症状がある人は、年に1度は検査を受けるようにしましょう。

すい臓の病気の症状

おなかや背中の痛み、吐き気が特徴

食後だけでなく、飲酒後にも腹痛がおこりやすい

すい炎は、上腹部の痛みが特徴です。急性すい炎の場合は、胃のあたりやおへその上などに痛みがおこります。そのため、胃痛などとかんちがいされることも多いようです。

痛みの程度はさまざまですが、痛みがつよいときには、おなか全体に痛みが広がり、背中のほうまで痛むこともあります。こうした痛みは、食後におこりやすいのですが、アルコールの摂取後にもみられます。

急性すい炎が進行すると、医師が腹部を触ったときに硬さや抵抗感が感じられ、患者は痛みを感じます。

さらに重症化すると、腹部全体が急激に激しく痛み、まもなく発熱、呼吸困難、黄疸《おうだん》、意識消失などの全身症状が現れます。

慢性すい炎のおもな症状

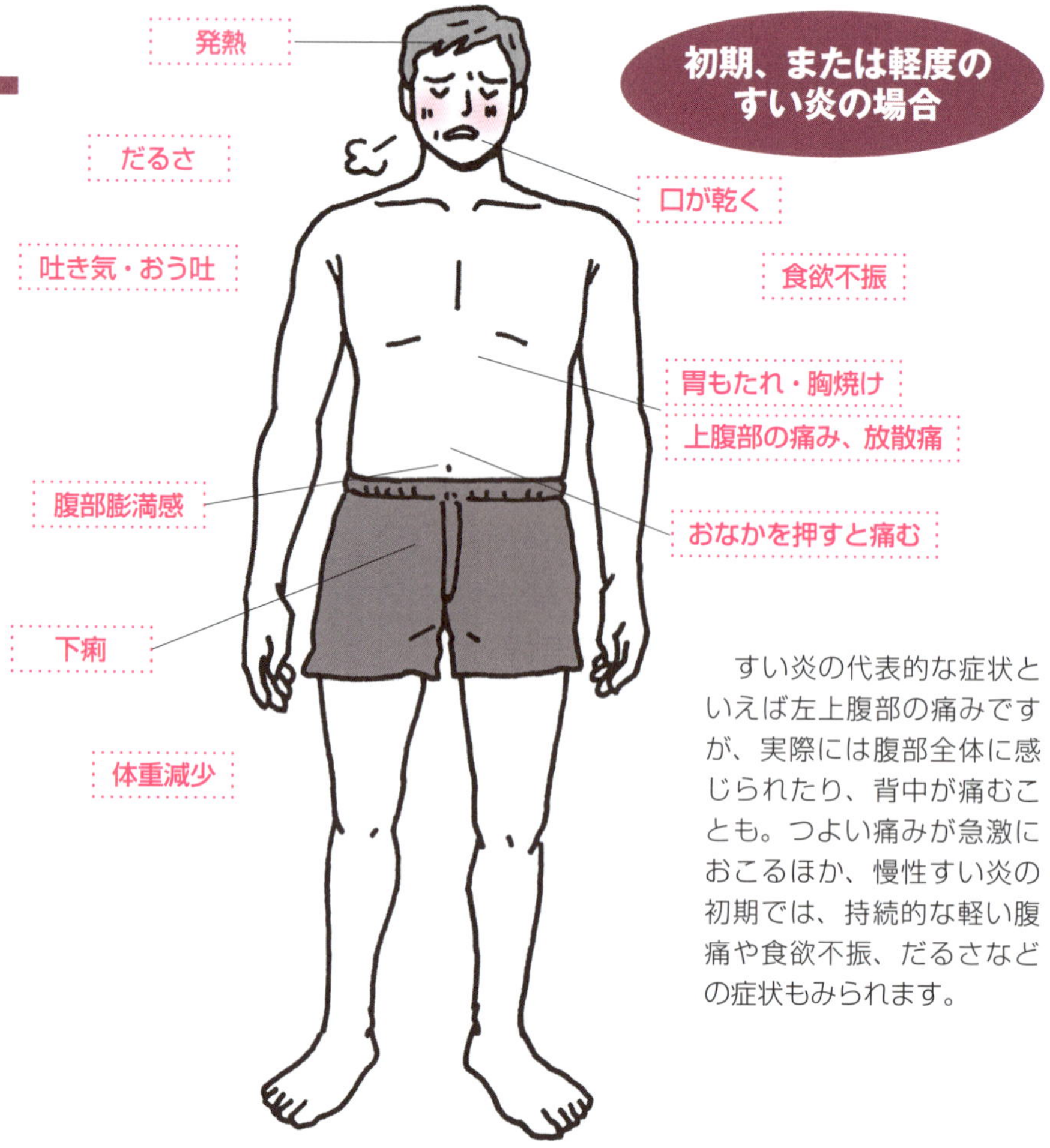

すい炎の代表的な症状といえば左上腹部の痛みですが、実際には腹部全体に感じられたり、背中が痛むことも。つよい痛みが急激におこるほか、慢性すい炎の初期では、持続的な軽い腹痛や食欲不振、だるさなどの症状もみられます。

食欲不振やだるさなどの症状にも注意

一方、はっきりとした症状がみられないのが、慢性すい炎です。

慢性すい炎でも急性すい炎がおきているときは、急性すい炎の症状がでます。しかし、炎症がおさまっているときには、持続的な軽い腹痛や、背中の痛みがある程度です。

なかには腹痛をともなわずに、食欲不振やだるさなどの不定愁訴、腹部膨満感、腹部重圧感、吐き気、おう吐などがおこることもあります。

しかし、症状が軽くても、すい臓の炎症はつづいています。すい臓の機能が低下してくると、口が渇くといった糖尿病の症状や黄疸がつよくでてきます。また下痢や、食欲不振などによる体重の減少もみられます。

このようにすい炎の症状はさまざまで、ほかの病気でもみられる類のものです。ですから、気になる症状があるときは、原因を調べるためにも早めに医療機関を受診しましょう。

Dr.アドバイス

すい炎とまちがえやすい腹部症状

急性胃炎、胃潰瘍、胆石、胆のう炎、腸閉塞などではつよい腹痛が、食道炎や慢性胃炎では慢性すい炎と同様に軽い腹痛がおこります。すい炎の場合は左上腹部が痛むという特徴がありますが、痛みが周辺に広がることも少なくないため、痛みだけでこれらの病気と判別することはむずかしいといえます。

急性すい炎、

進行後、または重度のすい炎の場合

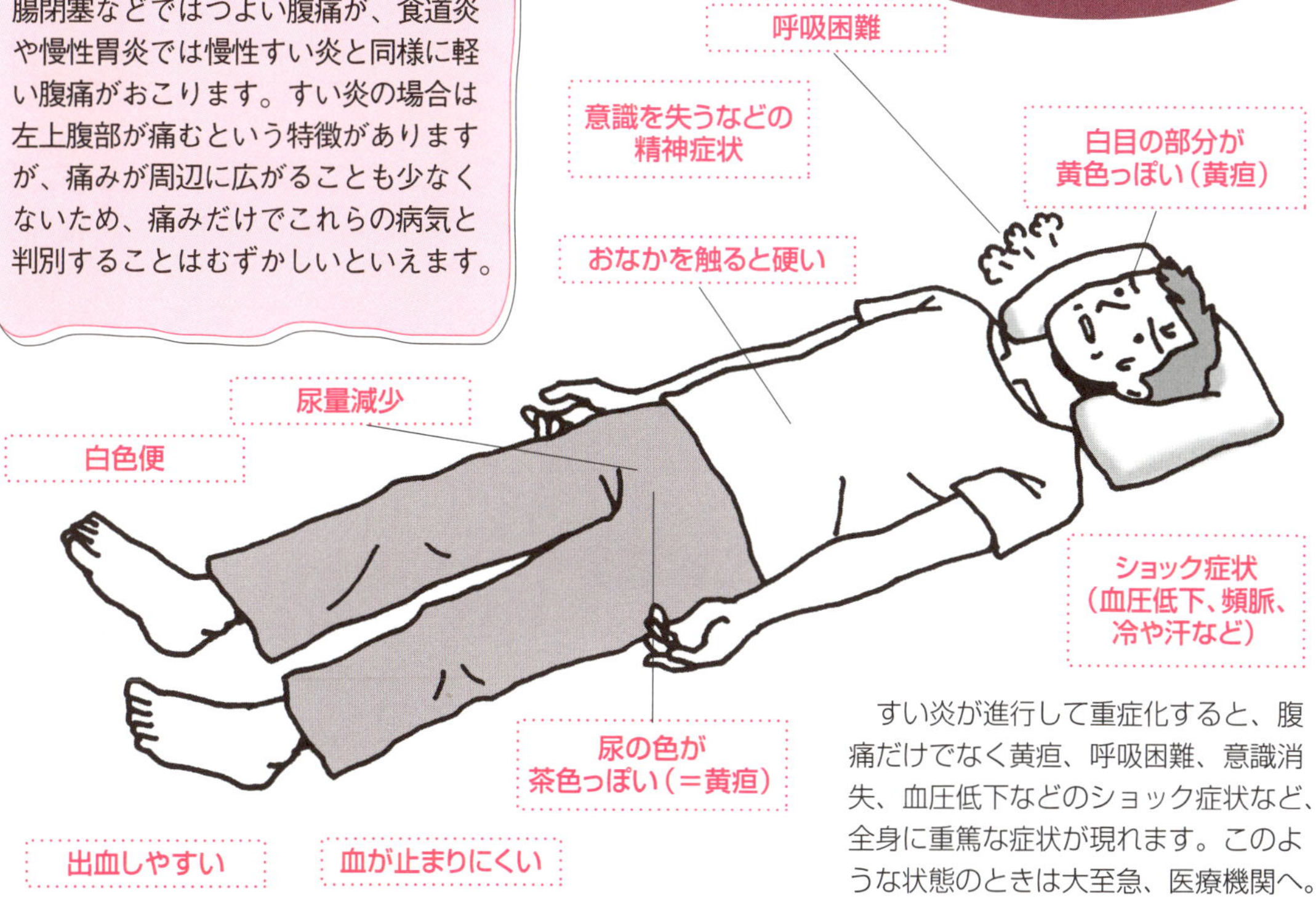

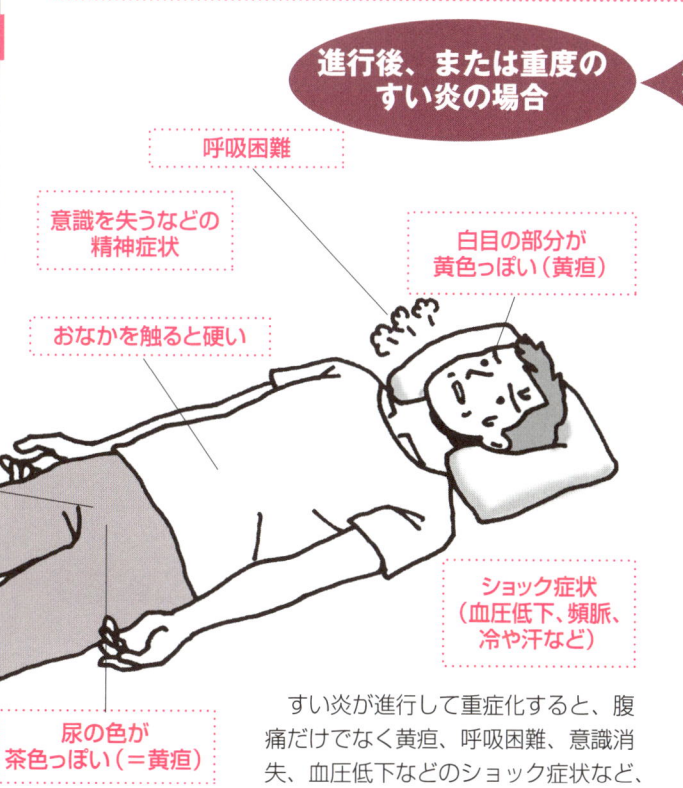

すい炎が進行して重症化すると、腹痛だけでなく黄疸、呼吸困難、意識消失、血圧低下などのショック症状など、全身に重篤な症状が現れます。このような状態のときは大至急、医療機関へ。

胆石症

コレステロール胆石と色素胆石の2種類がある

「胆石」は、胆のうから分泌される胆汁の成分が結晶化したものです。

胆汁の成分は、胆汁酸、コレステロール、ビリルビンなどですが、脂肪分やコレステロールの多い食事をとりつづけていたり、体質などによって胆汁の成分のバランスがくずれると、胆石ができることがあります。

胆石はその成分によって、コレステロール胆石と色素胆石に分けられます。コレステロール胆石はとくに食生活との関連が深く、食の欧米化が進んだ近年になって急増し、胆石全体の約70%を占めるようになりました。

一方の色素胆石は、胆汁の細菌感染や肝障害、胃の切除後の貧血などが原因で生じます。

原因によって、できる胆石の種類がちがう

色素胆石の特徴

原因

細菌感染により、胆汁色素のビリルビンが固まってしまう

胆汁の流れが悪くなって細菌感染をおこすと、ビリルビンが変質し、カルシウムと結合しやすくなって結石になります。

また、肝障害や貧血があると黒色石ができやすくなります。

成分別のちがい

●**ビリルビンカルシウム結石**　胆汁中のビリルビンとカルシウムが結合したもの。茶褐色で、1㎝以内の石が多数できます。

●**黒色石**　胆汁中のビリルビンとたんぱく質が結合したもので、黒い砂状の小さな結石となります。

胆石の種類の内訳

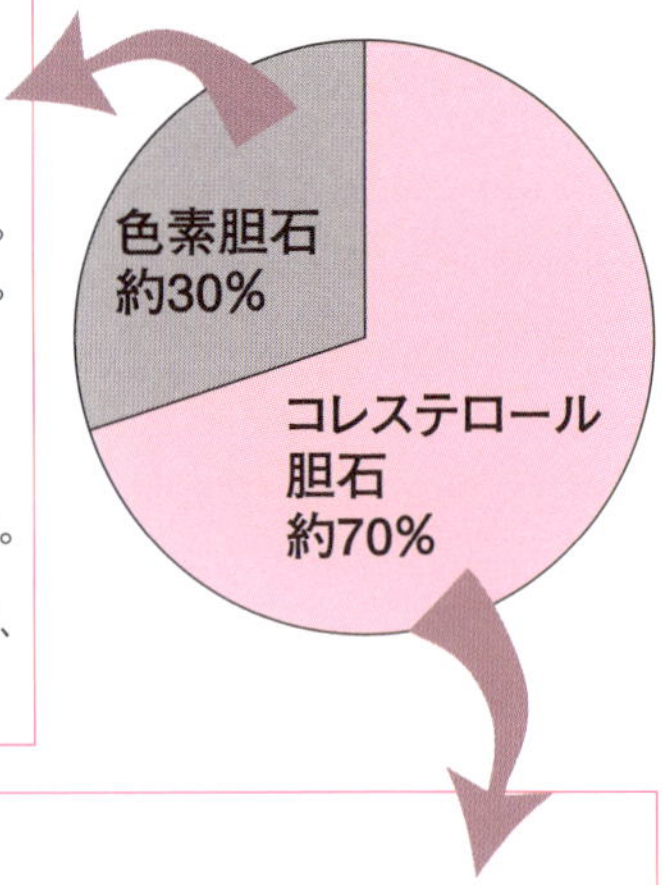

コレステロール胆石の特徴

原因

胆汁中のコレステロールが増えすぎて、固まってしまう

胆汁中のコレステロールは、通常は胆汁酸やレシチンに包まれ、液体に溶けています。しかしコレステロールが増えすぎると、余ったコレステロールが溶けきれず結晶化します。

成分別のちがい

●**純コレステロール胆石**　白色～黄白色で、コレステロールが主成分。1㎝前後のものが多い。

●**混成石**　純コレステロール胆石の周囲にビリルビンが固まったもの。茶褐色だが、中は白っぽい。

●**混合石**　コレステロールにビリルビンやカルシウムが混ざったもの。黄白色から茶褐色までさまざま。

コレステロール胆石ができやすいのは、〝5つのF〟の人

胆石の大部分を占めるコレステロール胆石ですが、できやすい人の代表例といわれているのが、〝5つのF〟にあてはまる人です。

5つのFとは、Forty（40歳代）、Fatty（肥満）、Female（女性）、Fecund（多産）、Fair（白人）のこと。日本人の場合、「40歳代以上の太り気味の女性で、子どもが何人もいる人」です。

このうち、性別、年齢、出産経験は変えることができません。しかし、肥満だけは別です。肥満は胆石だけでなく、さまざまな生活習慣病の原因にもなります。

肥満を解消するには、食べすぎないこと、脂肪や糖分の多いものを控えること、適度に運動することです。胆石がある人は、とくにコレステロールのとりすぎに注意してください。

つまりは肥満にならない正しい生活習慣が、胆石を予防するのです。

コレステロールができやすい、5つのF

Fecund ＝多産

胆石の形成には女性ホルモンが関係しているとされます。妊娠や経口ホルモン薬の使用、ホルモン補充療法の経験がある人は、胆石ができやすい傾向があります。

Female ＝女性

女性は男性に比べて胆石ができやすく、発症率は２～３倍といわれます。女性ホルモンが関係しているためと考えられています。

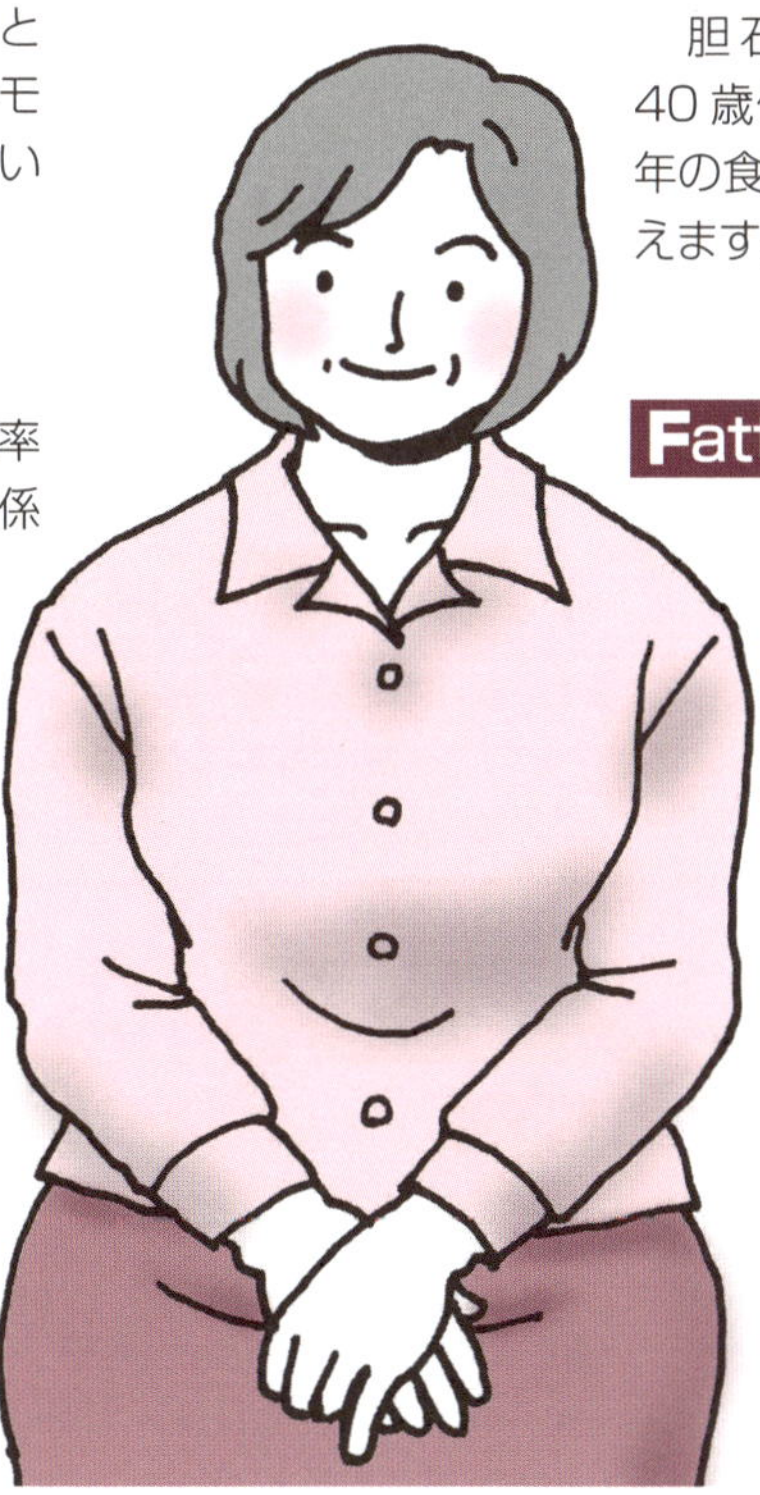

Forty ＝ 40 歳代

胆石ができる人の多くは、40 歳代以上の中高年です。長年の食生活が影響しているといえます。

Fatty ＝肥満している

肥満の人は、脂っぽいものやコレステロールの多い食事をとっていることが多く、コレステロール胆石ができやすい傾向があります。

Fair ＝白人

日本人などの有色人種に比べ、白人のほうが胆石の保有率があきらかに高いという報告があります。

Dr. アドバイス

無茶なダイエットも、コレステロール胆石の引き金に！

急に食事の量を減らす、食事を抜くなどの無理なダイエットをすると、不足したエネルギーを体脂肪で補おうとします。そのため血中コレステロール値が上がったり、胆のうに胆汁がたまったりして、コレステロール胆石ができてしまうことがあります。

胆石ができる場所によって症状にもちがいがある

胆石は、結石ができる場所によって「胆のう結石」「肝内結石」「総胆管結石の3タイプに分けられ、症状も異なってきます。

胆のう結石と肝内結石は、結石が胆のう内、肝臓内にあるうちは、ほとんど症状がありません。しかし、総胆管結石では、せまい胆管内に結石がつまるため、疝痛《せんつう》発作と呼ばれる激しい痛みがおこります。

総胆管がふさがると、肝機能が低下して、黄疸《おうだん》、発熱がおこることもあります。放置していると、腹膜炎にいたることがあるので、至急、医療機関を受診するようにします。

また、胆のう結石の場合でも、食後に胆のうが収縮した際に、結石が胆のうの出口のせまい部分に移動し、激痛がおこることがあります。食後1~2時間後におこることが多く、しばらくして結石が胆のう内に戻ると、痛みも自然におさまります。

胆石ができる場所別・おもな特徴と症状

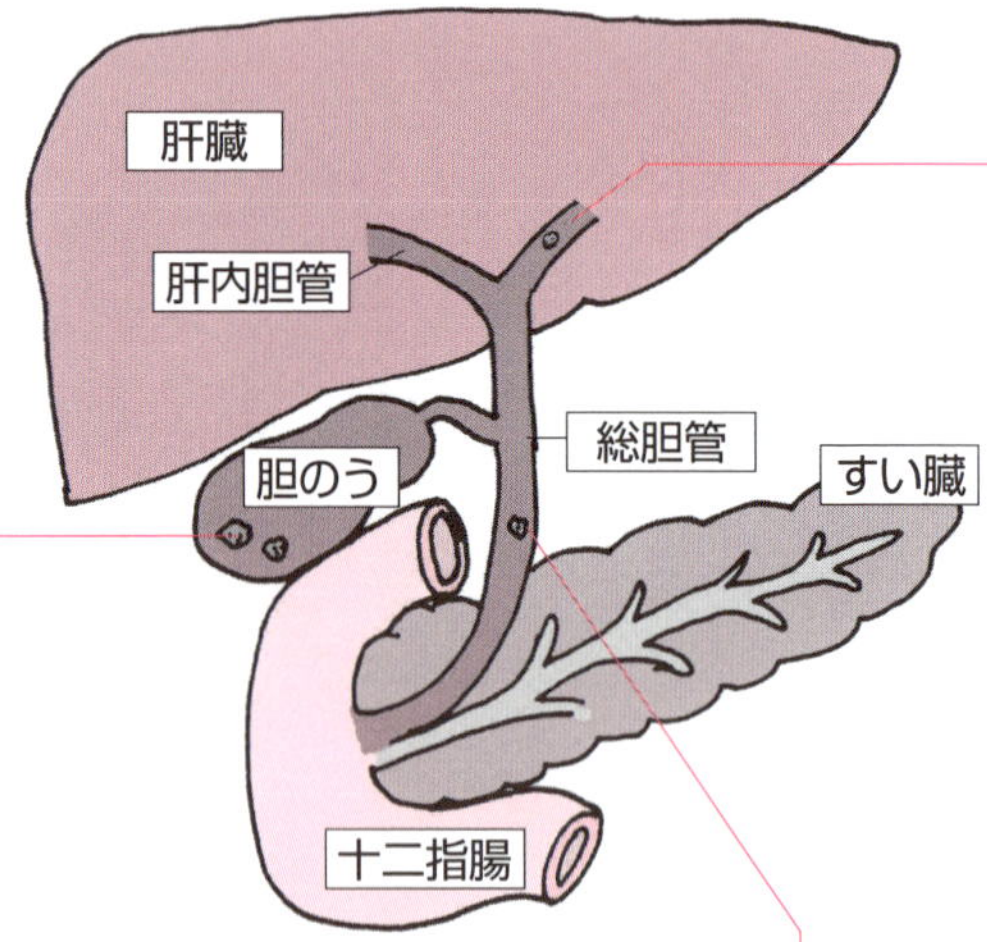

全体の70~80%を占める

胆のう結石

特徴

胆のう内にできる結石で、胆石の70~80%はこれにあたります。

また、大半はコレステロール胆石です。

症状

ほとんどは無症状です。ただし、結石が移動して胆のうの出口付近につまると、胆のう内の圧力が高まるため、痛みが生じます。

肝臓のなかの胆管にできる

肝内結石

特徴

肝臓内の胆管にできるもので、多くは色素結石です。胆石のなかでは、比較的発症頻度の少ないタイプです。

症状

肝内結石の状態では、大部分が無症状です。まれに結石が総胆管に落ちることがありますが、そうなると激しい痛みが生じます。

胆のう結石との合併が多い

総胆管結石

特徴 総胆管にある結石で、ほとんどがビリルビン結石です。6割以上に、胆のう結石の合併が認められます。

症状 せまい総胆管内に結石がつまるため、胆管内の圧力上昇や、筋肉のけいれんで激痛がおこります。黄疸や発熱がおこることも。

腹腔鏡下手術で胆石をとりだすことが多い

胆石があってもとくに症状がない場合は、経過観察をして様子をみます。しかし、疝痛発作をくり返す場合には、治療が必要です。

治療では、胆石だけでなく、炎症がおきている胆のうごと摘出するのが一般的です。以前は開腹手術で胆のうをとりだす方法が中心でしたが、現在では、切開部から腹腔鏡を挿入しておこなう「腹腔鏡下胆のう摘出術」が主流です（→P97）。

腹部に小さな孔をあけるだけなので、開腹手術に比べて体への負担が少なくてすみます。ただし、モニター画面をみながら患部を切除するので、高度な技術が必要です。

胆石が小さめで数も少ない場合には、胆石を溶かす薬物療法（→P99）、胆石を衝撃波で砕く「体外衝撃《しょうげき》波《は》結《けっ》石《せき》破《は》砕《さい》療法《りょうほう》」（→P97）などもおこなわれますが、胆のうを残すため、再発の可能性が高まります。

胆石ができたときの経過と治療法

胆石がみつかった！

症状が何もなければ……

経過観察

・検診を受けて、定期的に状態を確認
・コレステロール胆石の場合は、食生活や生活習慣を見直し、発作を防ぐ

悪化してきたら……

発作がおきたら……

すでに発作がおこっているときは……

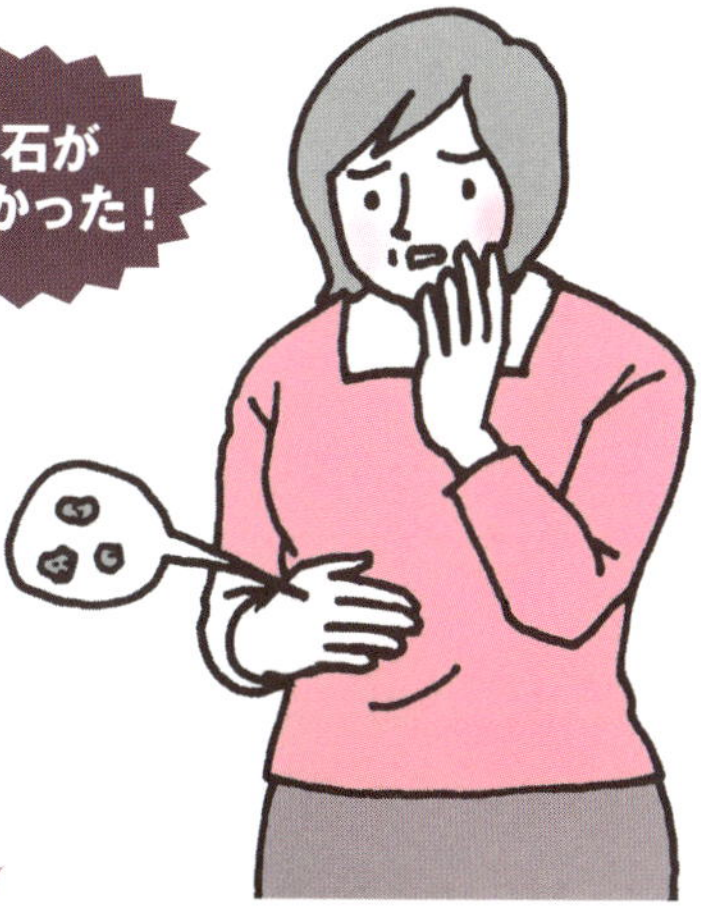

胆石を除去する治療

・腹腔鏡下胆のう摘出術
腹部に5〜10㎜程度の小さな孔を４か所あけ、ガスを注入して腹部をふくらませた後、腹腔鏡と手術器具を挿入し、モニターをみながら胆のうを摘出する

・薬物療法（溶解療法）
胆石を溶かす薬を継続的に服用する治療法。コレステロール結石で、大きさが10〜15㎜以内で石灰化していない場合、胆のうの機能に異常がない場合などに限られる

・体外衝撃波結石破砕療法
体の外側から胆石に向けて衝撃波を照射し、胆石を細かく砕く治療法。胆のうを温存できるというメリットがあるが、結石が小さい場合などに限られる

など

症状を抑える治療

・点滴、注射、坐薬などの薬を使い、痛みや吐き気などを抑える
・絶食し、点滴で栄養補給。その後、おかゆなどの流動食に切り替える
・細菌感染による胆のう炎、胆管炎の予防のために、抗生物質が使われる

症状がおさまったら……

胆のう・すい臓の病気②

胆のう炎・胆管炎

胆石が原因でおこるケースがほとんど

胆のうに炎症がおこる病気を「胆のう炎」、胆管に炎症がおこる病気を「胆管炎」といいます。

どちらも、おもに胆石が原因です。

胆のう炎には急性と慢性があり、急性胆のう炎では、胆石が胆のうの出口につまることで胆汁が胆のう内にたまってふくれ上がり、胆のうの内側が傷つき、細菌感染をおこします。

胆管炎の場合もしくみは似ており、胆石が胆管につまり、滞った胆汁で細菌感染をおこしたり、胆汁が肝臓へと逆流するためにおこります。

胆のう炎・胆管炎の症状の特徴は、おもに右上腹部の疝痛《せんつう》発作、悪寒《おかん》、発熱などの症状が現れることです。

さらに胆管炎では黄疸《おうだん》がおきたり、すい炎を併発することもあります。

胆石症が、胆のう炎・胆管炎をひきおこす

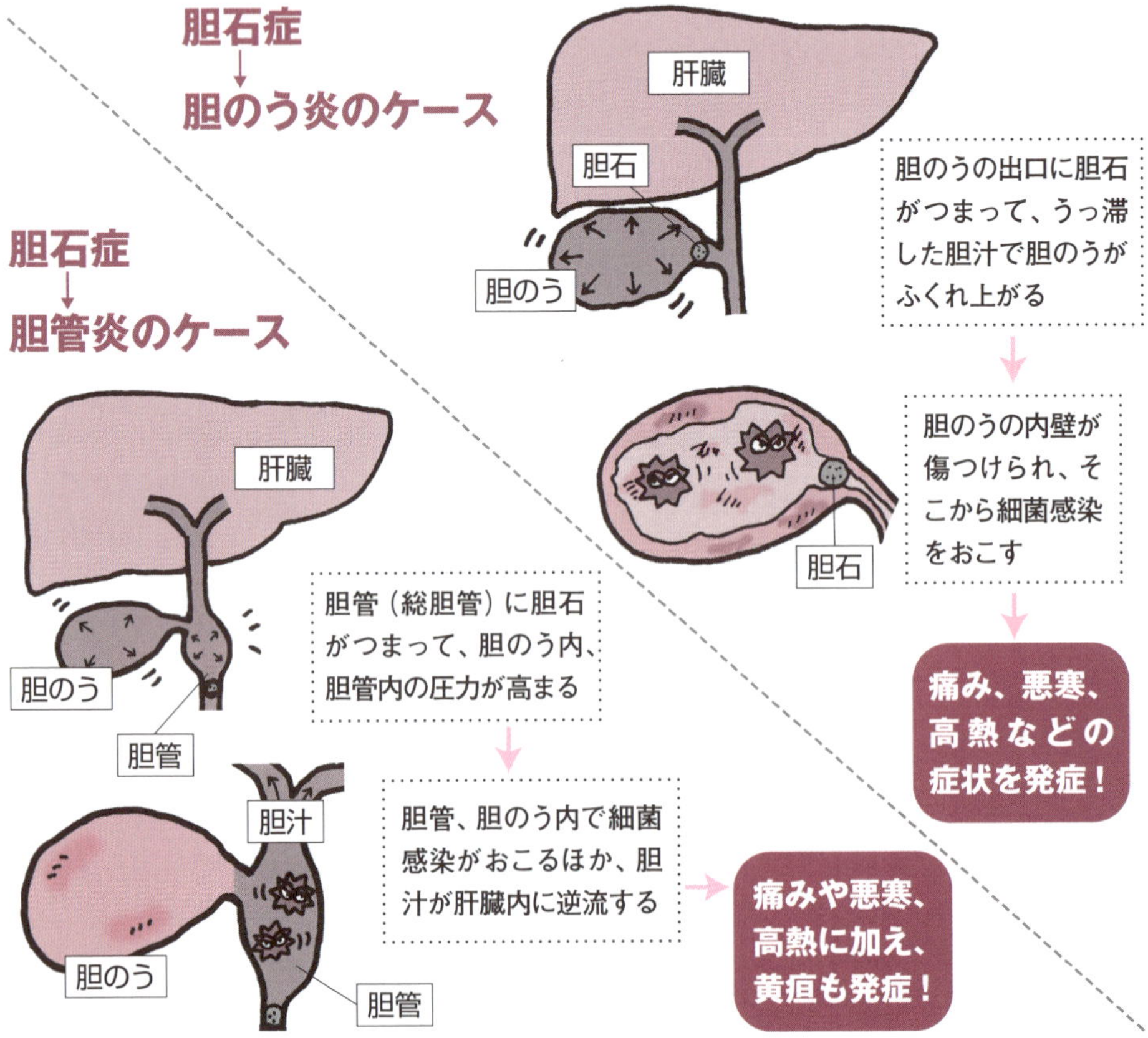

胆石症
↓
胆のう炎のケース
肝臓
胆石
胆のう
胆のうの出口に胆石がつまって、うっ滞した胆汁で胆のうがふくれ上がる
胆のうの内壁が傷つけられ、そこから細菌感染をおこす
胆石
痛み、悪寒、高熱などの症状を発症！
胆石症
↓
胆管炎のケース
肝臓
胆のう
胆管
胆管（総胆管）に胆石がつまって、胆のう内、胆管内の圧力が高まる
胆汁
胆のう
胆管
胆管、胆のう内で細菌感染がおこるほか、胆汁が肝臓内に逆流する
痛みや悪寒、高熱に加え、黄疸も発症！

胆石による急性胆のう炎から慢性胆のう炎になることも

急性胆のう炎を発症した人のうちの半数くらいは、慢性化するといわれています。

急性胆のう炎のくり返しで胆のうの内壁が傷つけられると、胆のうの内壁が厚くなったり、胆のうが萎縮《いしゅく》して、慢性胆のう炎となるのです。

しかし慢性胆のう炎では、急性期のような激しい痛みはおこりません。食事を食べすぎた後などに、右上腹部や背中に弱い痛みが感じられたり、胃もたれのような不快感がある程度で、しばらくすればおさまります。自覚症状がない場合もあります。

進行すると、胆のうの萎縮も進み、やがて胆汁は機能を果たせなくなります。放置していると、胆のうに水がたまる「胆のう水腫」や、膿がたまる「胆のう蓄膿《ちくのう》」という病気になることもあるので、症状があまりなくても、胆のうを摘出する治療を受けたほうがいいこともあります。

炎症を抑える治療と同時に胆石の摘出もおこなう

胆のう炎・胆管炎の治療では、炎症を抑え、痛みを軽減するために、抗生物質や鎮痛薬を投与する「保存療法」をおこないます。膿がたまっている場合は、腹部に孔をあけて膿や水分を排出する「経皮経肝胆のうドレナージ」や「経皮経肝胆管ドレナージ」をおこないます。

炎症がおさまったら原因となっている胆石をとり除きますが、胆のう炎の場合は、再発防止のために胆のうを摘出することもあります。

胆のう炎・胆管炎の経過と治療法

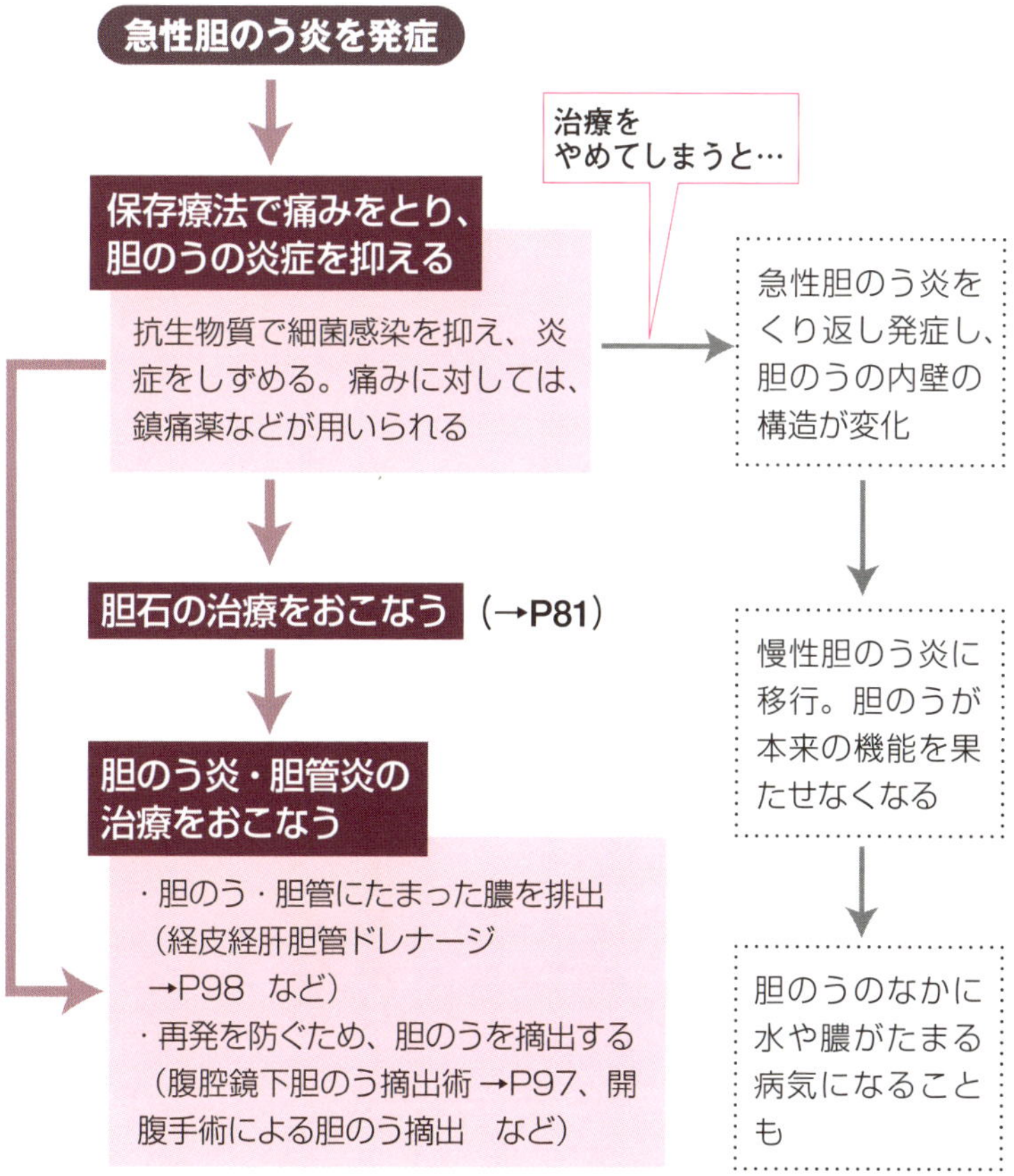
急性胆のう炎を発症
保存療法で痛みをとり、胆のうの炎症を抑える
抗生物質で細菌感染を抑え、炎症をしずめる。痛みに対しては、鎮痛薬などが用いられる
治療をやめてしまうと…
急性胆のう炎をくり返し発症し、胆のうの内壁の構造が変化
慢性胆のう炎に移行。胆のうが本来の機能を果たせなくなる
胆のうのなかに水や膿がたまる病気になることも
胆石の治療をおこなう（→P81）
胆のう炎・胆管炎の治療をおこなう
・胆のう・胆管にたまった膿を排出（経皮経肝胆管ドレナージ →P98 など）
・再発を防ぐため、胆のうを摘出する（腹腔鏡下胆のう摘出術 →P97、開腹手術による胆のう摘出 など）

胆のう・すい臓の病気③

胆のうポリープ

健康診断などでみつかるケースが増加中

現在増えている胆のうの病気のひとつに、胆のうポリープがあります。胆のうポリープとは、胆のうの内壁が盛り上がった病変のこと。

ポリープがあっても症状がとくにないことが多いため、健康診断や人間ドックで偶然にみつかることが多いのです。

成人の5〜10％は胆のうポリープをもっているといわれており、男女とも40〜50歳代に多いという傾向があります。

95％以上は、良性のコレステロールポリープ

胆のうポリープの95％以上は、胆汁に含まれているコレステロールが胆のう壁に沈着して隆起した「コレステロールポリープ」です。

桑の実のような形をした良性のポリープで、多くの場合、1個だけでなく、複数個みつかります。

良性ポリープにはほかに、炎症性ポリープや過形成ポリープ、胆のう腺腫《せんしゅ》があります。このうち、胆のう腺腫は、基本的には良性ですが、悪性化（がん化）しやすいので注意が必要です。大きさが10㎜前後なら胆のう腺腫が、それ以上なら胆のうがんが疑われます。

また、胆のう腺腫と見分けのつきにくいものに胆のう腺筋腫がありますが、これは、ほとんどが良性です。

胆のうポリープの種類と特徴

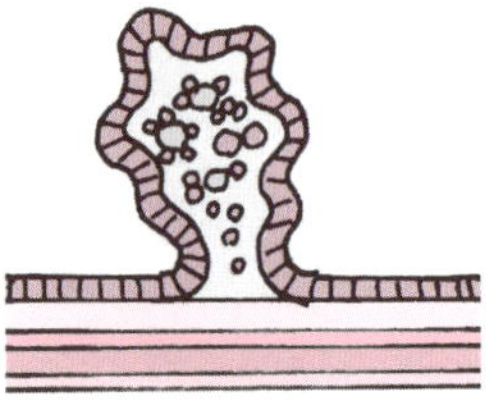

コレステロールポリープ
胆汁内のコレステロールが胆のう壁に沈着して、盛り上がったもの。多くは良性。

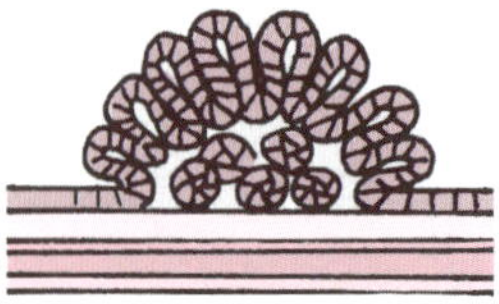

胆のう腺腫
粘膜上皮が増殖し、隆起したもの。良性のことが多いが、悪性化しやすいので要注意。

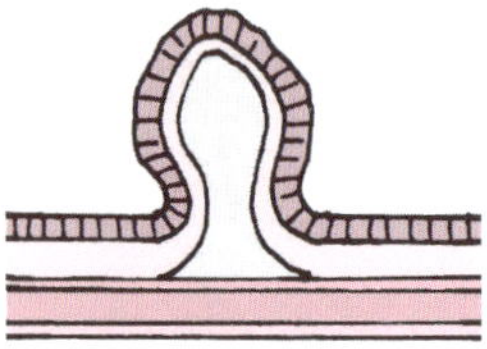

炎症性ポリープ
粘膜固有層が盛り上がった良性のもの。慢性胆のう炎など長期の炎症が原因でできる。

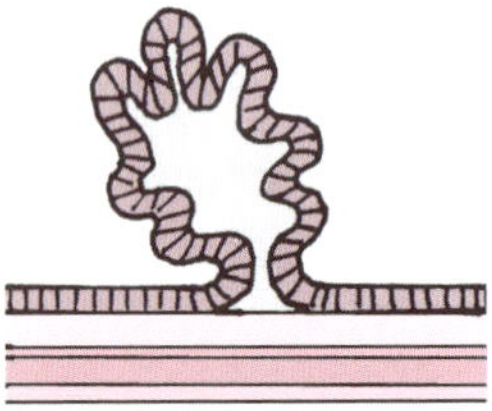

過形成ポリープ
粘膜上皮をつくる細胞の一部が異常増殖してできる、良性のポリープ。

胆のうポリープがみつかったときの治療方針

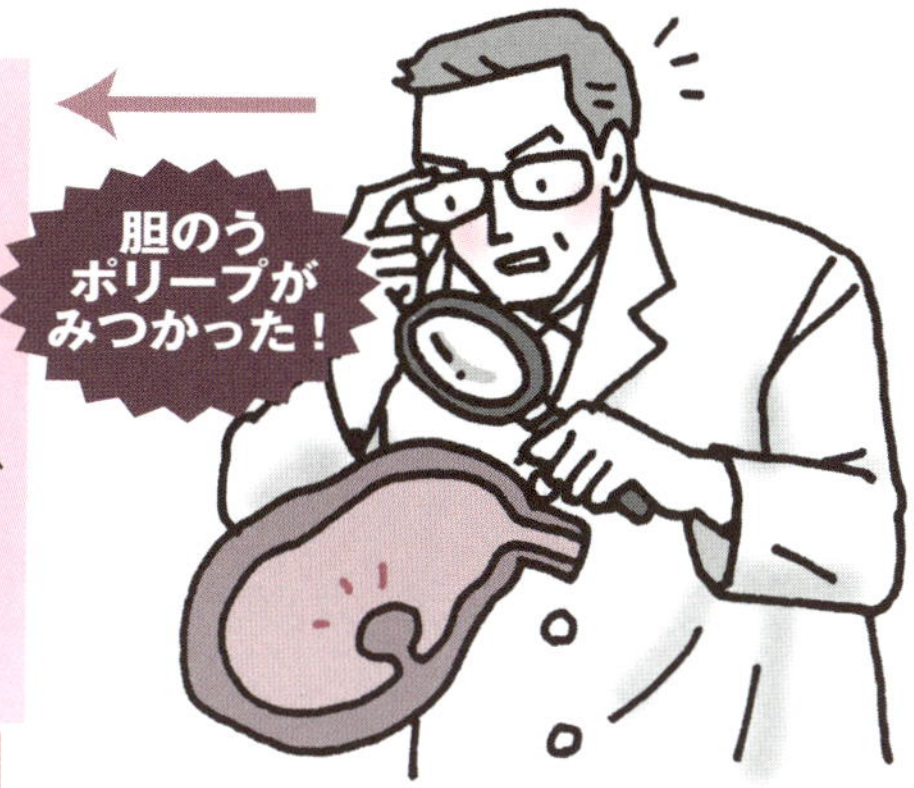
胆のう
ポリープが
みつかった！

精密検査

・ポリープの大きさは
10㎜以上？
10㎜未満？
・個数と形状は？

ポリープの大きさ、数、形状を調べ、良性のものか、悪性（がん）かの診断をおこなう

良性の場合 → 経過観察。年に1〜2回は定期検診を

がんが疑われる場合 → 経過観察。半年に1〜2回は検査を受け、がん化していないか調べる

がん化した場合 → 治療

胆のう腺腫orがんと診断された場合 → 治療

治　療

・胆のう腺腫の場合→腹腔鏡下胆のう摘出術（→P97）
・胆のうがんの場合→開腹手術で胆のうを摘出

良性ポリープの場合でも必ず定期検査を受ける

胆のうポリープがみつかったら、良性か悪性かを鑑別するために、精密検査をおこないます。胆のうは、組織を採取しての検査ができないため、腹部エコー検査や内視鏡検査などの画像検査が欠かせません。

これらの検査により、ポリープの大きさ、数、形状がわかれば、ポリープの種類も判断できます。一般的に、茎《くき》があるタイプのポリープは良性で、茎のないタイプが悪性です。

また、茎があっても太い、大きさが10㎜以上、形がいびつなどの場合にもがんの可能性が高いといえます。

精密検査の結果、良性と診断された場合には、治療はおこないません。

ただし、初期の胆のうがんが混ざっていることもあるので、年に1〜2回は定期検査を受けて、ポリープの状態を確認することが必要です。

コレステロールポリープの場合は食生活の見直しも必要

コレステロールポリープと診断された場合、胆石や胆のう炎などの別の病気を併発していなければ、とくに治療の必要はありません。ただし、これ以上ポリープの数を増やさないために、食生活の見直しが必要です。

コレステロールポリープができやすい人は、脂質の多い食事を好む傾向があり、肥満傾向もみられます。

脂っぽい食べものはできるだけ控えて、脂質をとりすぎないように注意してください。

また、運動を積極的におこない、肥満を防ぐことも大切です。

胆のうがん・胆管がん

胆のうがんと胆管がんでは症状の出方や進行がちがう

胆汁の通り道である胆道にできるがんを「胆道がん」といい、そのうち胆のうにできるものを「胆のうがん」、胆管にできるものを「胆管がん」と呼びます。

胆のうがんは60歳以上の女性や胆石症の人に多くみられます。初期にはたいてい無症状で、進行後に右上腹部痛や黄疸《おうだん》などの症状がでます。

胆管がんには、肝がんに分類される肝内胆管がんと、肝臓の外にでている部分にできるものがあり、発生場所によって上部、中部、下部に分けられています。このうちもっとも発生頻度が高いのは下部胆管がんで、50歳以上の男性に多くみられます。

胆管がんは、比較的早い時期から黄疸などの症状がでるのが特徴です。

がんのできる場所によって、進行にちがいがある

肝内胆管がん
肝臓内の胆管にできるがん。肝臓がんの一種として扱われる。

胆のうがん
胆のう内にできる。肝臓と接しているため、がんが肝臓へと広がりやすい。

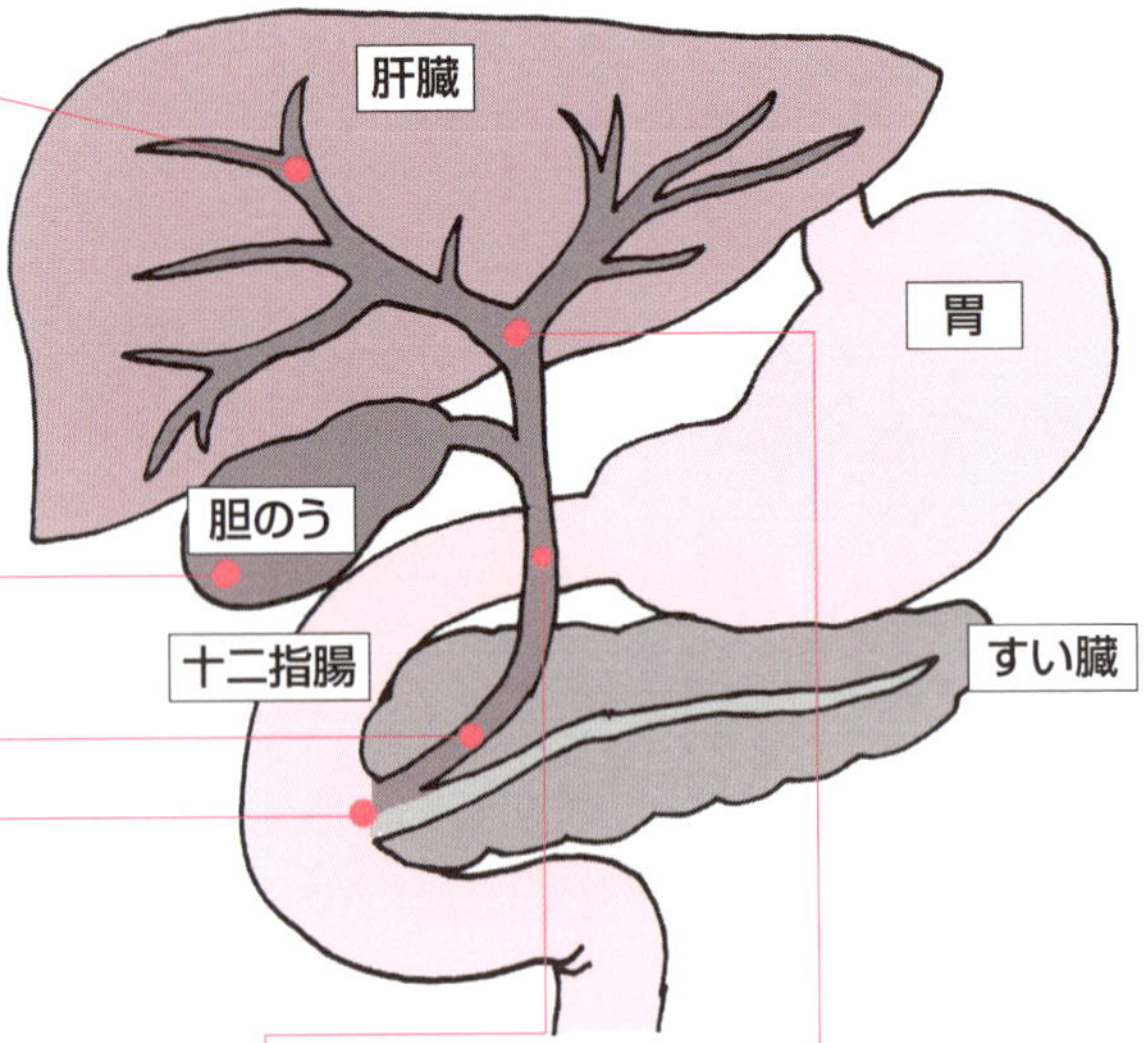

下部胆管がん
肝外胆管の下部にできる。がんが十二指腸やすい臓へ広がりやすいのが特徴。

乳頭部がん
胆管の出口である乳頭部にできる。すい臓と十二指腸にがんが広がりやすい。

中部胆管がん
肝外胆管の中部にできる。下部、上部に比べると、発生頻度は少ない。

上部胆管がん
肝外胆管の上部にできる。症状は少ないが、肝臓に近いため、切除がむずかしい。

治療は、開腹手術による病巣摘出が基本

胆のうは壁がうすいため、がんが進行して壁を突き破ると、肝臓やリンパ管を通じて他臓器に転移してしまいます。そのため、胆のうがんの治療は早期でも摘出手術が基本です。

ほかの病気で胆のうを摘出する場合は腹腔鏡下でおこなうこともできますが、胆のうがんの場合は、胆のうをとりだす際に胆汁《たんじゅう》が腹腔内にもれると転移する危険があるので、開腹手術がおこなわれます。胆のうを摘出しても体に大きな影響はなく、入院期間は通常1週間程度です。

胆管がんの場合も、病巣やその周囲を切除する手術が基本です。

胆管の周囲には肝臓、十二指腸、すい臓など重要な臓器があるため、手術は複雑になります。入院期間も約1か月と長くかかります。

手術の後は、とり残したがん細胞の転移防止などのため、化学療法や放射線療法がおこなわれます。

胆石症の人や高齢者は定期的な検査が必要

胆のうがん、胆管がんは、発生頻度の高いがんではありませんでしたが、高齢化社会の現在では、患者数が増えてきています。つまり、高齢であることがリスクの1つなのです。

また、胆のうがんの人は胆石をもっていることが多いため、胆石がある人は注意が必要です。そのほか「すい胆管合流異常」があると、胆のうがんが発生しやすくなります。

これらの条件にあてはまる人は、定期的に検査を受けましょう。

胆のうがん・胆管がんにかかりやすいのはこんな人

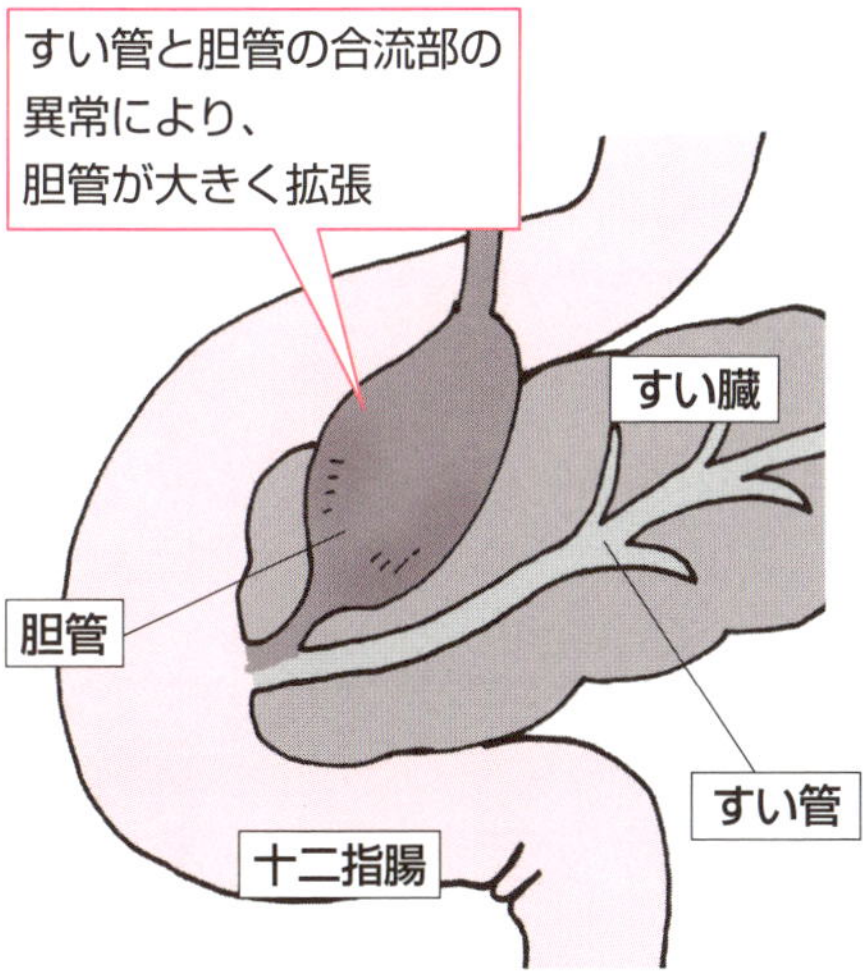

すい胆管合流異常がある人

すい管と胆管の合流部が先天的に十二指腸の外側にある「すい胆管合流異常」の人は、胆管が広がっていることが多くあります。すい液が胆管や胆のうに逆流しやすいため、慢性的な刺激となり、胆のうがんのリスクが高まります。

胆石症の人

胆のうがんになる人の半数以上が、胆石をもっています。

因果関係は不明ですが、胆石がある人は、定期的に検査を受けることで、万一がんになった場合も早期に発見することができます。

高齢者

胆のうがん、胆管がんは、高齢になるほど発症しやすいことがわかっています。

胆のうがん、胆管がんのリスクの高い高齢の人は、定期的に腹部エコー検査を受けるようにしましょう。

胆のう・すい臓の病気⑤

急性すい炎

原因の半数以上はアルコールと胆石症

すい臓は、消化酵素を含むすい液を分泌し、食品中のたんぱく質などの消化を促すはたらきをしています。

たんぱくを分解する酵素は、通常、すい臓の中では非活性になっているためすい臓自身が消化されることはありませんが、何らかの原因でこの酵素が活性化すると、すい液の分泌が高まってすい臓内にたまり、すい臓自身を消化しはじめます。

これが、「急性すい炎」です。原因がはっきりしない場合も多いのですが、判明している中でとくに多いのは、アルコールと胆石です。30～50歳代ではアルコールが原因の場合が多く、さらに上の年代では、胆石が原因のケースが増えてきます。

急性すい炎の原因別発症率

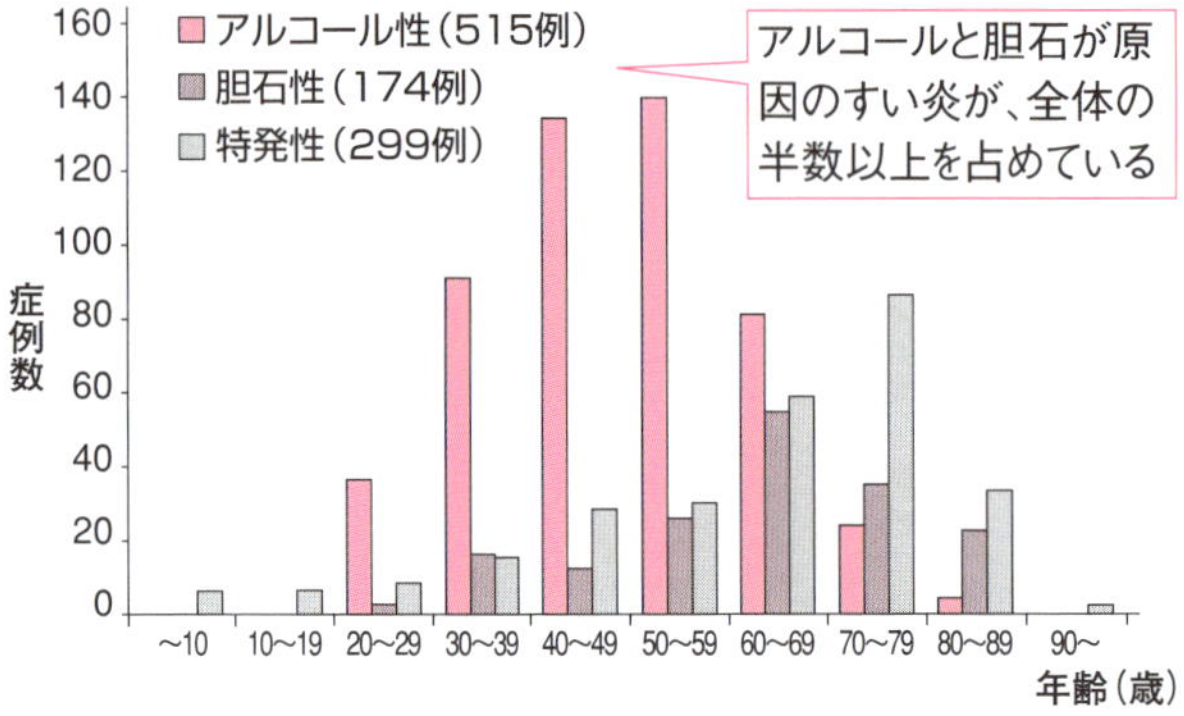

（厚生労働省「難治性膵疾患に関する調査研究」（2003））

原因別・急性すい炎はこうしておこる

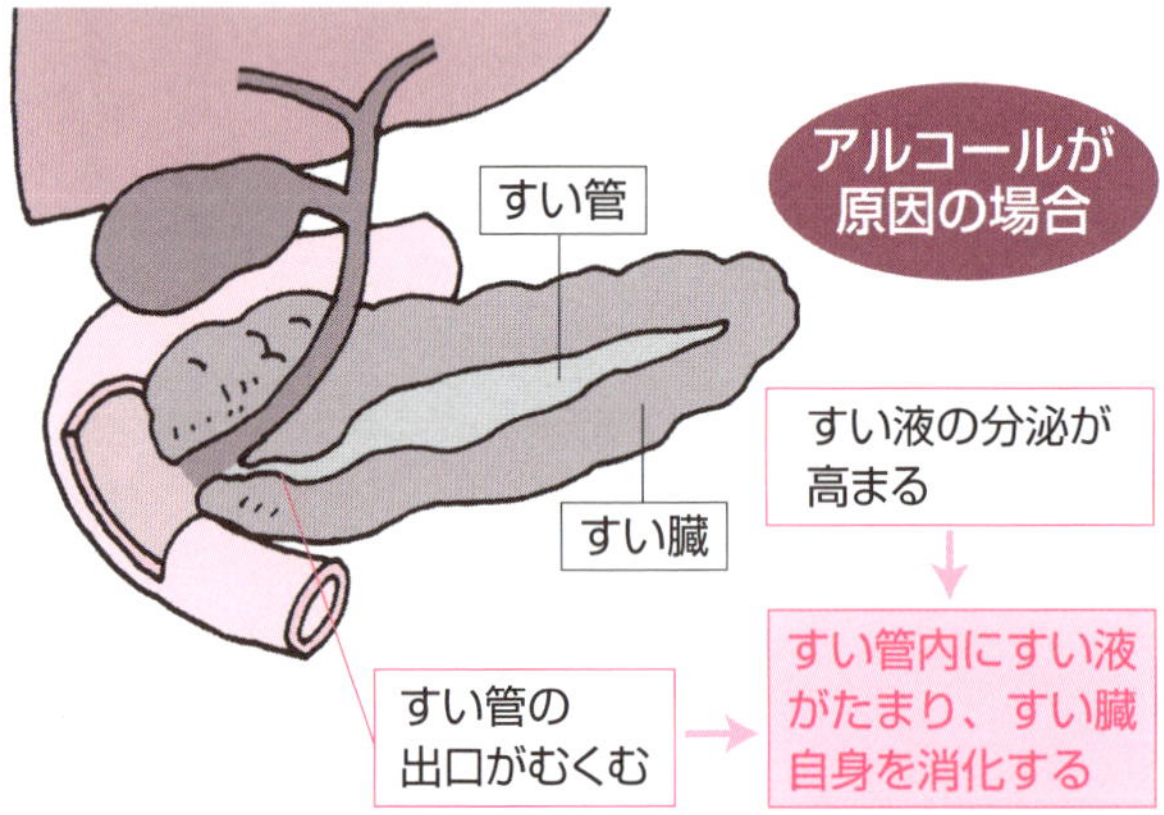

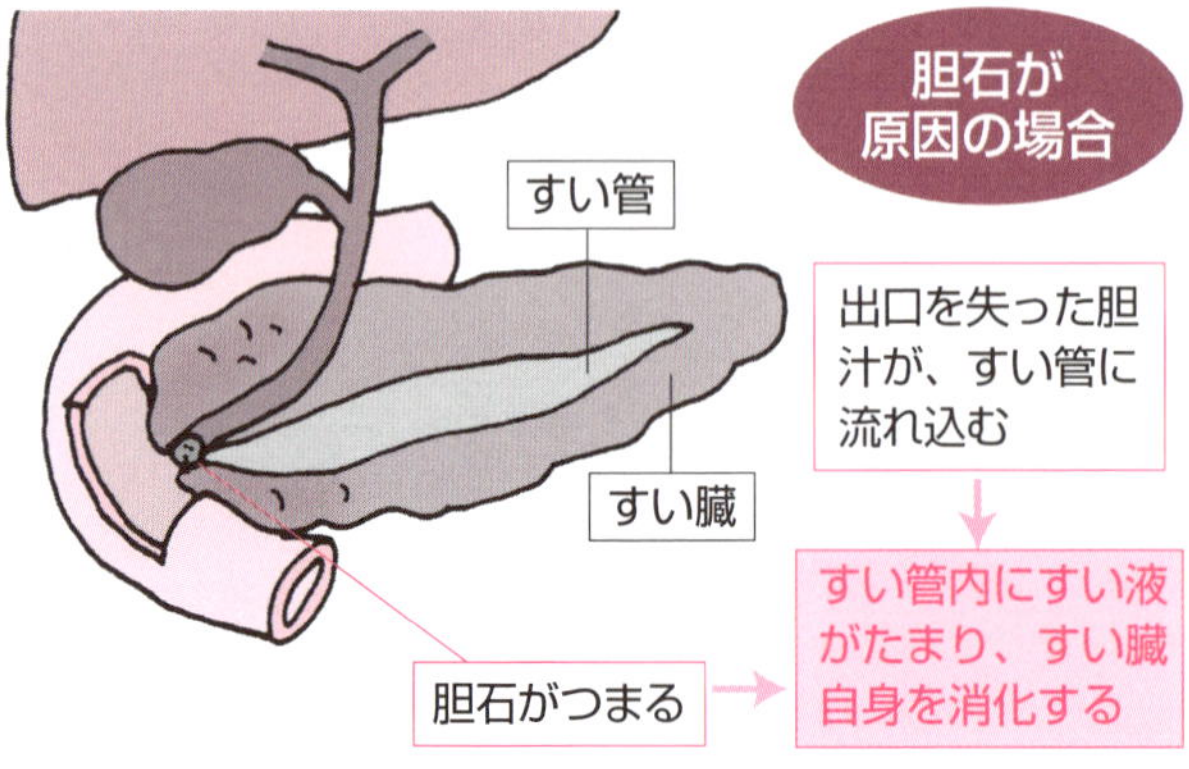

おもな症状は、みぞおち付近の痛み

症状は、みぞおちから左上腹部にかけての激痛が特徴です。痛みは背中側まで広がることも多く、吐き気などをともなうこともあります。飲酒や脂っぽい食事がひき金になることもあり、その場合は飲食後、数時間してから痛みがでます。

こうした痛みは、通常は1～2日で消えていきますが、重症になると発熱、呼吸困難、血圧低下などのショック症状をおこし、死にいたる場合もあります。

急性すい炎のおもな症状

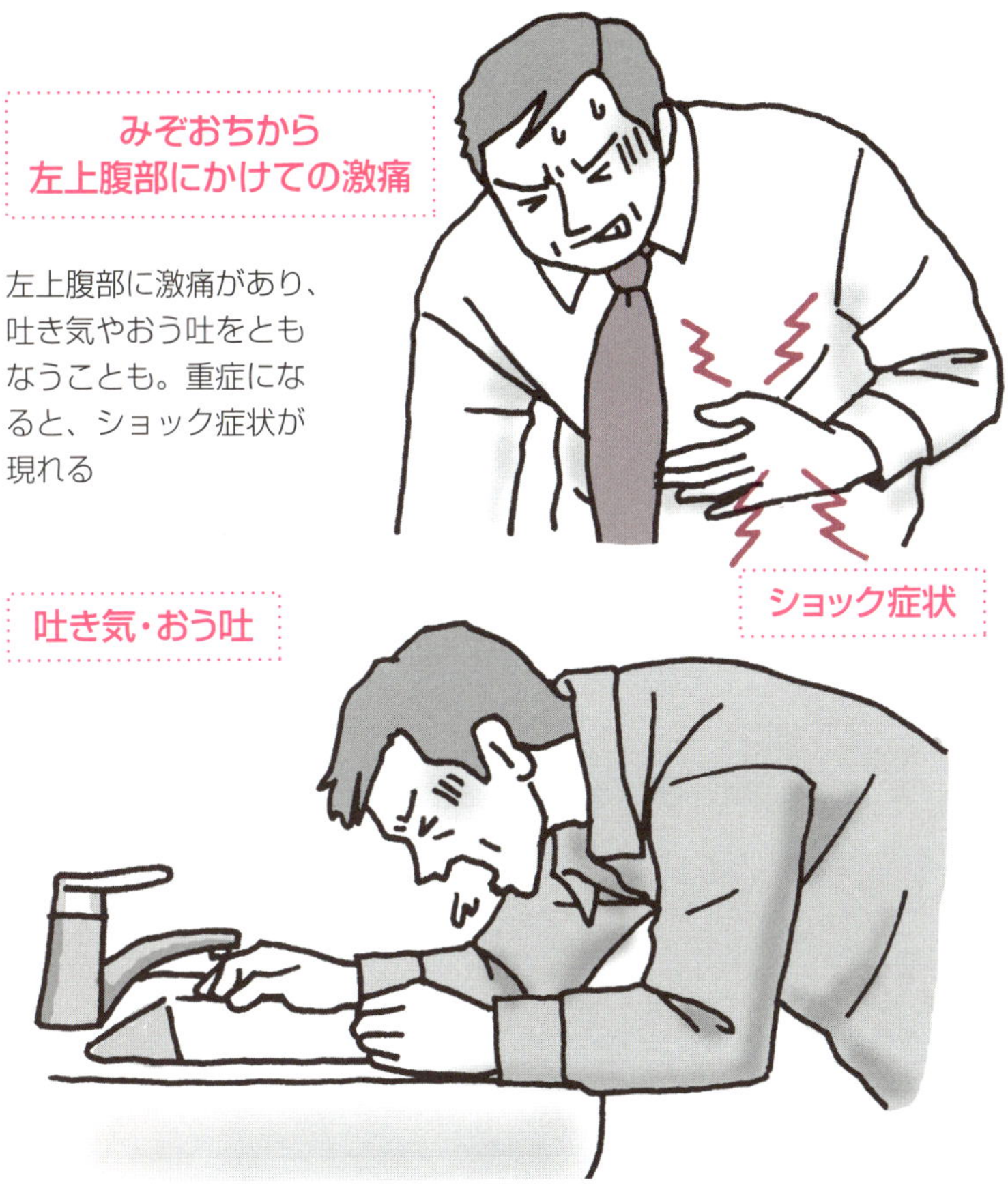
みぞおちから
左上腹部にかけての激痛
左上腹部に激痛があり、吐き気やおう吐をともなうことも。重症になると、ショック症状が現れる
ショック症状
吐き気・おう吐

入院して絶食・絶飲し、酵素を抑える薬物療法を

治療の基本は、絶食と、水も含めた絶飲です。

食べたり飲んだりすると、すい液が分泌されるため、自己消化が進行してしまいます。それを防ぐために、絶食・絶飲して、すい液の分泌を抑えるのです。

重症のときはもちろん、軽症であっても入院が必要です。

そのほか、点滴による栄養補給や薬物療法もおこなわれます。薬物療法では、すい液に含まれるたんぱく分解酵素のはたらきを抑える「酵素阻害薬」や、胃液の分泌を抑える「制酸薬」、痛みを抑える「消炎鎮痛薬」、細菌感染を防ぐ「抗菌薬」などがよく用いられます。

こうした治療で効果がない場合は、「動注療法」によって、すい炎の進行を食い止めます。また、胆石が原因の場合には、胆石を除去する治療をおこないます。

胆のう・すい臓の病気⑥

慢性すい炎

急性すい炎と同様に アルコール性すい炎が増加中

慢性すい炎は、長い時間をかけてすい臓の細胞が破壊されて線維化し、すい臓が縮小したり、機能が失われていく病気です。そのため、消化不良など、全身に影響がおよびます。

同じすい炎でも、急性すい炎の場合、治療をすればすい臓の細胞がもとに戻りやすいのに対し、慢性すい炎の場合は、たとえ軽症であっても線維化した細胞はもとに戻りません。

基本的には急性すい炎とは別の病気であり、急性すい炎から慢性すい炎に移行するケースはそう多くはありません。

ただし原因はよく似ており、アルコールの過剰摂取が原因のケースが約60％と、もっとも多いことがわかっています。そのほか、胆石が原因になったり、原因不明の特発性によるものもあります。

慢性すい炎の発症率・有病率は年々増加している

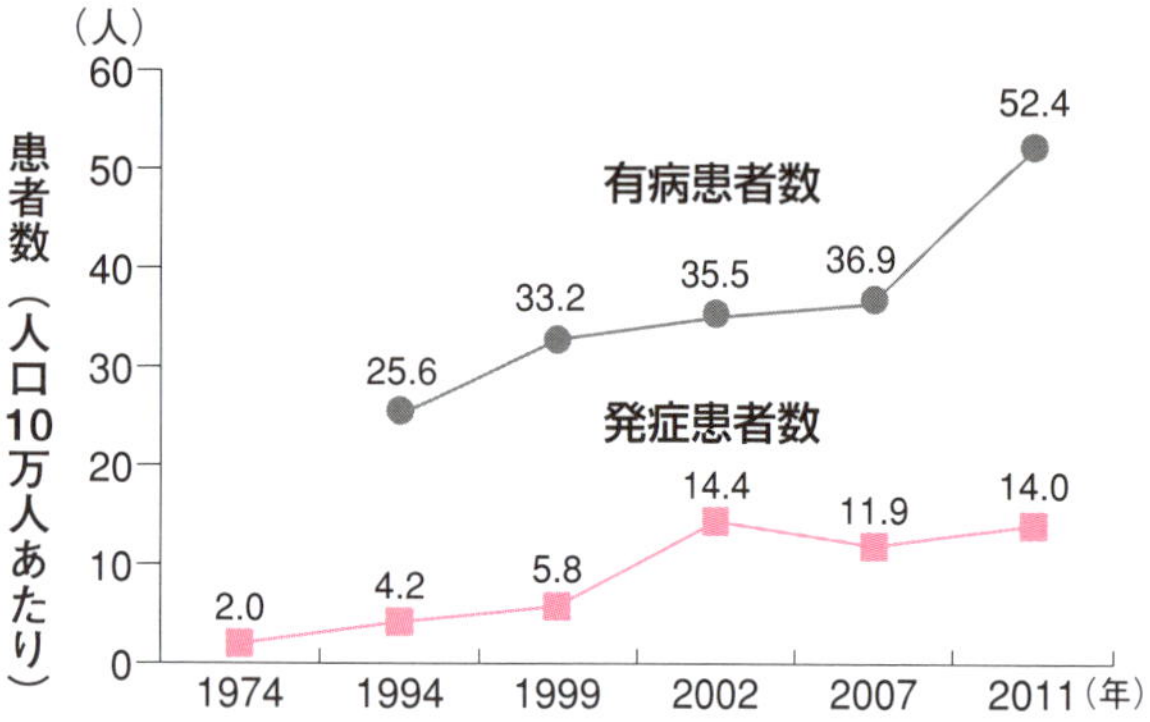

（「難治性膵疾患に関する調査研究」厚生労働省、2011 より作成）

10万人あたりの発症率は1974年には2.0人でしたが、2011年には14.0人にまで増加。有病率も年々増加傾向にあり、1994年に比べて倍増しています。

アルコール性の慢性すい炎が増えている

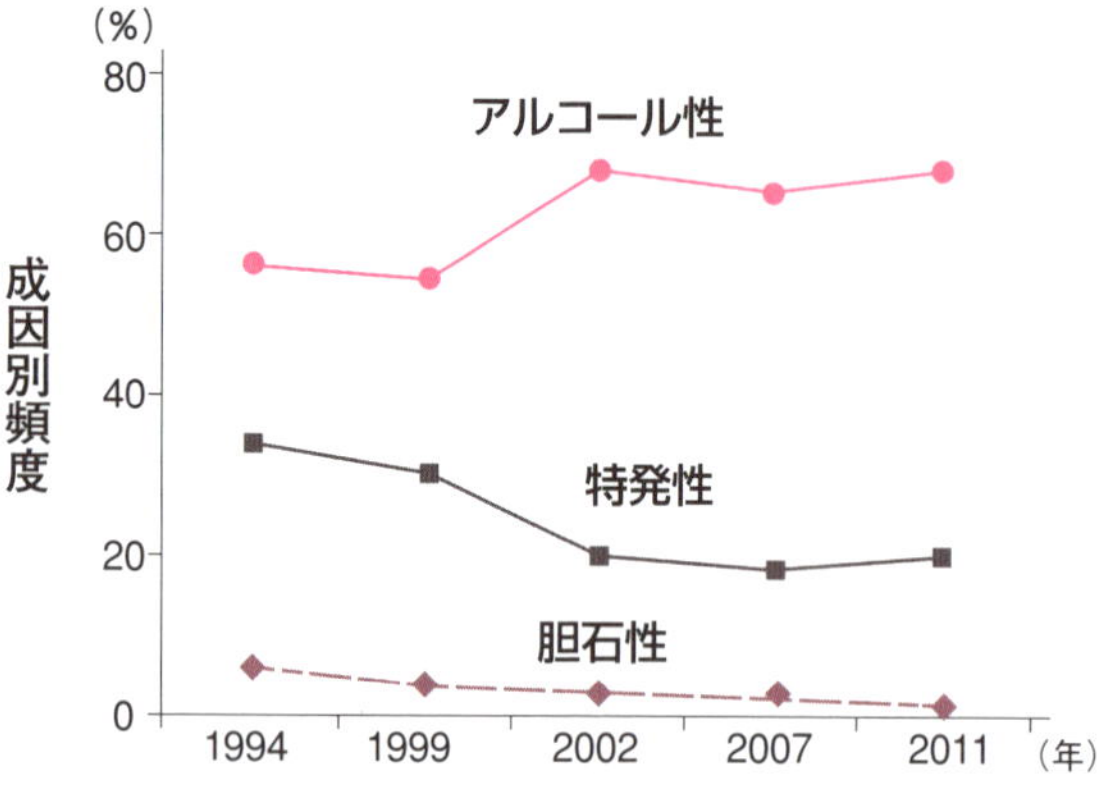

（「難治性膵疾患に関する調査研究」厚生労働省、2011 より作成）

原因別にみると、アルコール性の慢性すい炎が高い割合を占めており、近年、とくに増えています。

腹痛のつづく代償期を経て移行期→非代償期へ

慢性すい炎の症状で、もっともよくみられるのは腹痛です。腹痛がつづく時期を「代償期」といいますが、この時点ではまだ、すい臓の機能はかなり保たれています。

さらに進行すると、腹痛は軽くなる一方で、すい臓の細胞の大部分が破壊され、機能不全におちいります。この時期を「非代償期」といい、脂肪便や下痢などの症状が特徴です。

また、内分泌機能も低下するため、糖尿病を合併しやすくなります。

慢性すい炎の病態・症状の推移

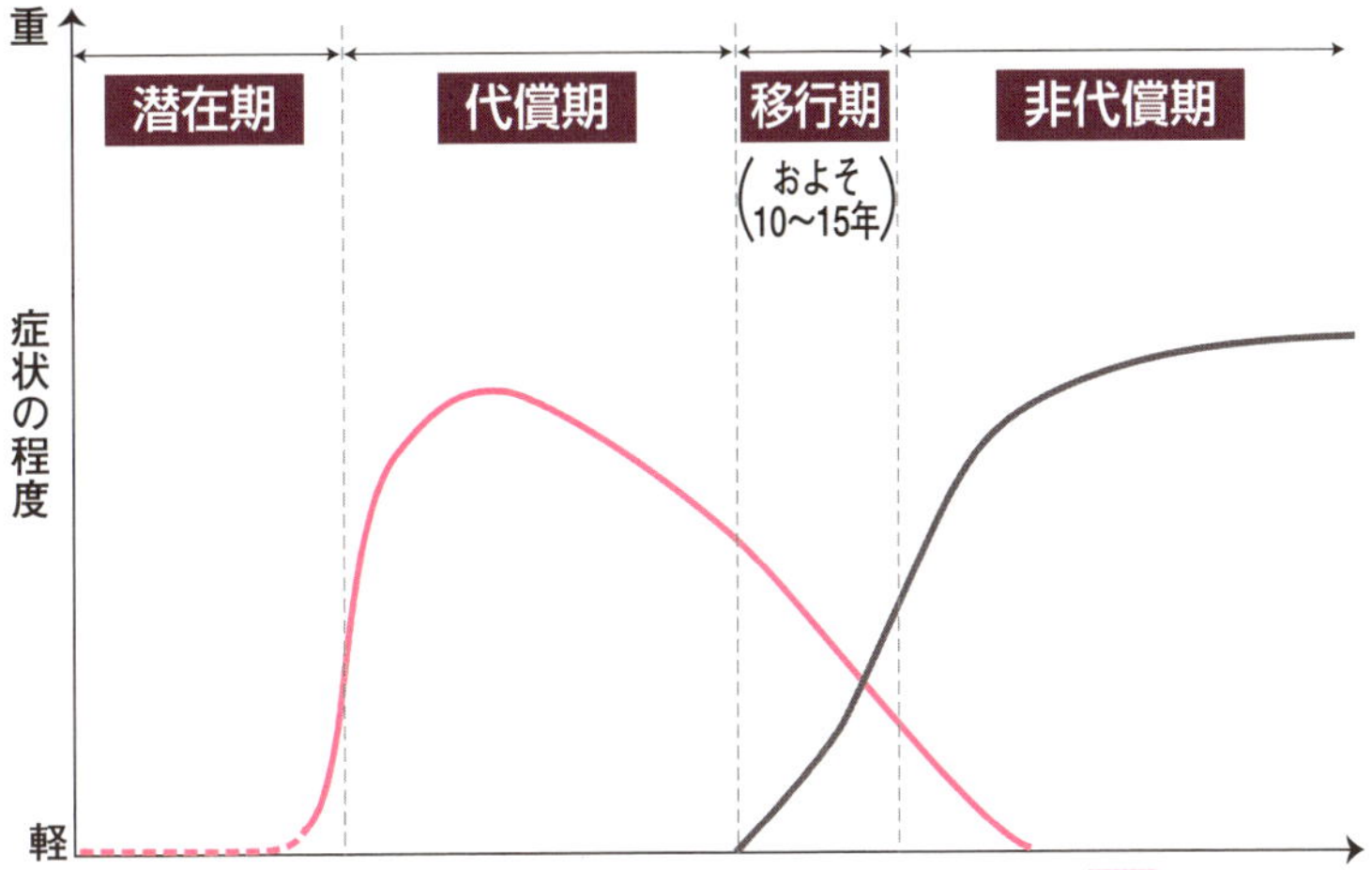

症状

おもな症状は腹痛だが、以下のような症状も現れる
- 背部痛
- 食欲不振
- 悪心
- おう吐
- 下痢
- 腹部膨満感
- 体重減少
- おなかを押すと痛む

- 消化吸収障害による腹部膨満感や体重減少、脂肪便（白っぽく、軽い便）
- 糖代謝の障害をおこし、糖尿病を合併しやすくなる

薬物治療、外科的治療とともに日常生活の見直しも必要

代償期の治療は、痛みを抑え、すい臓の細胞の破壊を食い止めることが目的となります。痛みを抑えたり、消化を助ける薬を用いる薬物療法が中心です。

すい管にせまい部分があったり、すい石（すい臓の中にできる結石）がある場合には、内視鏡的治療をおこないます。

それでも改善しない場合には、すい管の狭窄部《きょうさくぶ》を切除する手術などをおこなうこともあります。

一方、非代償期には、残っているすい臓をできるだけ維持し、すい臓の機能を補うための治療をおこないます。糖尿病を併発している場合には、インスリン注射をおこなったり、消化吸収に障害がある場合は消化酵素薬を用いて消化を助けます。

また、食事制限も必要です。

代償期、非代償期ともに、アルコールを控えることも欠かせません。

胆のう・すい臓の病気⑦

すい臓がん

すい頭部にできるがんが7割以上を占める

すい臓の上皮細胞に発生する悪性腫瘍を、すい臓がんといいます。すい臓がんの大部分はすい管にできますが、なかでもすい頭部のすい管にできるものが圧倒的に多く、全体の7～8割を占めています。

すい頭部のがんは、症状の現れにくいすい臓がんのなかで、唯一はっきりとした症状が現れるがんで、黄《おう》疸《だん》などの症状がおこるのが特徴です。

すい臓がんのできやすい部位と、その割合

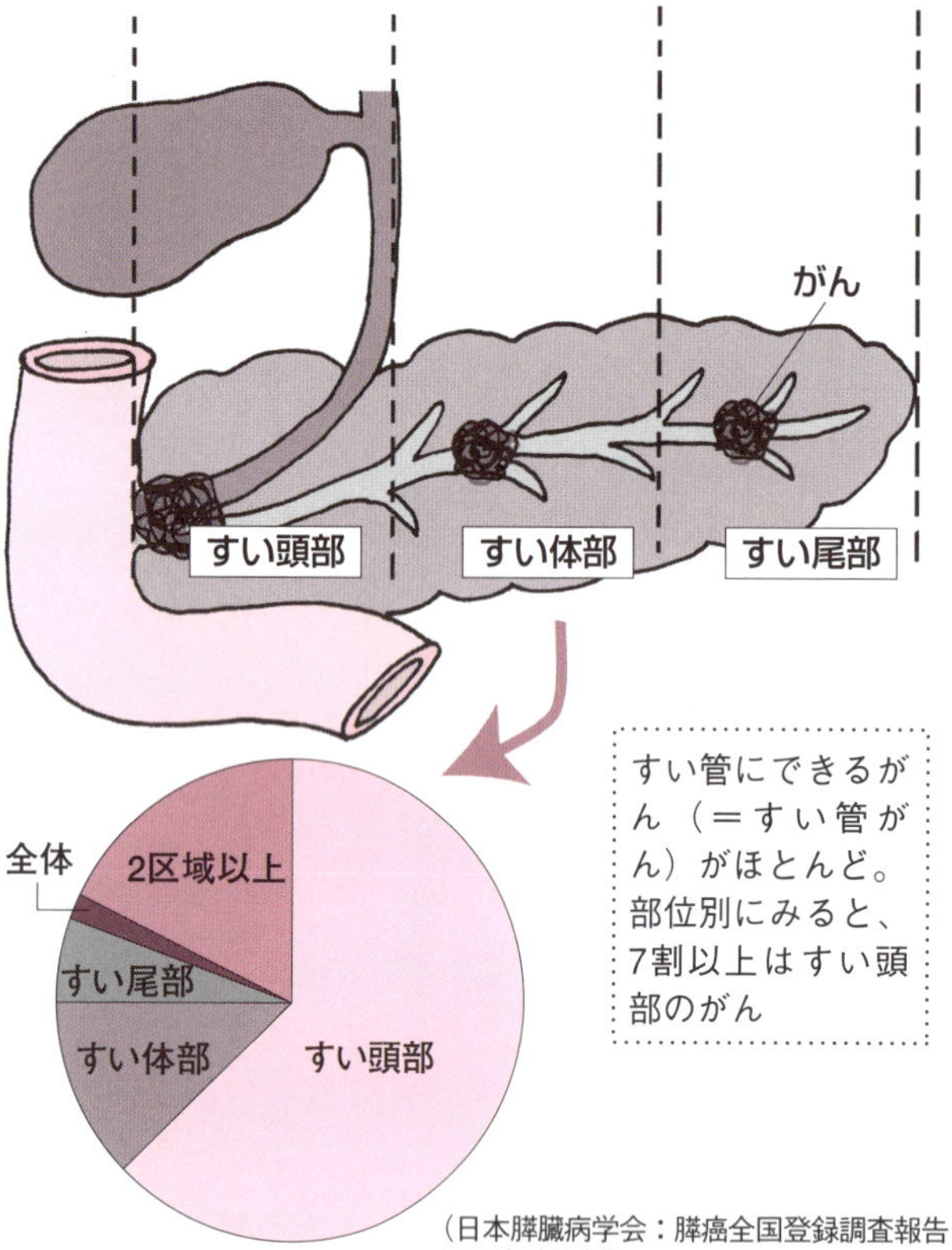

（日本膵臓病学会：膵癌全国登録調査報告1999年度症例）

ハイリスク群が特定できず、早期発見のむずかしいがん

すい臓がんは、悪性腫瘍の死亡者数で第5位になっている、予後の悪いがんです。

その理由は、ハイリスク群が特定できていないことと、早期発見がむずかしいことにあります。

すい臓がんもほかのがんと同様に、「喫煙」がリスクになることはまちがいないといわれていますが、そのほかのリスクと考えられている「高齢」「家族歴」「男性」「糖尿病がある」などは、発がんとの関係が明確に証明されていないため、ハイリスク群を対象にした検診をおこなうことができません。

また、自覚症状がほとんどなく、気づかないうちに進行しているという問題もあります。

がんが広がりやすく病巣の完全切除が困難

すい臓がんの治療の基本は、病巣を切除する外科的治療です。

がんの大きさや広がり度合いなどをみて手術が可能と判断されれば、切除をおこないます。進行がんであっても、切除をしたほうが、切除をしない場合より生存率が高いことがわかっているからです。

がんがすい臓内にあり、周囲に広がっていない場合には、病巣部を切除します。ただ、すい臓がんは周囲に広がりやすいため、病巣を完全に切除することは困難です。そのため、広範囲に切除します。

すい頭部のがんでは、すい臓、十二指腸、胃の一部、胆のうなどを切除する「すい頭十二指腸切除術」（→P99）という方法があります。がんがすい臓全体に広がっている場合には、すい臓の全摘出手術をおこないます。手術が適さない場合は、化学療法や放射線治療をおこなうことが多く、近年では、両方を並行しておこなう化学放射線療法が主流です。

早期発見のための定期検査が何より重要

すい臓がんは、みつかった時点で進行していることが多く、過半数の人が手術を受けられず、延命治療のみというのが実状です。そのため、手術が可能な段階で発見できるよう、定期的に超音波検査などを受ける必要があります。また、中高年で急に糖尿病を発症したり、糖尿病が急激に悪化した場合にも検査が必要です。

すい臓がんのステージ分類

すい臓がんは、周囲に広がりやすいのが特徴です。周囲に広がっていない初期段階（ステージ0～Ⅱ）であれば、病巣の切除が可能なことが多いとされます。

段階	進行のめやす（がんの大きさ、広がりの度合い）
ステージ0	浸潤《しんじゅん》する性質のないがんの場合。または上皮内がんで、どこにも浸潤・転移していない場合
ステージⅠ	2cm以下のすい臓内のがんで、どこにも浸潤・転移していない場合
ステージⅡ	すい臓内のがんで2cmを超えるが、どこにも浸潤がない場合　など
ステージⅢ	2cm以下のすい臓内のがんで、すい臓のやや近くのリンパ節まで浸潤している場合／十二指腸などにがんが浸潤している場合　など
ステージⅣa	すい臓に連続した大血管や、胃、大腸、脾臓《ひぞう》、腎臓などにがんが浸潤している場合　など
ステージⅣb	Ⅰ～Ⅳa以上に進行している場合

すい臓がんを早期にみつける腫瘍マーカーの開発に期待

すい臓がんは、早期発見がむずかしい病気です。すい臓がんになると血液中に増える「CEA」「PSTI」「CA19-9」などの腫瘍マーカーがありますが、精度があまり高くなく、とくに初期のすい臓がんでは上昇しにくいという難点があります。現在、従来の腫瘍マーカーに新たな腫瘍マーカーを組み合わせて精度を高める研究が進められており、臨床化が期待されています。

胆のう・すい臓の病気⑧

その他のすい臓病

すい内分泌腫瘍

良性と悪性があり、悪性の場合は手術が必要

すい臓には、消化にかかわる外分泌と、ホルモンにかかわる内分泌がありますが、外分泌にかかわる部位のがんを「すい臓がん」、内分泌にかかわる組織にできるものを「すい内分泌腫瘍」といいます。

すい内分泌腫瘍の一部はホルモンを分泌するため、そのホルモンに由来する症状が現れることがあります。

すい内分泌腫瘍には良性と悪性があり、悪性は他臓器に転移します。

しかしすい臓がんに比べて進行が遅く、悪性腫瘍がみつかっても、切除手術をおこなえば多くは治ります。

良性の場合も、悪性に変化する可能性があるため、切除手術をします。

すい内分泌腫瘍の種類と特徴、おもな症状

ガストリノーマ

●特徴　胃酸の分泌を促進するホルモン、ガストリンを分泌する細胞に発生する。

●症状　腹痛、吐き気、おう吐、全身倦怠感など。下痢をすることもある。

●治療と予後　基本は切除手術。切除のできない場合は、ガストリンのはたらきを抑える薬などが用いられる。

インスリノーマ

●特徴　もっとも発生頻度が高いタイプ。多くはすい臓に発生し、インスリンを分泌する細胞にできる。

●症状　たえずインスリンを分泌するようになるので、頭痛、意識低下、動《どう》悸《き》などの低血糖症状がおこる。

●治療と予後　腫瘍を切除すれば、完治は可能。悪性度が低く、転移も少ない。

グルカゴノーマ

●特徴　血糖値を上げるホルモン、グルカゴンを分泌する細胞にできる。多くはすい臓に発生。悪性度はやや高い。

●症状　血糖値が上がるため、軽度の糖尿病の症状がでる。皮膚に、部分的な細胞の壊死《えし》による紅斑《こうはん》が現れる。

●治療と予後　切除手術により根治が可能。ただし、浸潤《しんじゅん》・転移をすることも。

その他の腫瘍

・バイポーマ　腫瘍からVIPというホルモンが過剰に出ることにより、水様《すいよう》性《せい》下痢、低カリウム血症、胃無酸症、皮膚紅潮などの症状が現れる。

・ソマトスタチノーマ　ソマトスタチンというホルモンを、過剰に分泌する腫瘍。糖尿病や胆石、下痢などの症状が現れる。悪性度はかなり高い。

すいのう胞

液体の入った袋がすい臓の中にできる

中に液体の入った袋状の病変をのう胞といい、それがすい臓に発生したものを「すいのう胞」といいます。近年では画像診断が発達し、以前よりも発見率が高くなっています。

すいのう胞には、いろいろなタイプがあり、「腫瘍性のう胞」と「非腫瘍性のう胞」に大別されます。

腫瘍性のう胞のうち、「粘液産生すい腫瘍」は、腫瘍が液体を産生するためにすい管がふくらむことが原因でできるもので、がん化するものと、しないものがあります。

非腫瘍性のう胞には、「仮性のう胞」と「貯留《ちょりゅう》のう胞」があります。

仮性のう胞は他の病気が背景にあることが多く、貯留のう胞はすい管の出口に結石がつまることが原因でおこります。

治療法はのう胞の種類によって異なりますが、がん化しやすいタイプでは摘出手術が必要になります。

すいのう胞の分類

- 腫瘍性のう胞
  - 粘液産生すい腫瘍
  - すいのう胞腫瘍
    - 粘液性のう胞腫瘍
    - 漿液《しょうえき》性のう胞腫瘍
- 非腫瘍性のう胞
  - 仮性のう胞
  - 貯留のう胞

のう胞にはさまざまな種類があり、治療法もそれぞれ異なります。のう胞が小さいうちは症状もありませんが、大きくなると、のう胞の圧迫による腹部膨満感などがおこります。

すい胆管合流異常

すい管と胆管の結合部に異常がおこる、先天性の病気

通常、すい管と胆管は十二指腸の乳頭部で合流しており、すい液や胆汁は十二指腸へと流れていきます。

しかし先天的な問題により、この合流が乳頭部より上の地点で起こってしまう人がいます。これを「すい胆管合流異常」（→P87）といい、このような異常があると、すい液が胆管に向かって流れ込んでしまいます。

すい胆管合流異常には、生まれつき胆管が拡張している「先天性胆管拡張症」をあわせもつタイプと、そうでないタイプがあります。

この病気は女性に多く、これがあると20代などの若い年代でもがんを発症することがあるので、注意が必要です。治療は、胆管拡張症がみられる場合は拡張部の切除手術が、みられない場合は腹腔鏡下による胆のう摘出手術がおこなわれます。

胆のう・すい臓の病気の治療では、かつては開腹手術が中心でしたが、現在はより身体的負担の少ない治療法がおこなわれており、選択肢も広がっています。

ここまで進んだ！ 胆・すいの病気の最新治療

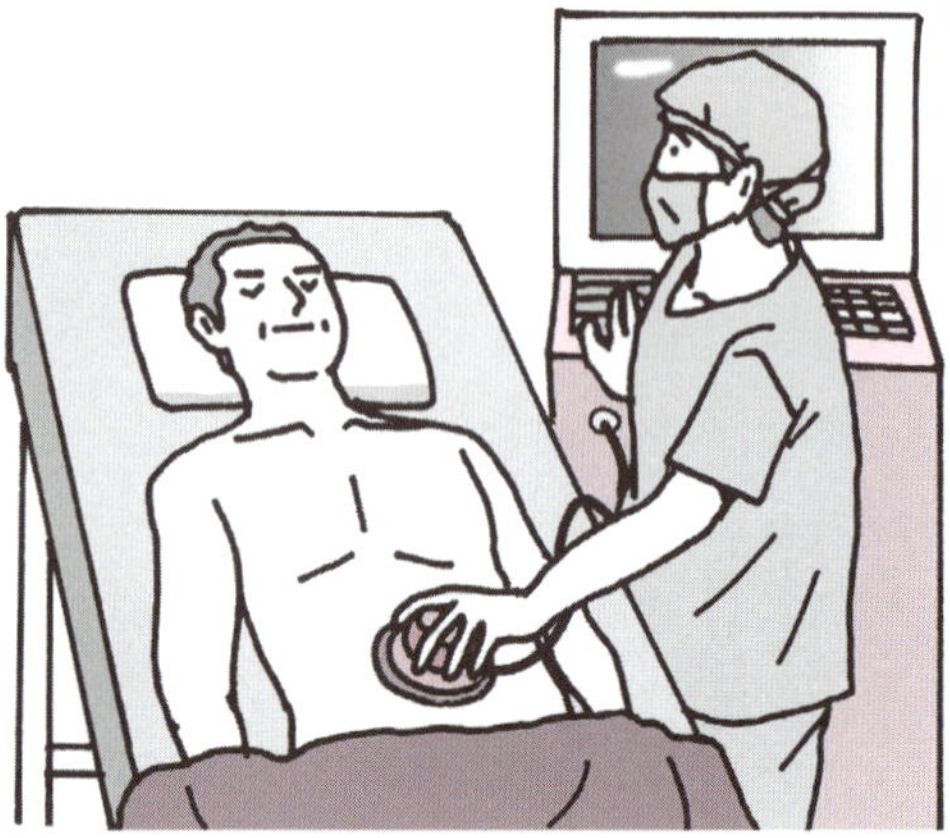

Ⅰ．内科的局所療法

◆胆石をとりだす

胆管にできた胆石は痛みをひきおこすことが多く、胆管炎の原因にもなるので、早めにとり除く必要があります。ただし溶解療法（→Ｐ 99）や破砕療法（→Ｐ 97）は不向きなため、次のような内視鏡的治療がおこなわれます。

内視鏡的バルーン拡張術

胆石が小さければ、乳頭部を切らずに胆石を摘出

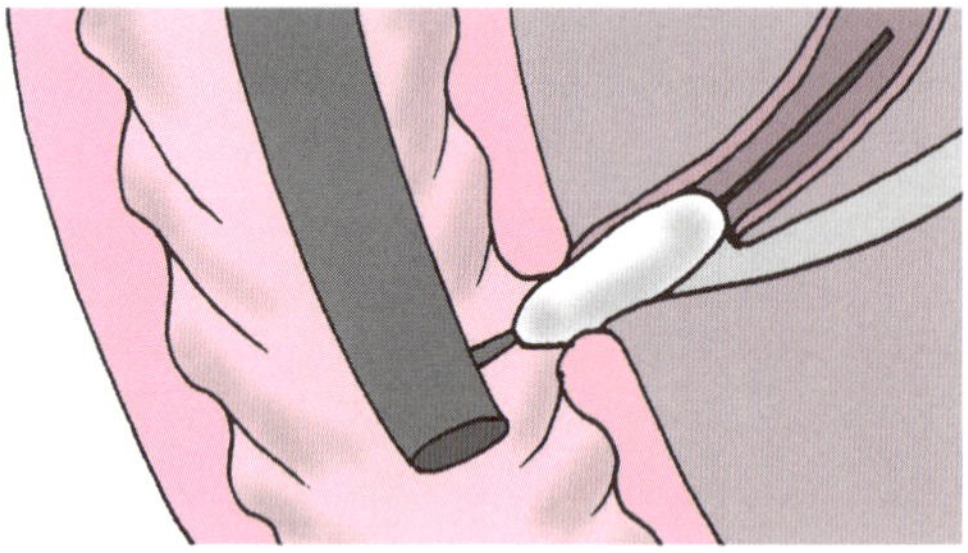

内視鏡を十二指腸乳頭部に送り込み、そこで内視鏡の先につけたバルーンをふくらませます。すると乳頭部が開くので、切開せずに胆石をとりだすことが可能になります。

内視鏡的乳頭切開術

乳頭部を切開して、奥にある胆石をとる

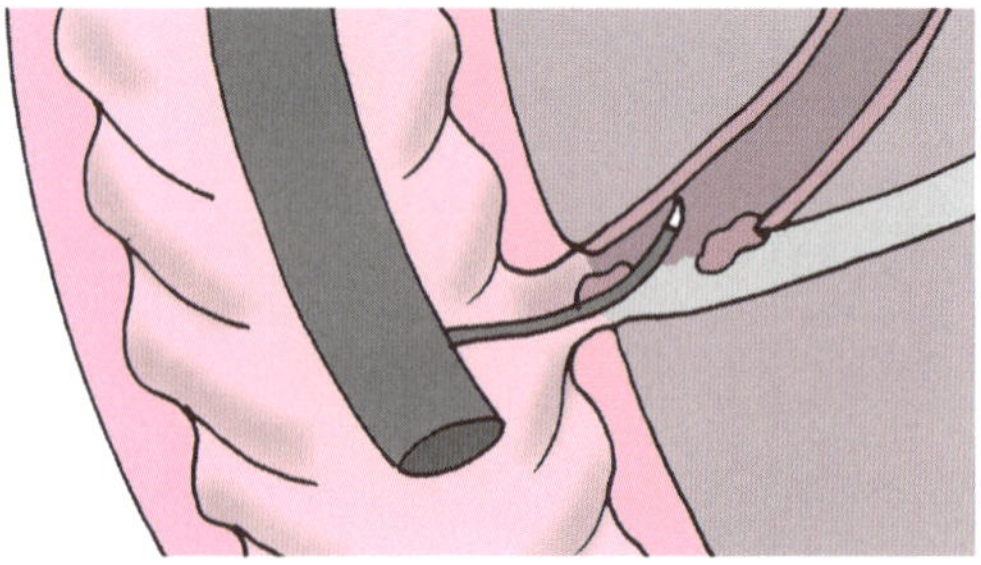

内視鏡を口から十二指腸に送り込み、内視鏡の先端につけた電気メスで乳頭部を切開して、そこから胆石を排出させる方法。胆管の奥にある胆石の治療のためにおこなわれます。

◆胆石を砕いてからだす

胆のう結石の場合や、総胆管結石でも結石が大きすぎてそのままでは排出できない場合に選択される治療法。体内の結石を細かく砕き、小さくしてからとり除きます。

体外衝撃《たいがいしょうげき》波《は》結石《けっせき》破《は》砕療法《さいりょうほう》

体の外から衝撃波をあて、石を砕く

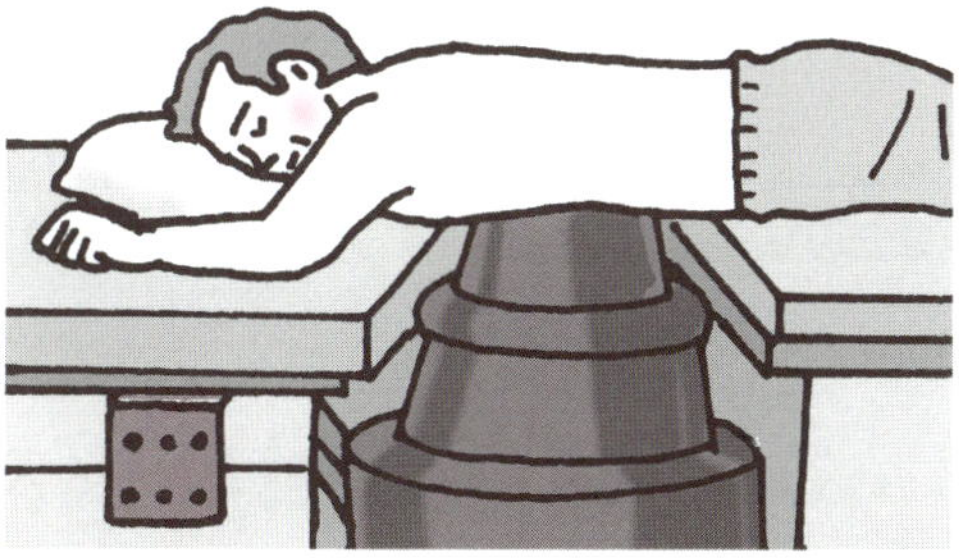

うつぶせの状態になり、体の外から胆石に向けてつよい衝撃波を照射し、胆石を細かく砕く方法です。砕いた胆石は、総胆管から体外に排出させます。

経口胆道鏡《けいこうたんどうきょう》下《か》切石術《せっせきじゅつ》

砕石装置のついた胆道鏡を口から入れる

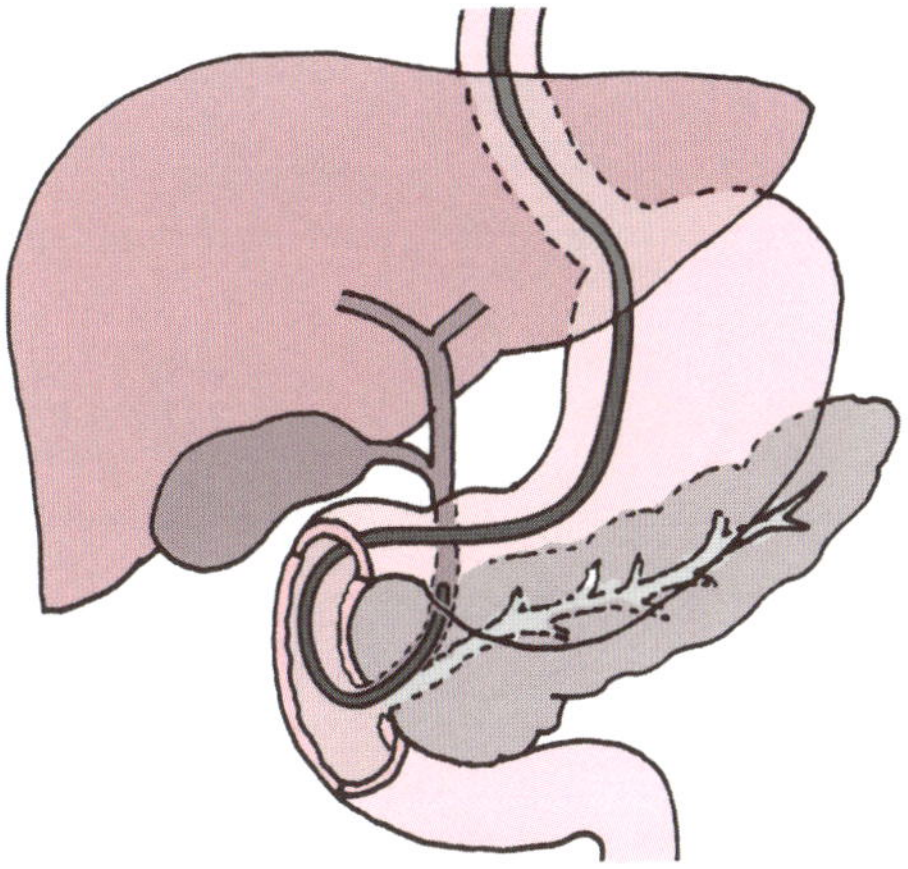

砕石装置をつけた胆道鏡を、乳頭部から総胆管に挿入し、胆石を砕いてからとり除く方法。砕き方には、鉗子で胆石を挟んだり、レーザーを照射するなどの方法があります。

◆胆のうを摘出する

胆のうごととりだす方法には、開腹手術と、腹腔鏡を用いた方法があります。

がんの場合は開腹手術に限られますが、胆石、胆のう炎、胆のうポリープなどでは、比較的負担の少ない、腹腔鏡を用いた方法でおこなわれるケースが増えています。

腹腔鏡下胆のう摘出術

おなかを切らずに胆のうを摘出

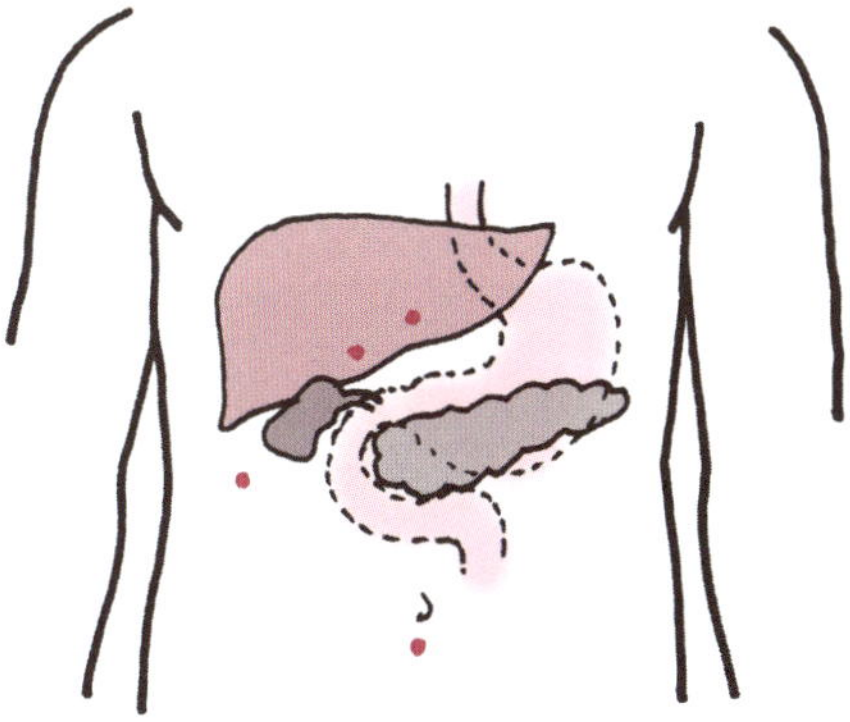

腹部に5～10㎜程度の小さな孔を４か所あけて、そこから腹腔鏡と鉗子などを挿入します。モニター画像をみながら、胆のうを周囲の組織から切り離し、体外にとりだします。

経皮《けいひ》経肝胆管《けいかんたんかん》ドレナージ

胆管にチューブを入れ、たまった胆汁を排出

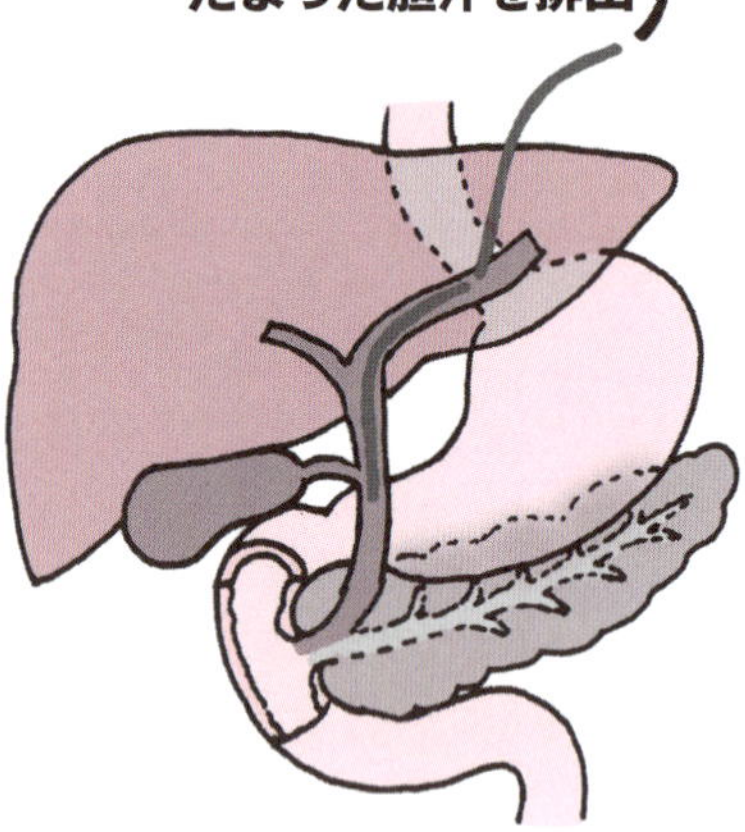

腹部にあけた孔からチューブを挿入し、内視鏡や超音波画像をみながら胆管へと到達させ、チューブを通じて、たまった膿を体外に排出する方法です。

◆たまった膿や胆汁をだす

胆管炎の多くは、総胆管結石が原因です。

総胆管に結石がつまると、胆汁《たんじゅう》がうっ滞して炎症がおこり、膿《うみ》がたまることがあります。

そのような場合に、膿や胆汁を排出する方法が、左のような「ドレナージ」です。「内視鏡的経鼻《けいび》胆道ドレナージ」といって、膿を鼻から排出させる方法もあります。

Ⅱ．外科的治療

◆胆道がんの切除

胆のうがんの場合は、開腹による胆のう摘出手術が主流です。胆管がんの場合にも病巣を摘出しますが、がんが大きく広がっている場合や肝機能が低下している場合には、肝臓を大きく切除できないため、経皮経肝門脈塞栓術がおこなわれます。

経皮《けいひ》経肝門脈塞栓術《けいかんもんみゃくそくせんじゅつ》

がんがある側への血流を止めて肝臓の一部を切除する

がんのある側の門脈にカテーテルを挿入し、先端につけたバルーンを広げて血流を止める

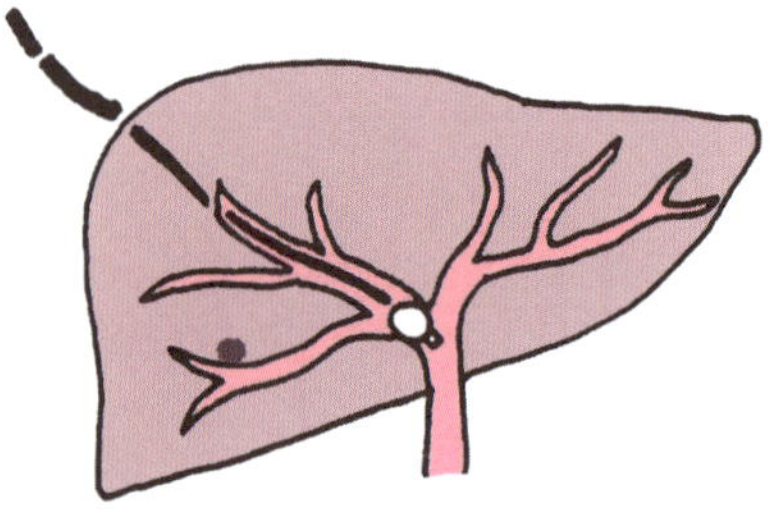

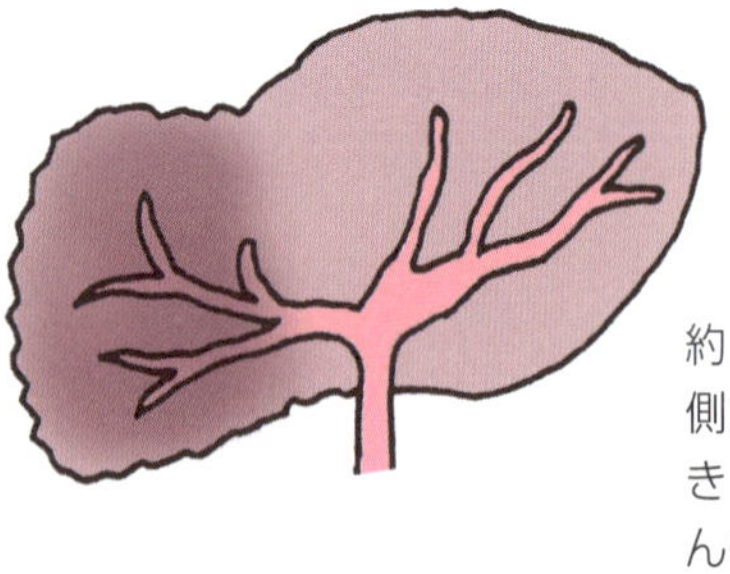

約2週間後、がんのある側が縮小し、ない側が大きくなっているので、がんのある側の肝臓を切除

すい頭十二指腸切除術

胆道とすい頭、十二指腸を切除し、がん病巣をとる

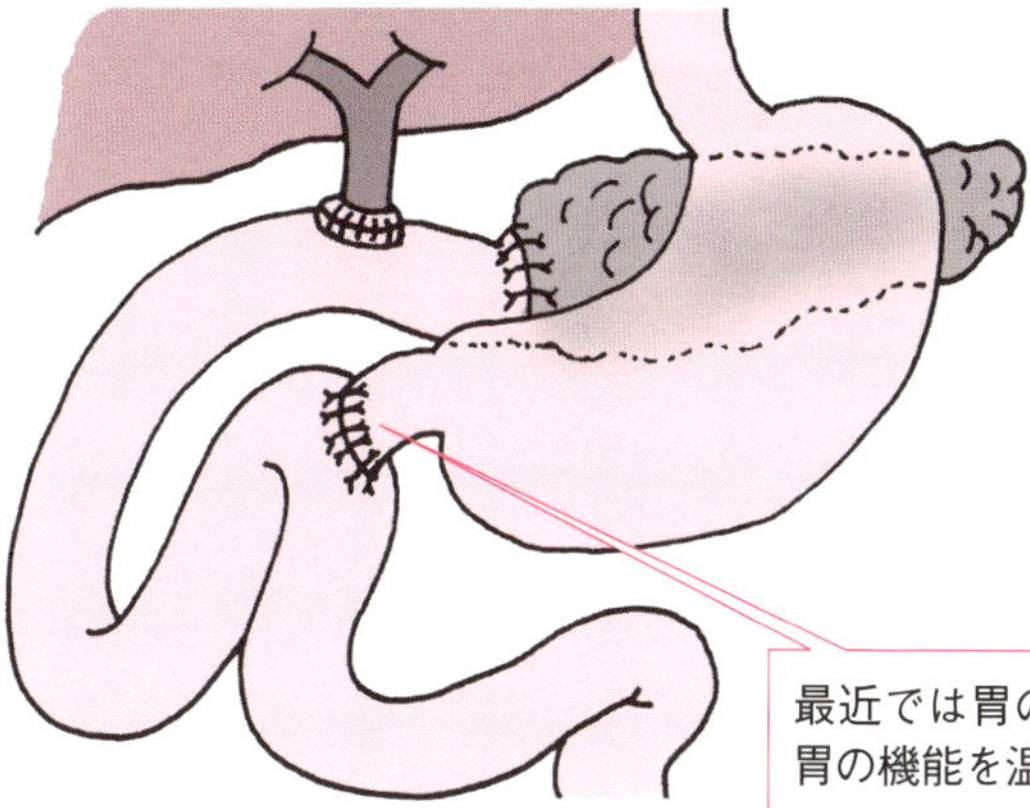

がんのあるすい頭部を含む胆道だけでなく、十二指腸や胃の一部など、周辺の組織も切除。残ったすい臓を小腸につなぎ、すい液を小腸に流します。

最近では胃の出口(幽門)を残し、胃の機能を温存するケースが多い

◆すい臓がんの切除

すい臓がんでは、がんのある部位によって、切除範囲も異なります。

すい臓がんのなかでももっとも多くみられるすい頭部がんの場合は、左のような治療法が選択されます。

Ⅲ．薬物療法

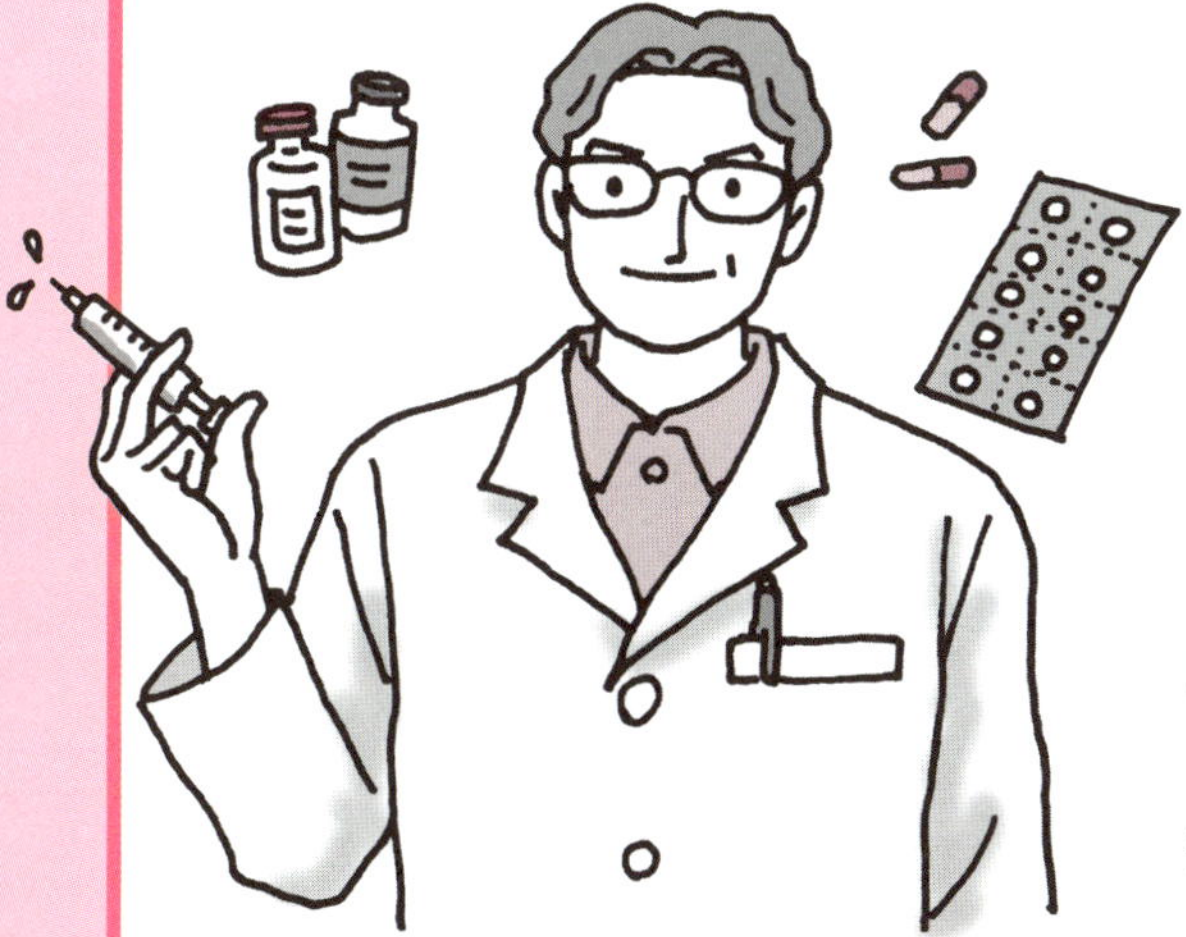

◆胆石を溶かす

胆石溶解療法

外科的手術なしで、胆石症を治療できる

ケノデオキシコール酸やウルソデオキシコール酸など、胆汁酸に含まれるのと同じ成分を内服することで胆汁酸の分泌を増やし、コレステロール胆石を溶かす方法。ゆっくり溶けるので、薬の服用期間は半年～2年ほどかかります。

胆石溶解療法のメリット、デメリット

メリット	デメリット
●身体的負担がすくない	●胆石が完全に溶けないことがある
●手術による合併症を避けられる	●薬を長期間服用することになる
●コレステロール胆石によく効く	●残った胆石から再発しやすい

Q 子どもでも すい臓の病気になるってほんと!?

A 本当です。腹痛で受診して、急性すい炎と診断されることも

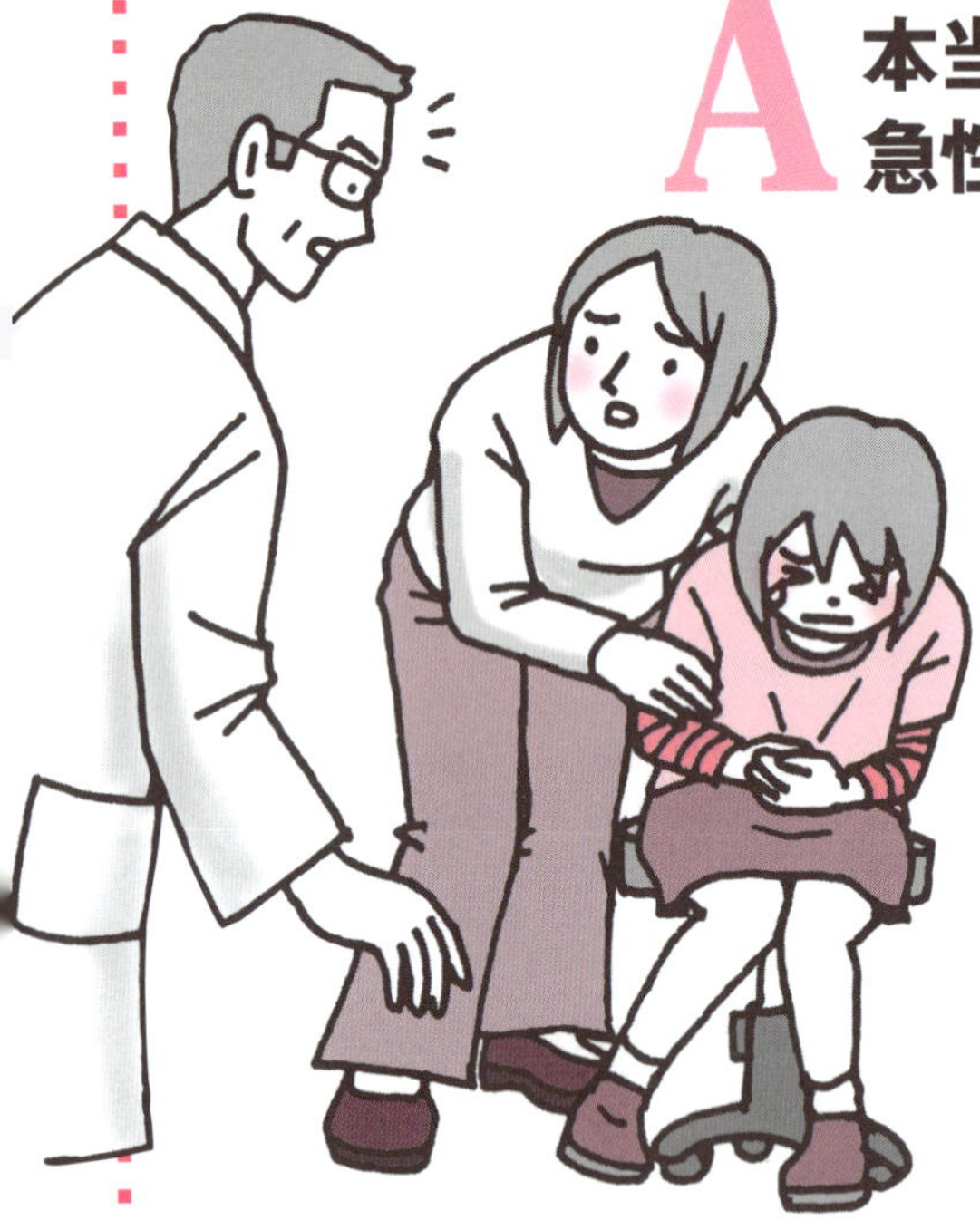

腹痛や食欲不振、吐き気が おもな症状

すい臓の病気にはアルコールとのかかわりが深いものが多く、とくに中高年や高齢者に多く発症するため、子どももすい臓病になることは、あまり知られていません。

しかし、原因不明の腹痛などで病院にかかった子どもが、精密検査の結果「急性すい炎」と診断される場合があります。

症状は大人の場合と同様で、腹痛のほか、吐き気やおう吐、食欲不振などですが、子どもの場合、症状を正確に訴えることができないため、診断は大人以上にむずかしいといえます。

すい胆管合流異常などが 原因でおこる

大人のすい炎は、アルコールや胆石によるものが圧倒的に多く、暴飲・暴食などがひき金となっておこりますが、子どものすい炎の場合、ほとんどはこのほかの問題によるものです。

まず考えなくてはならないのが、遺伝子異常やすい胆管合流異常（→P87）などの先天的な異常です。

そのため、すい炎が疑われる症状の場合は、画像検査などの精密検査などをおこなうことが必要です。すい炎とわかった場合の治療法は、大人の場合と同じです。

またそのほかの原因として、ウイルス感染症にともなうすい炎などが考えられますが、原因不明の場合も少なくありません。

第4章

肝・胆・すいをよくする食生活

肝・胆・すいの病気には、不規則で偏った食生活によるものが少なくありません。すでに肝・胆・すいの病気にかかっている人はもちろん、健康診断で検査値異常を指摘された人も、さっそく、肝・胆・すいに効く食生活を実践してみましょう。

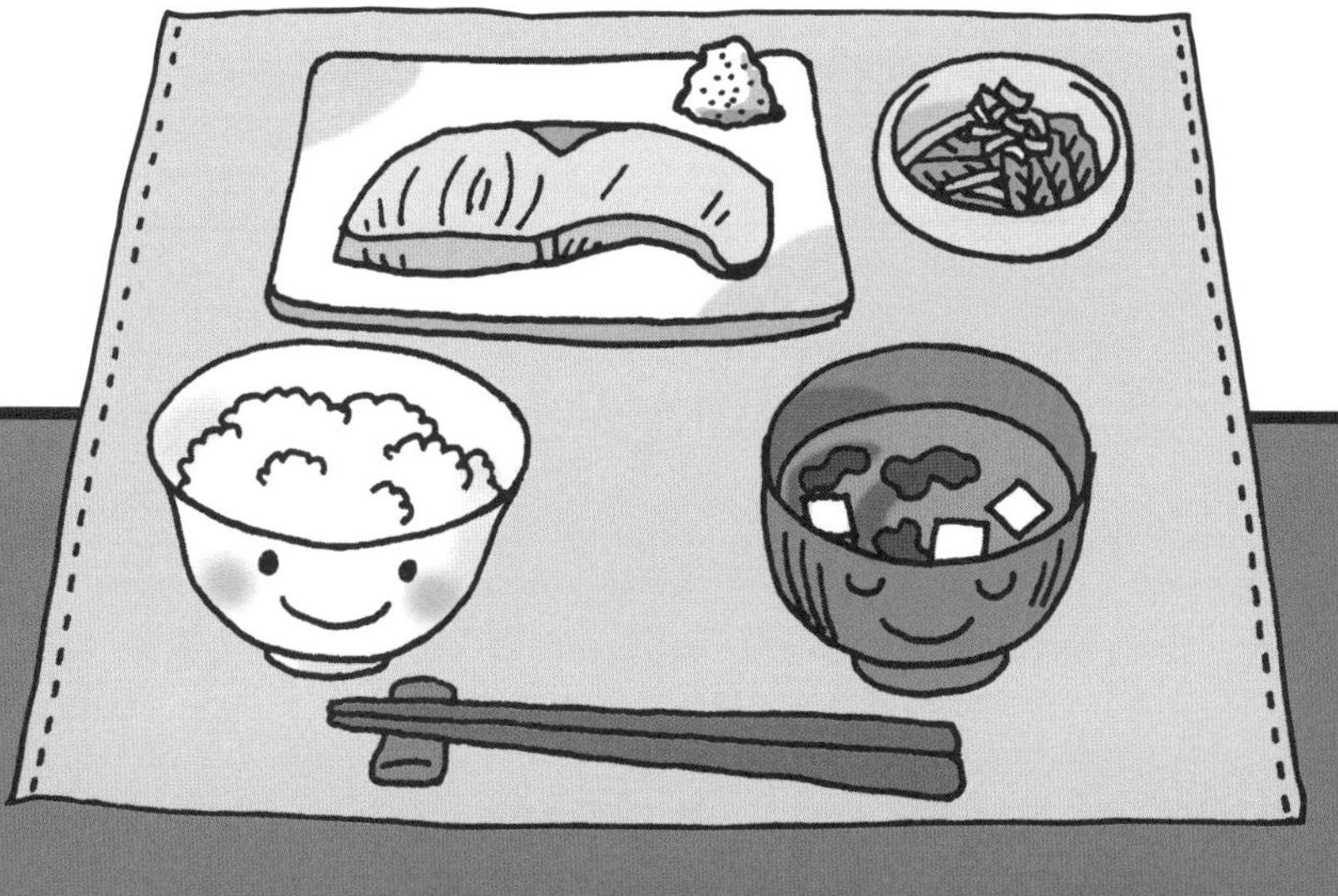

食生活を見直して、肝機能をアップ！

肝臓病の治療では、食生活がとても重要です。

食べすぎ、飲みすぎ、不規則な食事、偏食といった食生活をつづけていれば、肝臓にも大きな負担がかかり、病状は悪化してしまいます。反対に、肝臓への負担が少なく、肝臓の機能を促すような食事であれば、治療の大きな手助けとなるのです。

では、どのような食事がよいのでしょうか。

まずは朝食を抜いたりせずに、朝、昼、晩の3度の食事を規則正しくとることが基本です。量は、腹八分目がめやすです。

多品目の食品をバランスよく食べる

栄養素では、良質のたんぱく質を多めにとることが、肝臓の細胞の修復に役立ちます。

ただし、たんぱく質が含まれているからといって肉ばかり食べることなく、さまざまな食品をバランスよく食べるようにしましょう。栄養素は単独ではたらくものではなく、さまざまな組み合わせによって、機能が高まったり、効率よく体内で使われるものだからです。

肝臓をいたわる食事 7つのルール

1 エネルギーのとりすぎは、肝臓にとって最大の負担！

「肝臓病の人には高エネルギーの食事を」というのは、もはや昔の話。現代の食生活では、ふつうに食事をしていればエネルギーは十分に足りています。エネルギーのとりすぎは、肝臓の負担となるばかりか、肥満や脂肪肝の原因にもなりますから、適量の食事を心がけましょう。

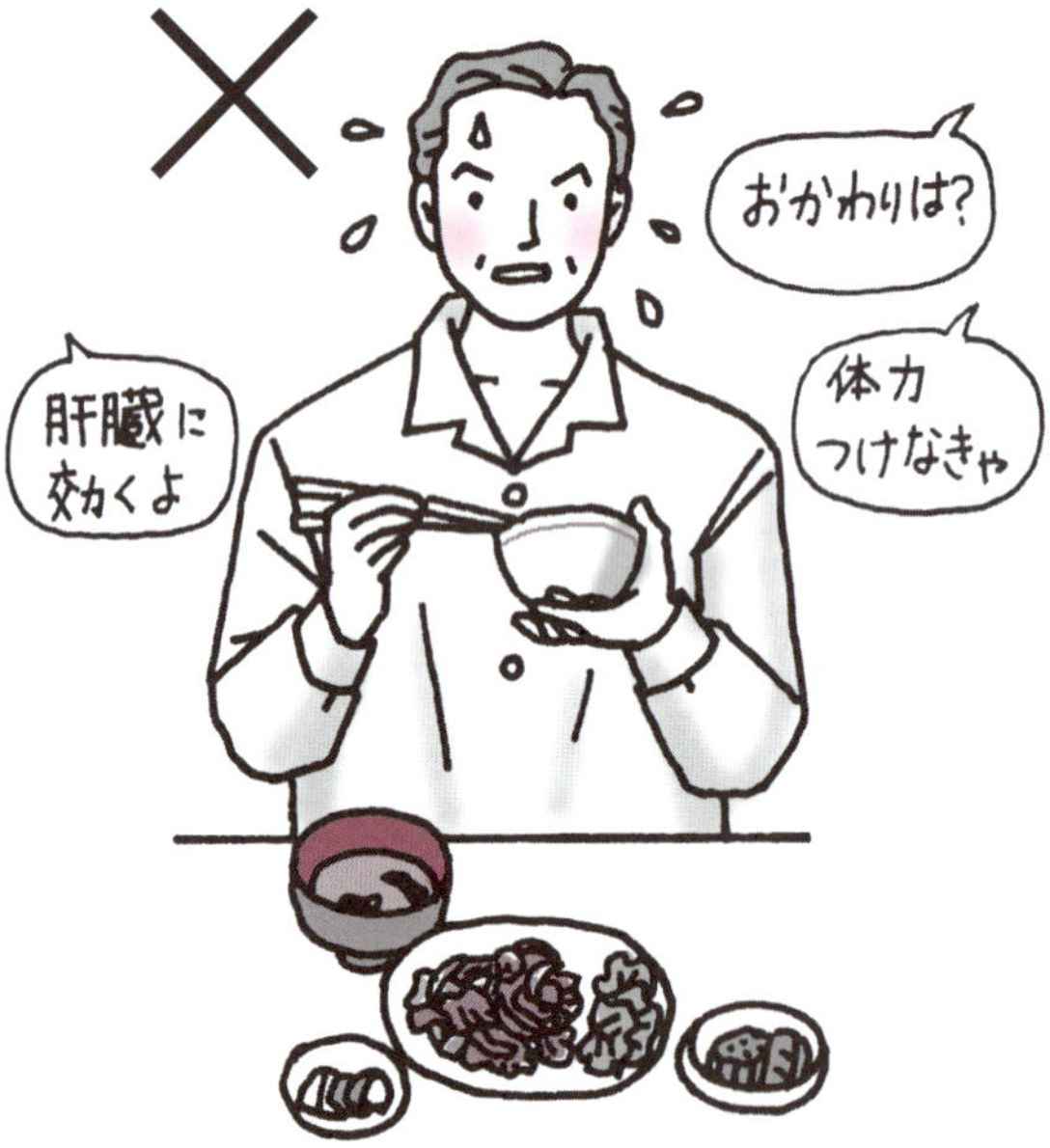

おかわりは?
体力つけなきゃ
肝臓に効くよ

2 朝食は必ずとる！夕食は早め・軽めで

朝食抜きの生活は、肝臓をいためる大きな原因に。食欲がわかなくても、必ず何か口に入れるようにしましょう。また、夕食には消化のよいものを食べること、夜遅くに食べないようにすることで、肝臓への負担を軽減できます。

3 良質のたんぱく質で、壊れた肝細胞を修復

良質のたんぱく質を含む肉や魚、卵、乳製品などの食品は、破壊された肝細胞を修復するためにも必要ですが、とりすぎると肥満や脂肪肝の原因に。カロリーオーバーにならない範囲で、上手にとり入れましょう。

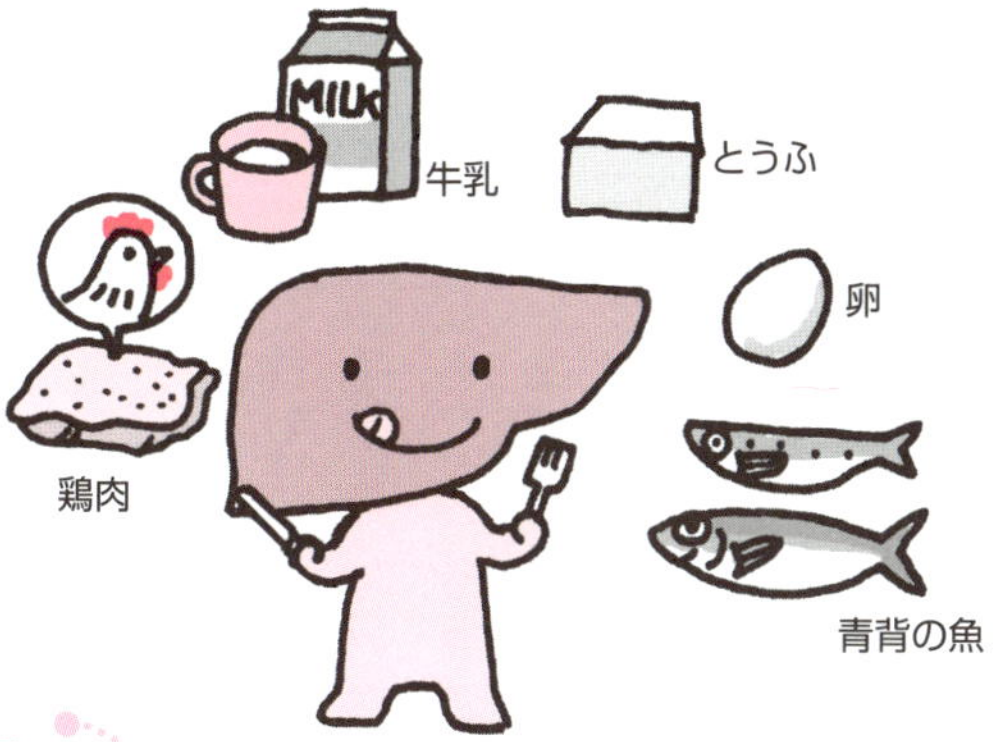

4 主食は、めん・パンよりもごはんがおすすめ

主食は、めんやパンに比べてたんぱく質の少ないごはんを中心に。肝臓病の場合、限られたエネルギー量のなかで、主食以外のおかずから動物性たんぱくを摂取したほうがよいからです。また、ごはんに含まれる糖質はエネルギーとして利用されやすいというメリットもあります。

5 食後は必ずひと休みして、肝臓への血流量をアップ

食後は肝臓の仕事量がもっとも増える時間帯ですから、肝臓にたくさんの血液を送り込まなくてはなりません。横になると肝臓への血流量が増えるので、食後1時間弱は「食休み」とし、ゆっくりと過ごしましょう。

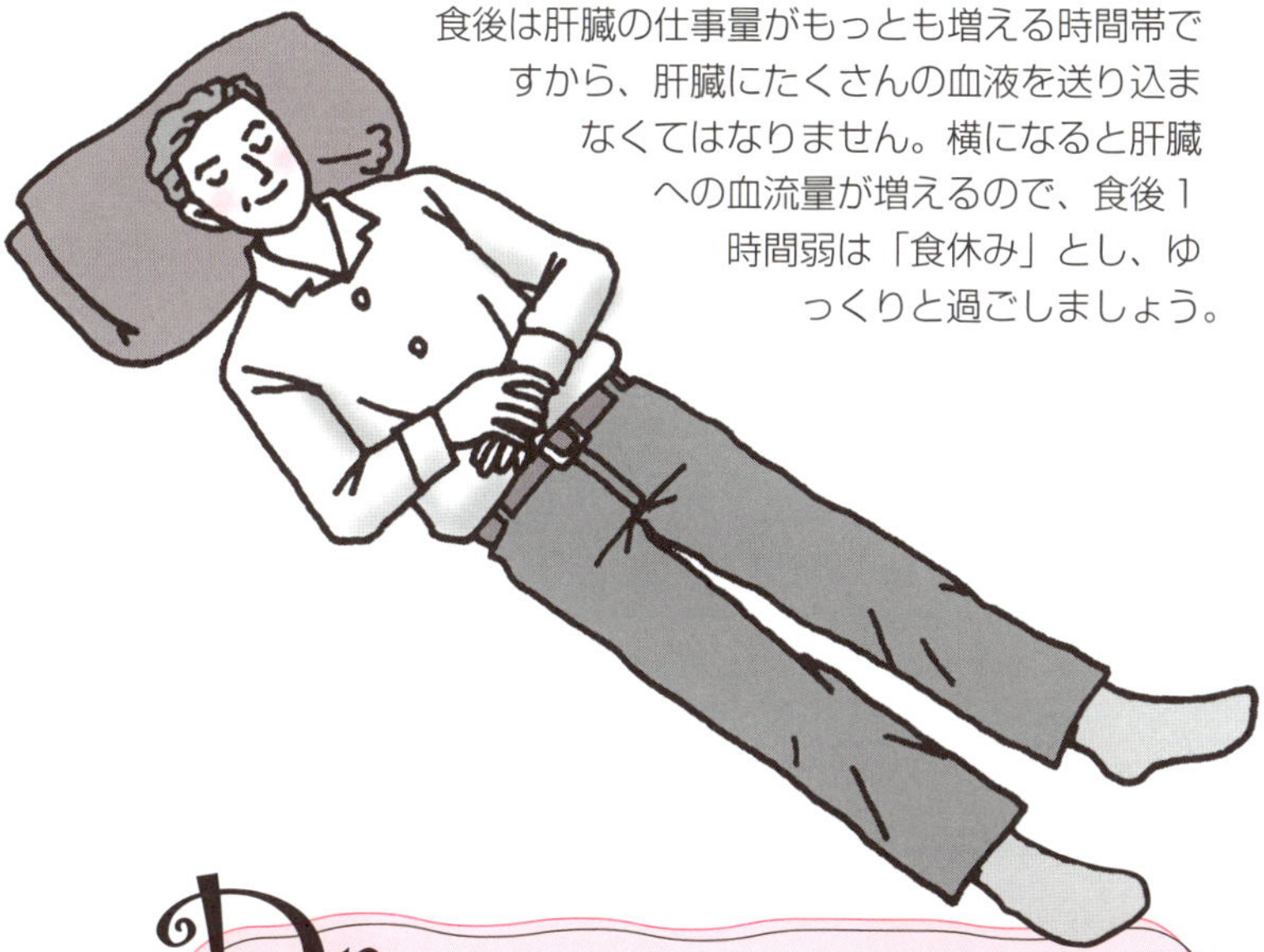

6 脂っぽいものはほどほどに。脂肪肝の人はとくに注意！

揚げものなどの脂っぽいものを食べてはいけないわけではありませんが、脂肪分のとりすぎは脂肪肝の原因にもなるので、少量にとどめましょう。すでに脂肪肝の人は、とくに注意が必要です。

7 古くなった油や添加物の多い食品は避けること

油は古くなると酸化して、過酸化脂質になります。過酸化脂質や保存料、着色料などの食品添加物は肝臓の負担になりますから、古い油を使った揚げものやスナック菓子、インスタントめんなどは、極力食べないようにしましょう。

Dr.アドバイス

“腹八分目”の量を覚えよう

食べすぎによる肥満は、肝臓の大敵。肥満を防ぐには、よく「腹八分目がよい」といわれますが、肥満ぎみの人は日ごろから早食い・ドカ食いの傾向があるため、腹八分目で抑えることがむずかしいようです。

そこでおすすめしたいのが、「1食を30分かけてゆっくり食べる」「途中でお茶や汁ものを飲み、胃を落ちつける」など、食べすぎを防ぐための具体的なルールを決めること。そうすると食べすぎを防ぐことができ、腹八分目の感覚もつかめるようになってきます。

肝臓の病態別・食生活のポイント

肝臓病の人の食事でもっとも重要なことは、適正エネルギー量を守ったうえで、バランスよく食べることです。

適正エネルギー量とは、1日の活動に必要十分な量のエネルギーのことで、病気の種類や状態、体重などによって異なります。

ここでは病態別の適正エネルギー量と、摂取する食品のめやす量を紹介します。

P105の表をもとにして、病態と体重にあった量を算出しましょう。

基本的には、魚や肉、大豆製品などに含まれるたんぱく質を十分にとるようにします。糖質の補給源であるごはんは、1日かるく3膳をめやすにするとよいでしょう。

そのほか、野菜に含まれるビタミン類や、海藻類に含まれる食物繊維など、多品目の食材と栄養素をバランスよくとるようにします。

肝臓病の基本食と、病態別の栄養バランス

脂肪肝の人は

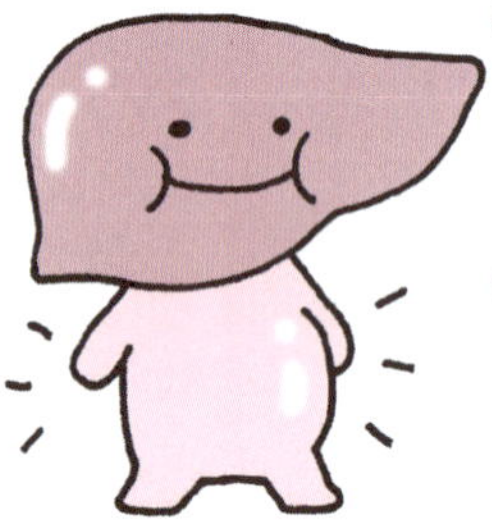

- 低エネルギー＆高たんぱく食が基本（→P105〝脂肪肝食〟）
- 主食のごはんの量を減らし、高たんぱく、低脂質のおかずをあわせる

肥満解消のため、摂取エネルギー量を減らします。とくに糖質、脂質は控えめに。

肝臓病の基本食（ウイルス性肝炎など）

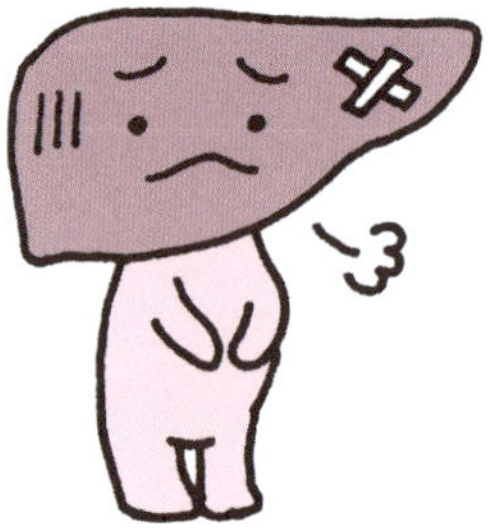

- 高たんぱく食（→P105〝肝臓病の基本食〟）
- 糖質、脂質も適度に摂取（急性肝炎初期は脂質を制限）

肝細胞の修復のために、たんぱく質は十分に。脂質、糖質もバランスよくとりましょう。

肝硬変の人は

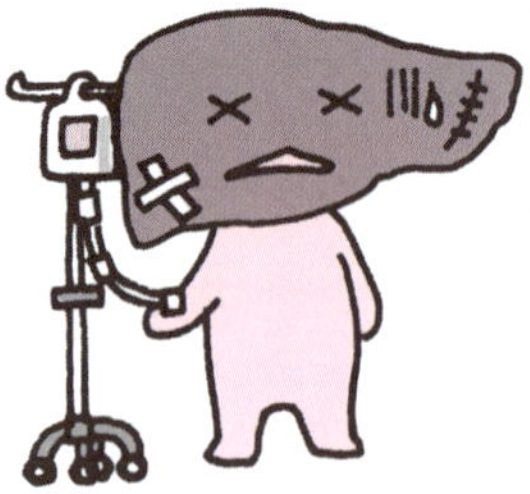

- 代償期：低たんぱく食が基本（→P105〝たんぱく制限食〟）
- 非代償期：むくみや腹水があるときは、塩分や香辛料を控えめに

たんぱく質をとりすぎると、肝性脳症をひきおこすことも。とりすぎに注意しましょう。

アルコール性肝障害の人は

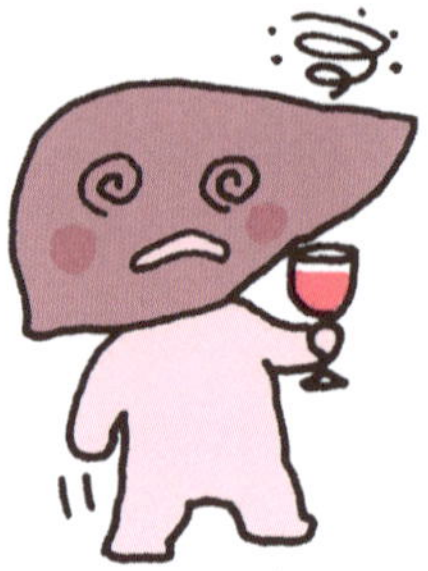

- 高たんぱく食（→P105〝肝臓病の基本食〟）
- アルコールで失われたビタミンを、積極的に補給
- 禁酒が基本。飲むときは、必ず上限量を守る

肝臓でのビタミン貯蔵量が減少しているので、各種ビタミンを積極的にとるようにします。

肝臓病のときの適正エネルギー量＆食品別摂取量

適正エネルギー量の求め方

肝臓病の基本食

適正エネルギー量（kcal）＝体重（kg）× 33.3

たんぱく制限食･脂肪肝食

適正エネルギー量（kcal）＝体重（kg）× 26.7

ウイルス性肝炎などの場合は〝肝臓病の基本食〟、脂肪肝やNASHの場合は〝脂肪肝食〟、肝硬変の場合は〝たんぱく制限食〟に該当します。

まず、左の計算式に体重を入れ、適正エネルギー量を算出します。

下の表は、体重60kgの人の場合の食品摂取量のめやすです。体重にあわせて、適宜増減してください。

体重60kgの場合

（単位：g）

		代表的な食品の例	肝臓病の基本食	たんぱく制限食	脂肪肝食
エネルギー・体温となる	主食	ごはん	400	400	300
		パン	70	70	70
	果物	りんご みかんなど	150	150	150
	砂糖	砂糖	10	20＋あめ玉20	10
		ジャム	15	25	—
	油脂	植物油 マーガリンなど	15	15	15
血液・筋肉・ホルモン・酵素となる	主菜	魚	100	30	100
		肉	80	30	80
		卵	50	25	50
		豆腐	100	—	100
	乳製品	牛乳	200	—	—
		ヨーグルト	100	—	100
体の調子をととのえる	副菜	緑黄色野菜	100	100	100
		その他の野菜	200	200	200
		海藻・きのこ	適宜	適宜	適宜
		いも類	100	100	100
料理の味をととのえる	調味料	みそ	10	塩分制限の人0～7	10
		しょうゆ	10	10	20
		塩	5	2～4	5
栄養量合計		エネルギー（kcal）	2000	1600	1600
		たんぱく質	90	40	80
		脂質	60	30	40
		糖質	270	300	250
		塩分	10	3～7	10

胆のうをよくする食生活のポイント

肥満の解消が、病気を治すいちばんの近道

胆石症をはじめとする胆のうの病気は、とくに肥満の人に多くみられます。したがって、胆のうの病気の治療・予防には、肥満を解消することが欠かせません。

肥満度を調べるには、下の表にあるＢＭＩ（ボディ・マス・インデックス）を計算します。ＢＭＩが25以上の人は、食事を中心に日常生活全般を見直し、肥満の解消にとりくんでください。

さらに自分の標準体重もあわせて算出し、その体重を目標に、少しずつ減量していきましょう。

ただし、急なダイエットは体によくありません。1か月に1～2kgをめやすに、あせらず減量していきましょう。

食事は、バランスのよい和定食がベスト

胆のうをいたわる食事の基本は、1日3食、規則正しく食べること。朝食を抜くなどの不規則な食事は、間食や食べすぎの原因となり、肥満をまねいてしまうからです。また、肥満防止のために、よくかんでゆっくり食べることも大切です。

また、胆のうは脂肪やコレステロールの消化・吸収にかかわっているので、過度の負担をかけないためにも、脂質やコレステロールの摂取量を控えます。動物性食品よりも植物性食品を多くとるようにし、コレステロールを排出させる作用のある食物繊維を多めにとるとよいでしょう。

こうしたことを考慮すると、脂肪分が少なく、栄養バランスのとれた和定食が、理想的な献立といえます。

まずは肥満度をチェック！　25以上なら要注意

［BMIの算出法］

BMI＝体重（kg）÷身長（m）÷身長（m）

［標準体重の算出法］

標準体重＝［身長（m）×身長（m）］×22

↓

BMI25以上なら肥満。食生活を改善し、標準体重をめざしましょう！

BMI	判定
18.5未満	やせ
18.5以上25未満	ふつう
25以上30未満	肥満1度
30以上35未満	肥満2度
35以上40未満	肥満3度
40以上	肥満4度

胆のうをいたわる食事 5つのルール

1 高エネルギー、高脂質のメニューは避ける

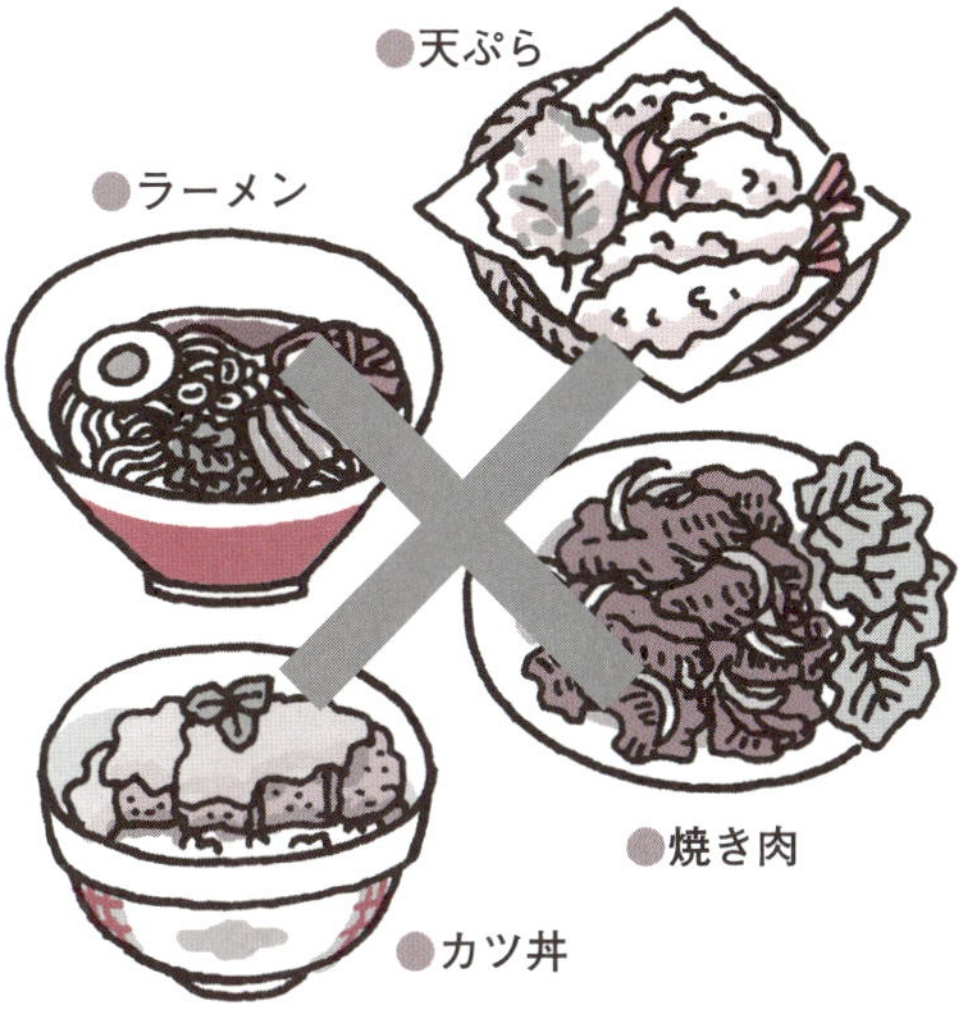

肥満を防ぐためにも、1日の摂取エネルギーは少なめにしましょう。

また、脂質を多く含む食事は、胆のうに大きな負担をかけます。揚げものなどの脂っぽい食事を避けて、低脂質のものを選ぶようにしてください。

2 ごはんなどの糖質を中心とした食事に

エネルギー源である糖質は、脂質に比べて消化にかかる時間が短く、胆のうに負担をかけない栄養素です。糖質の供給源である炭水化物のなかでも、パンやめんに比べて脂質の少ないごはんはとくにおすすめです。

3 野菜類から自然のビタミンをとる

ビタミンには、脂質の代謝を促したり、糖質をエネルギーに変えるといったはたらきがありますから、積極的にとるようにしましょう。

ただし、種類によっては過剰摂取が問題となるものもあるので、サプリメントに頼るより、野菜から自然にとったほうがよいでしょう。

4 食物繊維をしっかりとって胆石を予防

近年増加しているコレステロール胆石を予防するには、食物繊維を十分とることです。食物繊維には、便秘解消だけでなく、コレステロールを排出させる効果もあります。野菜や海藻類をたっぷり食べるようにしましょう。

5 ドカ食いは禁物！ゆっくりかんで食べる

1度にたくさん食べたり、早食いをするのは、胆のうに負担をかけるだけでなく、肥満にもつながります。満腹感を得るためにも、よくかんで、味わいながら食べるようにしましょう。

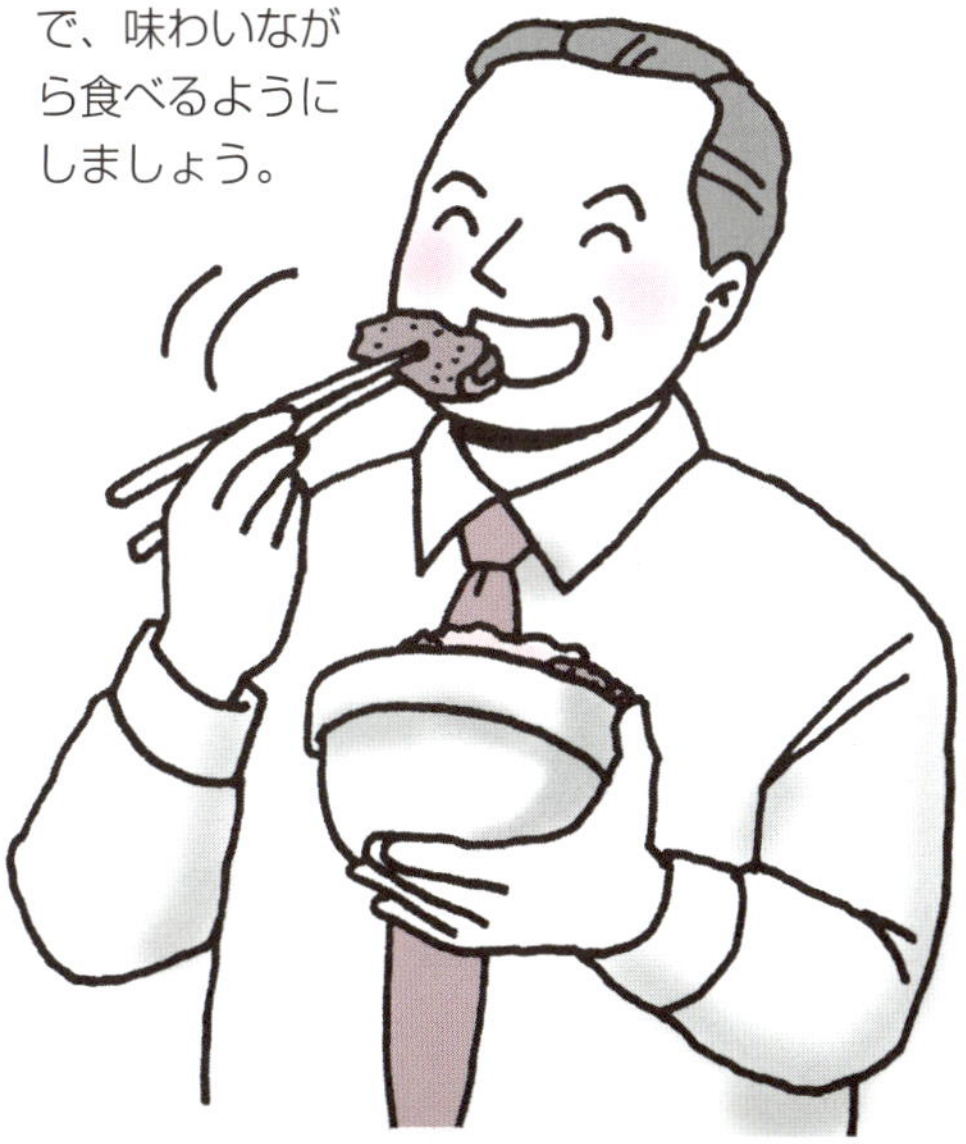

Dr.アドバイス

手術後や発作直後は、経過に合わせて食事内容を変えていく

- **絶　食**　手術直後や痛みが激しいときは、1～2日間絶食を
- ↓ **流動食**　痛みがおさまってきたら重湯や野菜スープなどの流動食を
- ↓ **三分がゆ**　胆のうを刺激しない糖質ならOK。最初は三分がゆから
- ↓ **全がゆ**　ようすをみながら全がゆにし、徐々にごはんに切り替えを
- ↓ **脂肪制限食**　全がゆやごはんに、低脂肪のおかずをくみ合わせて

すい臓をよくする食生活のポイント

高栄養・高脂肪型のすい炎には低脂肪食が効果的

慢性すい炎（→Ｐ90）の発症には、アルコールが深くかかわっています。ただしアルコールを飲む人すべてがすい炎になるわけではなく、発症には、食生活も深く関係しています。

アルコールによるすい炎を発症しやすい食生活のパターンは２つあり、１つは欧米に多い高栄養・高脂肪型で、もう１つは熱帯地方に多い低栄養・低脂肪型です。

日本人は、かつては低栄養型が多かったのですが、食の欧米化により高栄養・高脂肪型が増え、とりわけ脂質の摂取量が増加しています。

したがって、すい炎の治療・予防には、欧米型の食生活を見直し、脂質の摂取量を抑えることが必要なのです。

脂質の摂取量を1食あたり10g以下にする

すい臓の病気では、病態によって食事療法の目的と方法が異なりますが、おもに発作を防ぐことと、痛みを軽くすることが目的となります。

そのためには、すい臓を刺激しないよう、脂質の摂取を制限します。脂質を10ｇ以上摂取すると、胆のうを収縮させるＣＣＫというホルモンの分泌がさかんになり、痛みが生じるからです。

とくに急性すい炎（→Ｐ88）の場合や、慢性すい炎の代償期（→Ｐ91）には注意が必要で、１食あたりの脂質摂取量を10ｇ未満に抑える必要があります。また、アルコールは基本的に禁止です。飲みすぎ、食べすぎは発作の引き金となりますから、絶対にしないようにしてください。

日本人の脂質エネルギー比率の年次推移

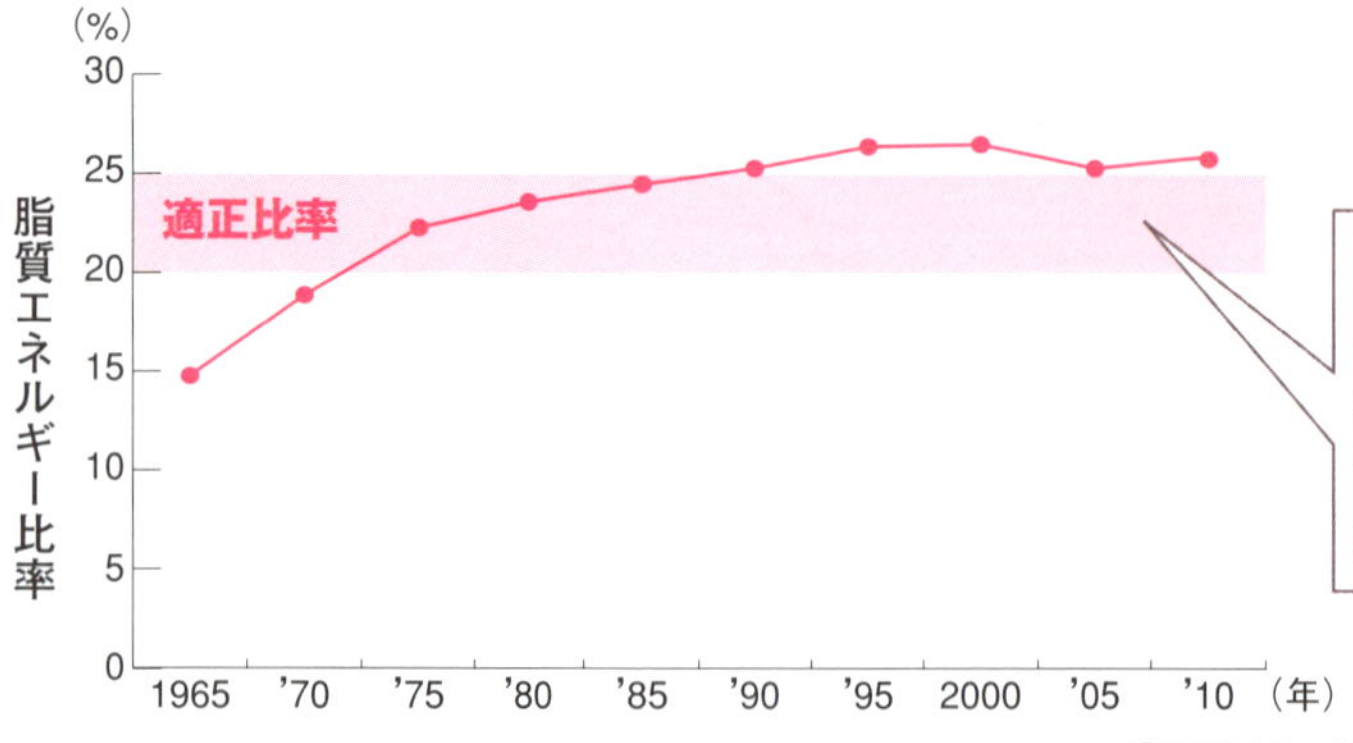

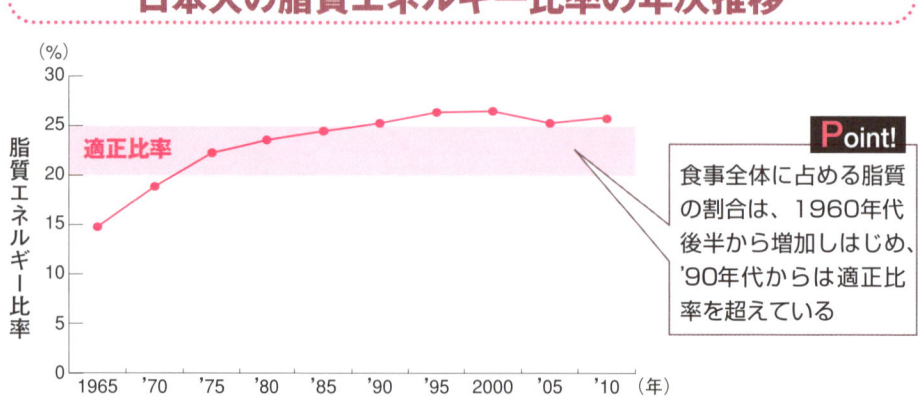

Point!
食事全体に占める脂質の割合は、1960年代後半から増加しはじめ、'90年代からは適正比率を超えている

（「国民健康・栄養調査」厚生労働省より作成）

すい臓をいたわる食事 5つのルール

1 低脂肪食で、サラサラすい液をとり戻す！

ステーキなどに代表される高脂肪のメニューは避け、白身魚や鶏のささみなど、脂肪分の少ない食品を選びましょう。

低脂肪食にすれば、すい液がドロドロになるのを防ぐこともできます。

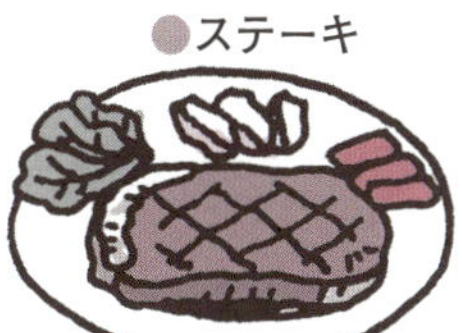
ステーキ

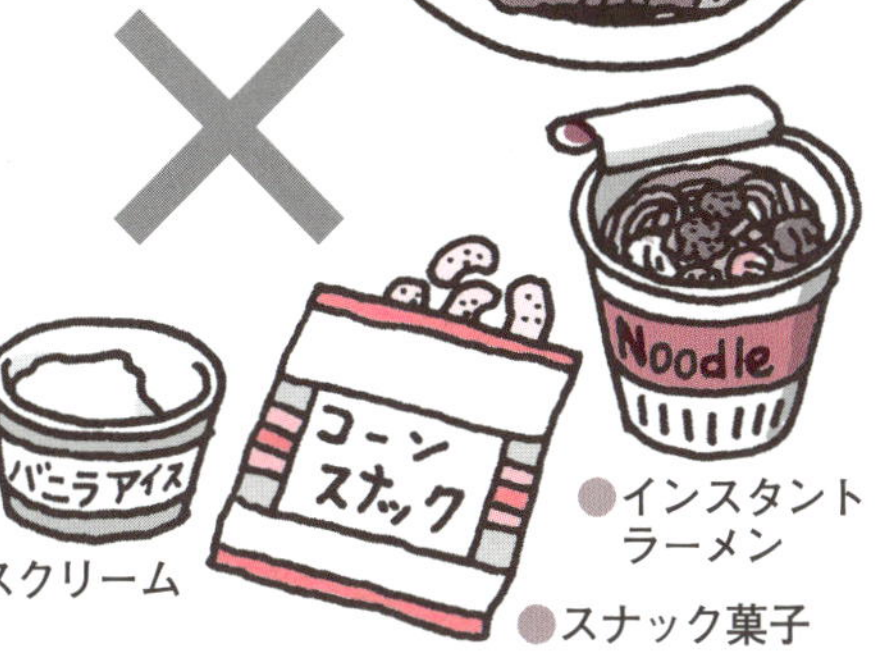
Noodle
インスタントラーメン
コーンスナック
スナック菓子
バニラアイス
アイスクリーム

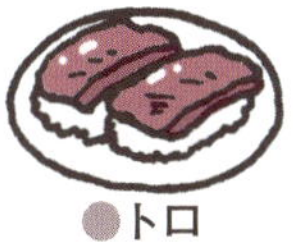
トロ

3 暴飲・暴食はやめて！規則正しい食生活を

暴飲・暴食をした後は、すい炎の発作がおこりやすくなります。暴飲・暴食を防ぐためには、ストレスをためないことはもちろん、1日3食を規則正しく食べることが基本です。

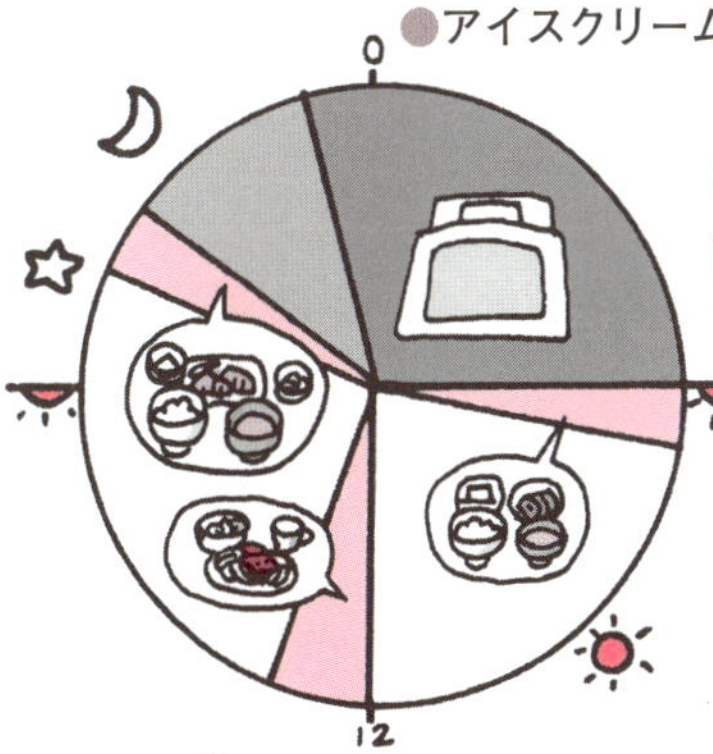

Dr.アドバイス

同じ慢性すい炎でも、代償期／非代償期で食事内容は変わる

代償期

- 食品から摂取する脂質は、1食10gまで
- カフェイン飲料、清涼飲料水、香辛料など、すい臓に負担のかかるものは避ける

非代償期

- アルコールは厳禁！
- 糖尿病を防ぐため、糖質をしっかりコントロール
- 食事の回数を増やし、1食分の量を減らす

2 野菜や果物を1日400g以上とる

脂質の代謝、排泄を促すには、ビタミンや食物繊維が欠かせません。ビタミン、食物繊維は野菜や果物にたくさん含まれているので、野菜を中心に1日400g以上食べるのが理想的です。すい臓がんの予防にもつながります。

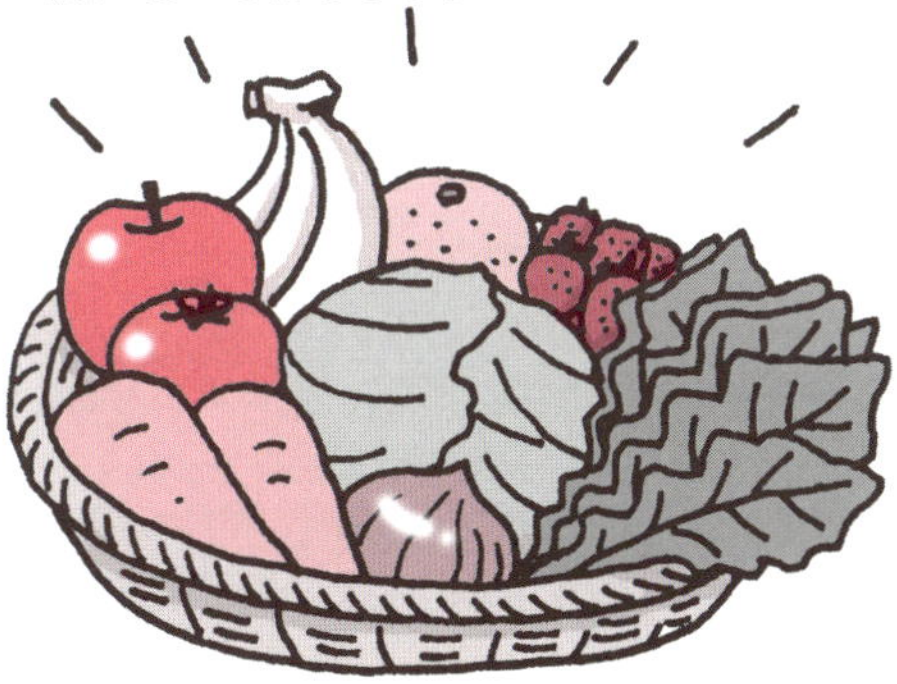

4 たんぱく質はたっぷり。塩分、糖分はほどほどに

すい液の分泌にはアミノ酸が必要です。アミノ酸のもとはたんぱく質ですから、たんぱく質は積極的にとるようにしましょう。また、慢性すい炎の非代償期の場合は、塩分や糖分のとりすぎにも注意が必要です。

5 アルコールは控えて。飲むときはつまみも食べる

アルコールはすい臓に悪影響を及ぼすので、禁酒が原則。飲酒が原因の人の場合、飲みはじめるとやめられなくなることが多いからです。少量だけ楽しむ場合は、必ずつまみを一緒にとるようにしてください。

良質のたんぱく質をとるための食材とメニュー

動物性たんぱくと植物性たんぱく、両方をバランスよく

約20種類のアミノ酸によって構成されるたんぱく質は、体の筋肉や骨、臓器のもとになったり、免疫力を向上させるなど、生きていくうえで欠かせない栄養素です。とくに肝臓・胆のう・すい臓の病気のときは、良質のたんぱく質をしっかりとる必要があります。

たんぱく質は、動物性と植物性の2種類に分けられます。肉や魚、卵、乳製品などに多く含まれる動物性たんぱくは、植物性よりも体内で効率よく作用しますが、これらの食品には、脂質も多く含まれています。

そのため、動物性たんぱくばかりに偏らず、植物性たんぱくを含む食品とあわせて、バランスよく摂取することが大切です。

動物性たんぱくを多く含む食材

肉類、卵、乳製品、魚介類に多く含まれています。種類や部位にもよりますが、肉より魚のほうが脂質が少ないので、脂質制限がある人は魚がおすすめです。

食材	1食分	たんぱく質(g)
かつお(春獲り)	1切れ100g	25.8g
うなぎの蒲焼き	1串100g	23.0g
本まぐろ赤身	1切れ80g	21.1g
とびうお	1切れ80g	16.8g
ビーフジャーキー	30g	16.4g
豚もも肉	80g	16.4g
さば	1切れ80g	16.2g
紅鮭	1切れ70g	15.8g
和牛ヒレ肉	80g	15.3g
たい(養殖)	1切れ70g	15.2g
あじ	1尾70g	14.5g
豚肩ロース肉	80g	14.5g

植物性たんぱくを多く含む食材

小麦粉などの穀類、大豆、レンズ豆などの豆類に多く含まれています。大豆には、豆腐をはじめとするさまざまな加工食品があるので、上手に利用しましょう。

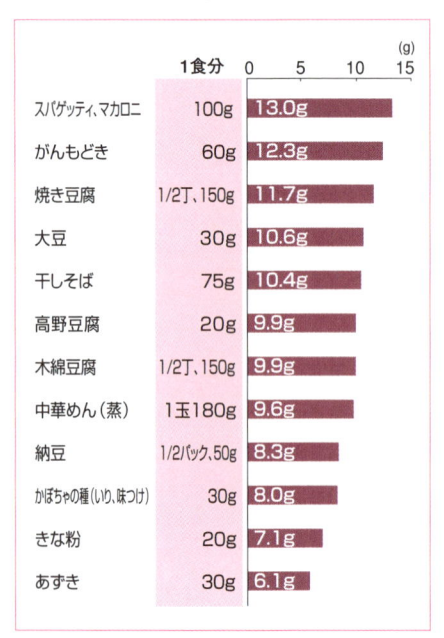

食材	1食分	たんぱく質(g)
スパゲッティ、マカロニ	100g	13.0g
がんもどき	60g	12.3g
焼き豆腐	1/2丁、150g	11.7g
大豆	30g	10.6g
干しそば	75g	10.4g
高野豆腐	20g	9.9g
木綿豆腐	1/2丁、150g	9.9g
中華めん(蒸)	1玉180g	9.6g
納豆	1/2パック、50g	8.3g
かぼちゃの種(いり、味つけ)	30g	8.0g
きな粉	20g	7.1g
あずき	30g	6.1g

アミノ酸をとって肝・胆・すいの機能を高める

　ここでは、アミノ酸のなかでもとくに、肝臓・胆のう・すい臓の機能を高めるために効果的なものを紹介します。

　タウリンは、生活習慣病全体に効果があるアミノ酸なので、肝臓・胆のう・すい臓のいずれの病気の人も、積極的にとりましょう。

　さらに、肝臓をよくするためにとくにおすすめなのが、肝機能を高めるリジン、ロイシン、イソロイシン、脂肪肝を防ぐスレオニンなどのアミノ酸です。胆のうの病気の人は、レクチン、グリシニンなどを積極的にとるとよいでしょう。すい臓病の人には、免疫力を高めるレクチンがとくにおすすめです。

　ただし、アミノ酸は複数の種類をバランスよく摂取することで、十分に効果を発揮します。1種類だけに偏らないよう、バランスよくとるようにしましょう。

肝臓・胆のう・すい臓に効果的な6つのアミノ酸

免疫力をアップ。胆のう系にはとくに効く　レクチン

［レクチンを多く含むおもな食材］

- いんげん豆
- レンズ豆
- なた豆
- 大豆
- じゃがいも

免疫機能を高め、体内の有害な細菌や微生物の繁殖を抑えます。胆のうの病気の人にはとくにおすすめ。風邪をひいたときにも、積極的にとりたいアミノ酸です。

調理のPoint!

肝・胆・すいの大敵である風邪のときにも効果的なレクチン。風邪で食欲がなく、のどを通らない場合などは、ポタージュにしたり、すりつぶすなどの調理法がおすすめです

おすすめメニュー

豆のサラダ、チリコンカン、じゃがいものポタージュ、マッシュポテト、豆のカレー

肝・胆・すいに効くマルチアミノ酸　タウリン

［タウリンを多く含むおもな食材］

- サザエ
- ホタテ貝
- まぐろ
- たこ
- やりいか
- ずわいがに

肝細胞の再生を促し、肝臓の解毒機能を強化するなど、肝機能を高める効果があります。コレステロール値を下げる作用もあるので、コレステロール胆石の予防にも。

調理のPoint!

タウリンは水溶性なので、炒めものにして食べると効率よく摂取できます。煮る場合は、煮汁も捨てずに一緒に食べるようにします

おすすめメニュー

サザエのつぼ焼き、ホタテのガーリックソテー、まぐろのづけ丼、たこめし、いかの煮もの、かにサラダ

肝機能を高める
ロイシン、イソロイシン

［ロイシン、イソロイシンを多く含むおもな食品］

- 牛肉、子牛肉、鶏肉
- 鮭
- プロセスチーズ、カッテージチーズ

肝機能を高めてくれるアミノ酸。ただし、単独で過剰摂取すると免疫力を低下させることも。

調理のPoint!

単独でとりすぎず、ほかのアミノ酸と組み合わせてバランスよくとるのがポイント。カッテージチーズは、サラダにのせると手軽にとれます

おすすめメニュー

牛もも肉と野菜の炒めもの、鮭のホイル焼き、かぼちゃのチーズ焼き、カッテージチーズのサラダ

脂肪肝を予防する
スレオニン

［スレオニンを多く含むおもな食品］

- ゼラチン
- スキムミルク
- 卵
- 本まぐろ（赤身）

肝臓に脂肪が蓄積するのを防ぐ作用があるので、脂肪肝の人にはとくにおすすめです。

調理のPoint!

ゼラチン＋牛乳でミルクゼリーに、スキムミルク＋牛乳、鶏肉でシチューにするなど、ほかのアミノ酸を多く含む食材とくみ合わせると、より効果的

おすすめメニュー

ミルクゼリー、クリームシチュー、クラムチャウダー、オムレツ、まぐろの刺し身

コレステロールの排泄を促す
グリシニン

［グリシニンを多く含むおもな食品］

- 大豆
- 豆腐
- 豆乳
- きな粉
- 大豆たんぱく食品（大豆油、かまぼこなど）

血中のコレステロールや中性脂肪を減らす作用があるので、脂っぽいものが好きな人におすすめ。

調理のPoint!

豆腐なら、絹ごしより木綿を選ぶとさらに含有率がアップ！ 大豆たんぱく食品は、かまぼこやシューマイ、ハンバーグなど、さまざまな加工品があり、特定保健用食品（トクホ）として市販されているものも

おすすめメニュー

大豆入りハンバーグ、湯豆腐、豆乳のシチュー、くずもちのきな粉がけ

肝機能を高め、疲れをとる
リジン

［リジンを多く含むおもな食品］

- 魚介類
- 豚肉
- 卵
- 牛乳
- チーズ
- 大豆、白花豆

肝機能を高めてくれるほか、体の組織を修復してくれるので、疲れがたまったときにもおすすめ。

調理のPoint!

ごはん、パン、めん類など、炭水化物に偏った食事をしていると不足しやすくなります。
豚肉を使う場合は、もも肉など、脂肪の少ない部位を選ぶようにしましょう

おすすめメニュー

あじの塩焼き、豚しゃぶサラダ、チーズオムレツ、豆腐ステーキ、白花豆の煮物

逆効果にならないよう、消化のよさと食べる時間にも注意

いくら体によいたんぱく質をたくさんとっても、食べ方がまちがっていると、かえって逆効果になる場合があります。

たとえば、良質のたんぱく質を多く含む食品であっても、高脂質のものや、消化の悪いものだと、肝・胆・すいにかえって大きな負担をかけてしまうことに。

そのため、同じたんぱく含有食品でも、できるだけ消化のよいものや低脂質のものを選ぶことが重要です。同じ食材でも、調理法によって、胃の中にとどまる時間が変わってきますから、できるだけ消化しやすくなるようにくふうしましょう。

また、一度に大量に食べたり、寝る直前に食べるのもよくありません。とくに食べてすぐに寝てしまうと、睡眠中も肝・胆・すいを休ませることができません。夕食は、就寝の3時間くらい前までにすませましょう。

消化に時間のかかる食材とメニュー

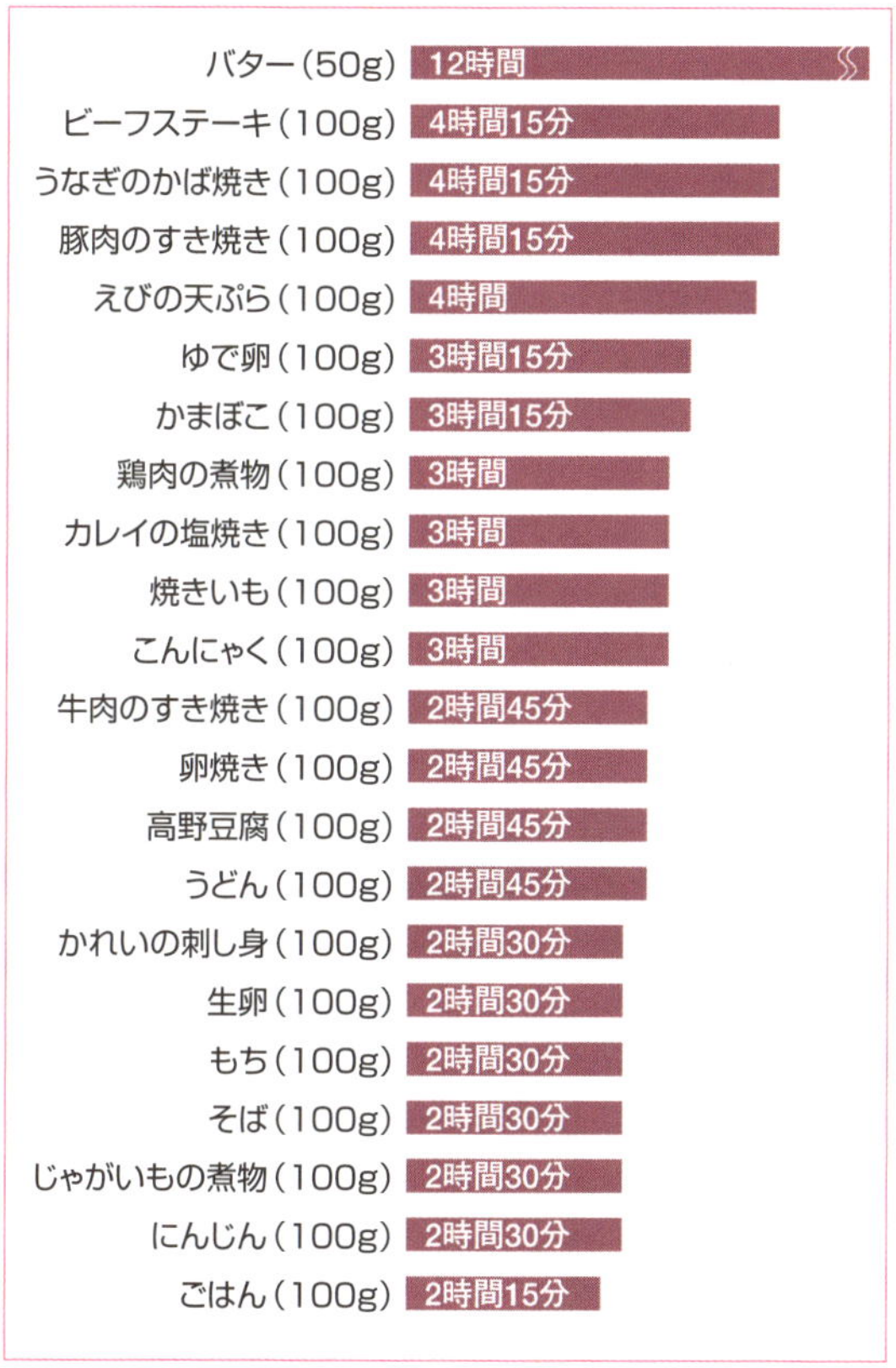

食材	時間
バター (50g)	12時間
ビーフステーキ (100g)	4時間15分
うなぎのかば焼き (100g)	4時間15分
豚肉のすき焼き (100g)	4時間15分
えびの天ぷら (100g)	4時間
ゆで卵 (100g)	3時間15分
かまぼこ (100g)	3時間15分
鶏肉の煮物 (100g)	3時間
カレイの塩焼き (100g)	3時間
焼きいも (100g)	3時間
こんにゃく (100g)	3時間
牛肉のすき焼き (100g)	2時間45分
卵焼き (100g)	2時間45分
高野豆腐 (100g)	2時間45分
うどん (100g)	2時間45分
かれいの刺し身 (100g)	2時間30分
生卵 (100g)	2時間30分
もち (100g)	2時間30分
そば (100g)	2時間30分
じゃがいもの煮物 (100g)	2時間30分
にんじん (100g)	2時間30分
ごはん (100g)	2時間15分

Dr.アドバイス

肝硬変の人の場合、〝とってはいけないアミノ酸〟もある

アミノ酸の一種であるトリプトファンは、脳内ではたらく神経伝達物質、セロトニンの材料です。このトリプトファンを肝硬変の患者さんがとりつづけると、脳の機能が低下して、昏睡状態におちいってしまうことがあります。肝硬変の人は、トリプトファンを含む食品をとりすぎないこと、また、できるだけほかのアミノ酸とくみ合わせてとるなどの注意が必要です。

できるだけ控えたい食品

- チェダーチーズ
- カッテージチーズ
- 牛乳
- 卵黄
- 落花生
- アーモンド
- バナナ
- 高野豆腐
- 干し湯葉
- きな粉

脂質を減らしておいしく食べるための食材とメニュー

脂肪肝やすい炎の人は、脂質を減らすくふうを

脂質は、ホルモンや血液、細胞膜のもとになる大切な栄養素ですが、肝・胆・すいの病気のときには、摂取量に気をつけなくてはなりません。

とくに、脂肪肝や胆石症、すい炎の人は、もともと脂質を過剰に摂取しているケースが多いので、意識的に摂取量を減らす必要があります。「脂質を減らす」というと、バターや食用油を控えめにすればいい、と考えがちですが、脂質を含んでいるのは油脂類だけではありません。下の表のように、肉類、卵、乳製品、魚介類、豆類と、さまざまな食品に含まれています。

とくに肉類には多く含まれているので、できるだけ脂質の少ない部位を使うなどのくふうをしましょう。

脂質を多く含むおもな食品

	1食分	脂質(g)
和牛バラ肉	80g	40.0
和牛リブロース肉	80g	35.2
豚バラ肉	80g	27.7
さんま	1尾100g	24.6
マカダミアナッツ（いり、味つけ）	30g	23.0
くるみ（いり）	30g	20.6
フォアグラ	40g	20.0
きんき	1切れ80g	17.4
パイ皮	50g	16.9
たちうお	1切れ80g	16.7
アーモンド（フライ、味つけ）	30g	16.1
鶏皮（もも）	30g	15.7
バターケーキ	60g	15.4
カップラーメン（油揚げめん）	1個75g	14.8
合鴨肉（皮つき）	50g	14.6
ウインナーソーセージ	50g	14.3
本まぐろ（トロ）	50g	13.8
生クリーム（乳脂肪）	30g（大さじ2）	13.5
クロワッサン	50g	13.4
フライドポテト	50g	13.2
アボカド	1/2個70g	13.1
ドライソーセージ	30g	12.9

脂質を控えたいときにおすすめの肉・避けたい肉

鶏肉

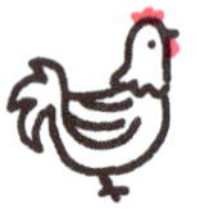

牛肉、豚肉よりコレステロールが少なく、良質のたんぱく源。むね肉やささみなら脂質も少ない

オススメ！	控えましょう
●ささみ（80g）0.9g	●もも肉（皮つき）（80g）15.3g
●むね肉（皮なし）（80g）1.5g	●手羽肉（皮つき）（80g）11.7g

豚肉

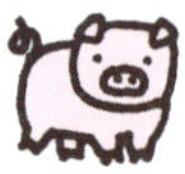

ビタミンB群が豊富。脂質の多いバラ肉やロースは避けて、ヒレ肉やもも肉などを利用したい

オススメ！	控えましょう
●ヒレ肉（80g）1.5g	●バラ肉（80g）27.7g
●もも肉（脂身なし）（80g）4.8g	●肩ロース（80g）15.4g
●肩肉（80g）7.4g	●ロース（80g）15.4g

牛肉

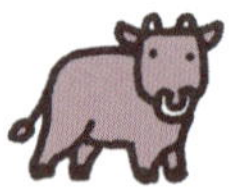

脂質の少ない肩肉、ランプ肉は、ビーフシチューなどの煮込み料理にするとおいしく食べられる

オススメ！	控えましょう
●もも肉（脂身なし）（80g）11.4g	●バラ肉（80g）40.0g
●肩肉（脂身なし）（80g）15.8g	●サーロイン（80g）38.0g
●ランプ肉（脂身なし）（80g）21.1g	●肩ロース（80g）35.2g

＊（　　）内は、1食分のめやす量です

不飽和脂肪酸を含む食品を積極的にとる

脂質の主成分である脂肪酸は、飽和脂肪酸と不飽和脂肪酸の2種類に大別されます。

飽和脂肪酸は肉の脂肪に多く含まれていて、血液中の中性脂肪やコレステロールを増やしてしまう脂肪酸です。

一方、不飽和脂肪酸には、コレステロールを減らすはたらきがあり、さらに体内でつくることのできない必須脂肪酸を含んでいます。

したがって、限られた摂取量のなかで、より肝・胆・すいにいい脂質をとるには、不飽和脂肪酸を多く含む食品がよいでしょう。

不飽和脂肪酸には、オリーブオイルなどに含まれるオレイン酸や、青魚に多く含まれるDHA（ドコサヘキサエン酸）、EPA（エイコサペンタエン酸）などがあります。

これらの栄養素を含む食品を、料理に積極的にとり入れてみましょう。

肝・胆・すいに効く！　3つの脂肪酸

DHA、EPA

どちらも、魚の脂に多く含まれている脂肪酸。DHAには血液中のコレステロールを減らす効果が、EPAには血液をサラサラにし、血栓を防ぐはたらきがあるので、積極的にとるようにしたい。

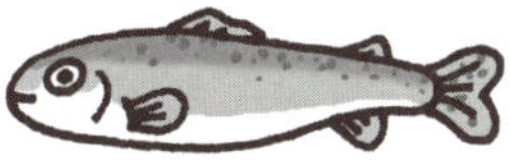

●にじます（100g）
DHA11.8g、EPA5.4g

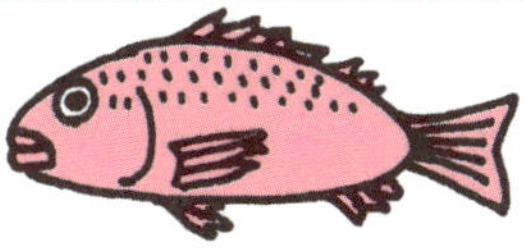

●きんき（1切れ80g）
DHA、EPA各6.2g

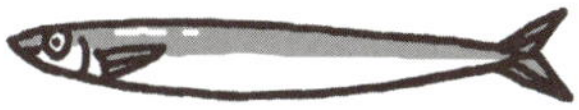

●さんま（1尾100g）
DHA8.6g、EPA4.6g

●うなぎの蒲焼き（1串100g）
DHA6.9g、EPA4.0g

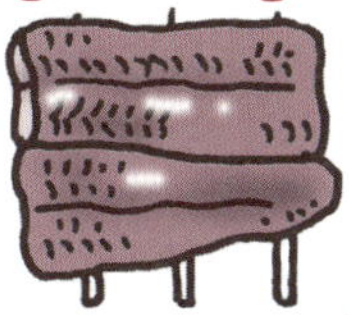

●ぶり（1切れ80g）
DHA10.8g、EPA5.9g

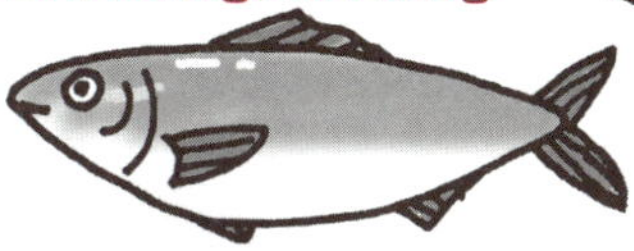

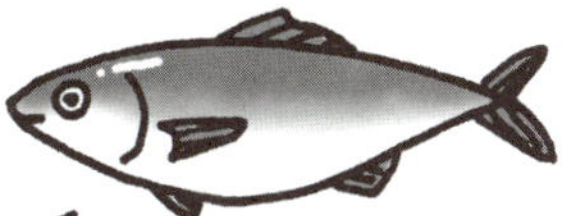

●はまち（養殖）（1切れ80g）
DHA10.2g、EPA5.8g

●紅鮭（1切れ80g）
DHA10.7g、EPA6.1g

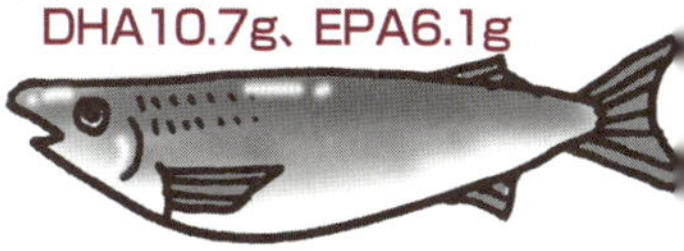

Point!

DHA、EPAを効果的にとるには？

・成分流出を防ぐには刺し身がおすすめ。新鮮なものを選ぶ
・β-カロテンと一緒にとると、体内での酸化を防げる

オレイン酸

●アーモンド（フライ、30g）20.1g

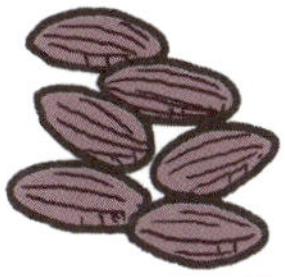

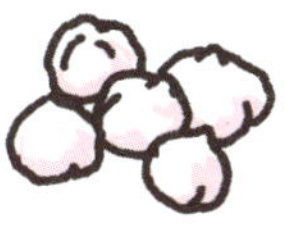

●ヘーゼルナッツ（フライ、30g）24.7g

●ごま油（12g）4.8g

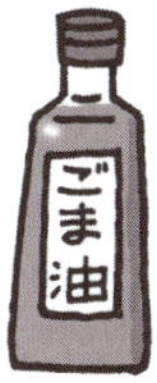

●菜種油（12g）7.5g

●オリーブオイル（12g）9.3g

Point!

オレイン酸を効果的にとるには？

加熱調理しても有効成分はそのままなのでパスタなどに使ってもOK

おすすめ低脂質メニュー＆避けたい高脂質メニュー

肉類のなかでも脂質の少ない部位を使っておいしく食べられるメニューや、肝・胆・すいにやさしい不飽和脂肪酸を多く含む、代表的なメニューの例です。こんなメニューを選べば、脂質控えめでもおいしく食べられます。

オススメ!

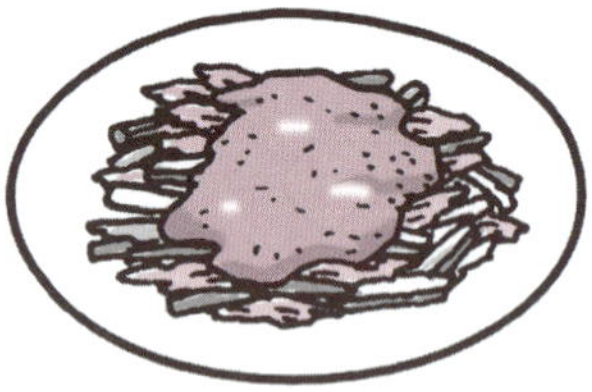

●バンバンジー

鶏肉のなかでも脂質の少ない、ささみを使ったメニュー。野菜も一緒にとれるのがポイント

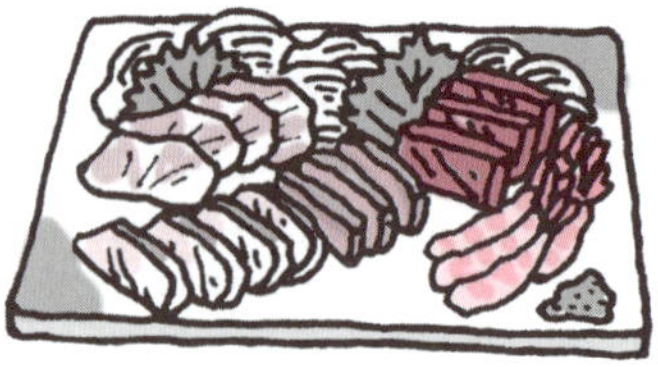

●刺し身盛り合わせ

肉類よりも脂肪が少ないうえ、DHA、EPAなども効率よくとれる。できるだけ新鮮なものを選んで

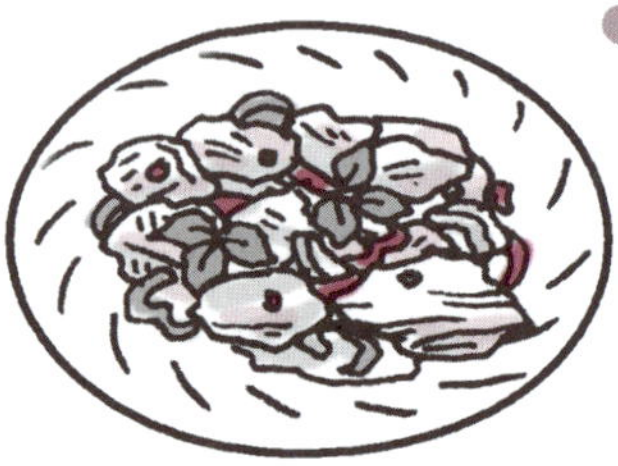

●カルパッチョ

白身の魚はもちろん、牛もも肉などでつくっても、脂質控えめでおいしく食べられる

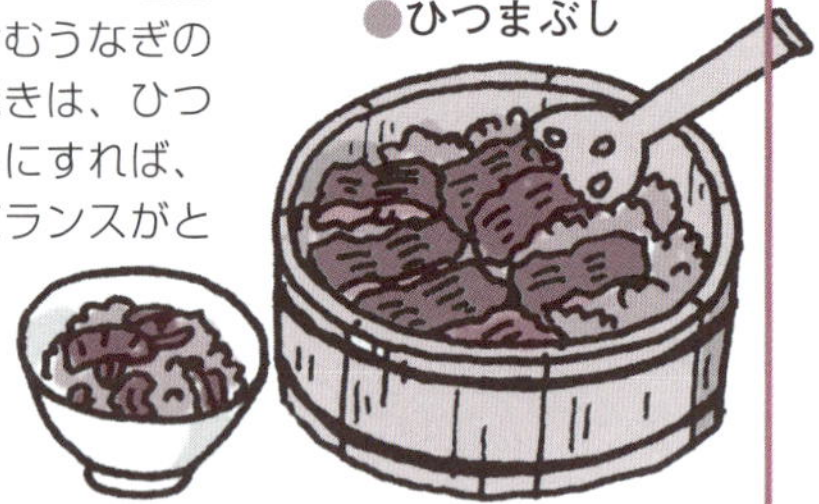

●ひつまぶし

DHA、EPAを豊富に含むうなぎのかば焼きは、ひつまぶしにすれば、よりバランスがとれる

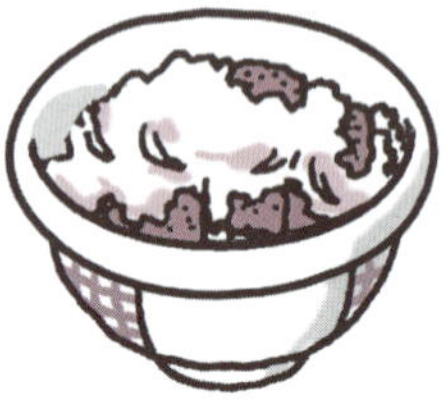

●カツ丼

脂質の多い肉と卵をたっぷり使っているうえ、油で揚げているため、かなり高脂質

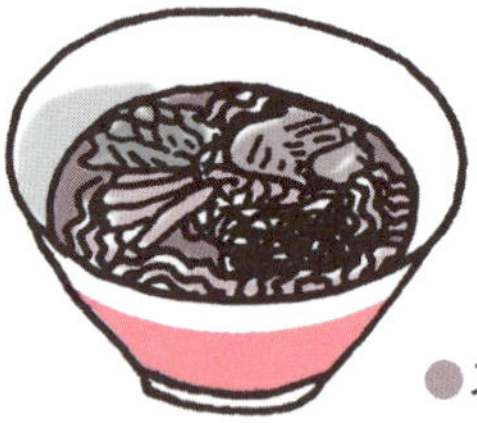

●ラーメン

スープに油が多く含まれているので、どうしても食べたいときは、必ずスープを残すこと

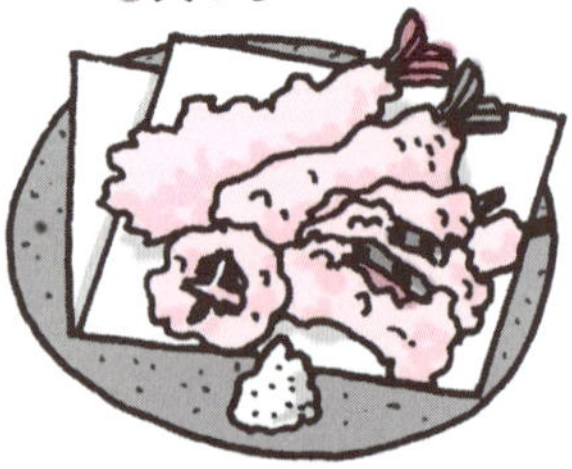

●天ぷら

衣の部分が油をたっぷり吸っているため、高脂質＆高カロリーなメニューの代表格

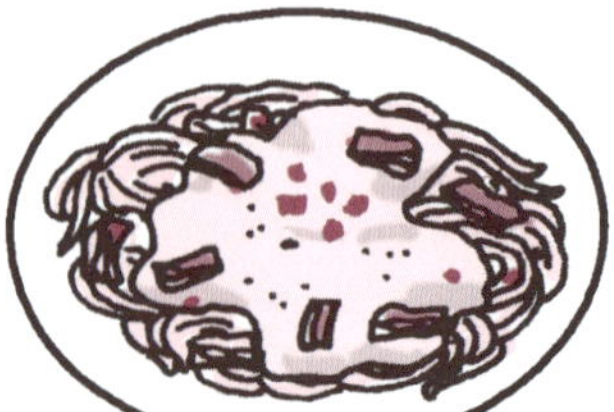

●スパゲッティ クリームソース

肉類を使っていなくても、バターや生クリームを使っているぶん、かなり高脂質

避けましょう

脂質の多い肉を使ったメニューや、油をたっぷり使ったメニューの代表例です。どうしても食べたいときは、少し残したり、野菜を多く含む副菜を組み合わせるなどのくふうをしましょう。

蒸し料理や焼きものにして、余分な調理油をカット

食生活の欧米化により、脂質を過剰に摂取している人が増えています。

しかしこうした味に慣れていると、病気の予防や治療のために脂質を制限したときに、食事がまずく感じられてしまい、またもとの食生活に戻ってしまうことも少なくありません。

それを防ぐためにも、脂質を減らしてもおいしく食べられるようなくふうをしてみましょう。

たとえば、脂質を減らす調理法の基本として、揚げものをやめて、蒸し料理や焼きものにすることで調理油をカットするという方法があります。この方法で味にもの足りなさを感じるなら、さらにハーブやスパイスなどで風味づけをすると、ぐっとおいしく感じられるというわけです。

油に頼らず、素材の風味をいかすことがポイントです。

おいしく脂質を減らす調理のコツ

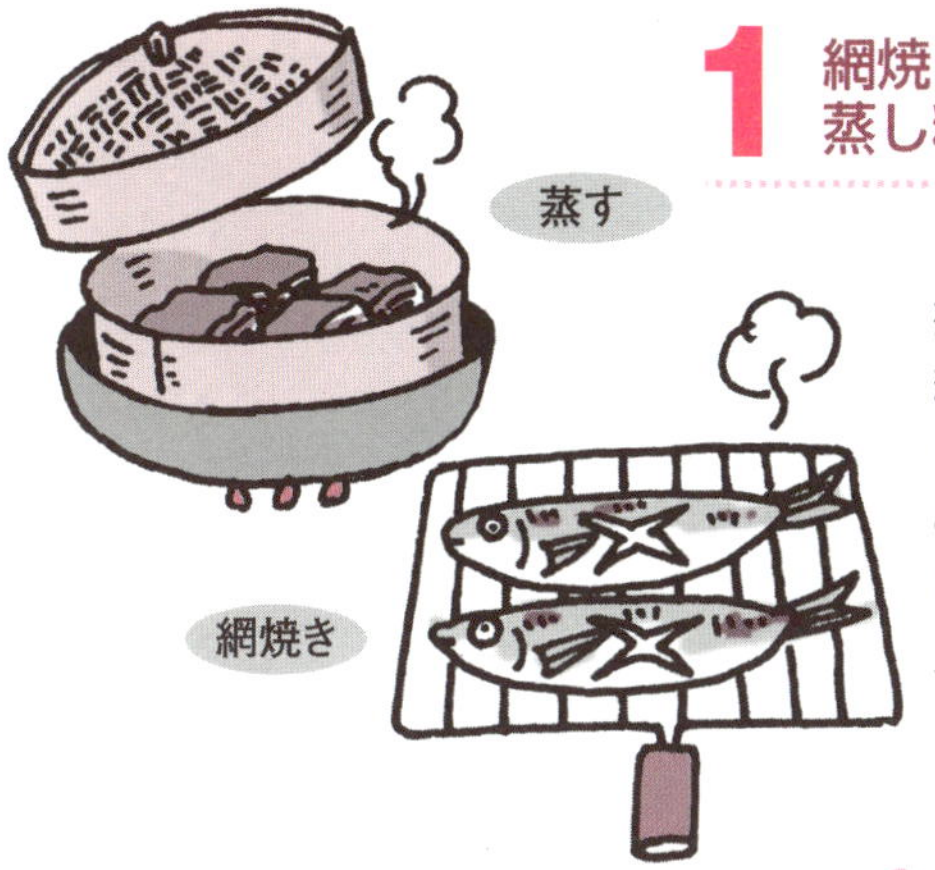

1 網焼きやオーブン焼き、蒸し料理で油をカット

調理の油を減らすには、揚げものや炒めものより、網焼きやオーブン焼き、蒸し料理にするのが基本。炒めものをする場合も、テフロン加工のフライパンを使えば、少ない油で調理できます。

2 焼くときには油を使わず、あとがけで風味をつける

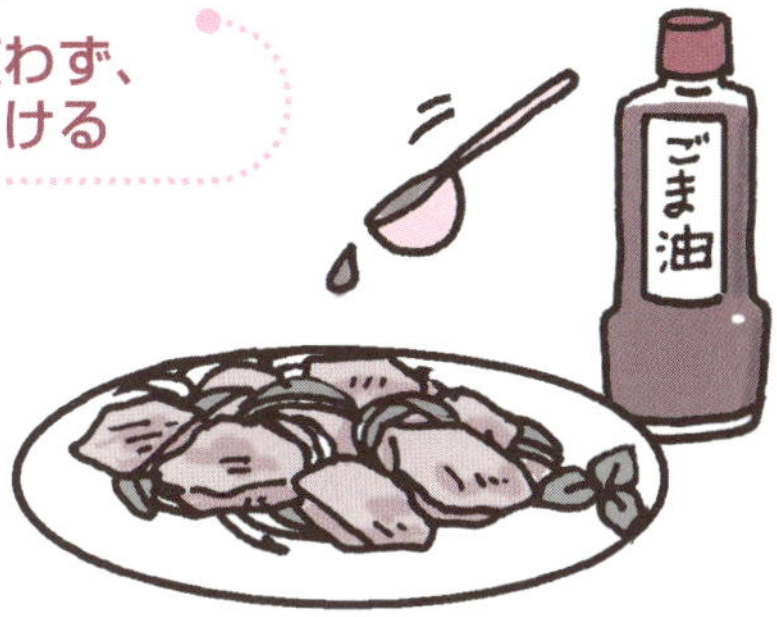

調理油を使わない網焼きやオーブン焼きなどの方法で調理してから、オリーブオイルやごま油などの植物油を数滴たらすと、少ない油でも、風味がいきておいしく食べられます。

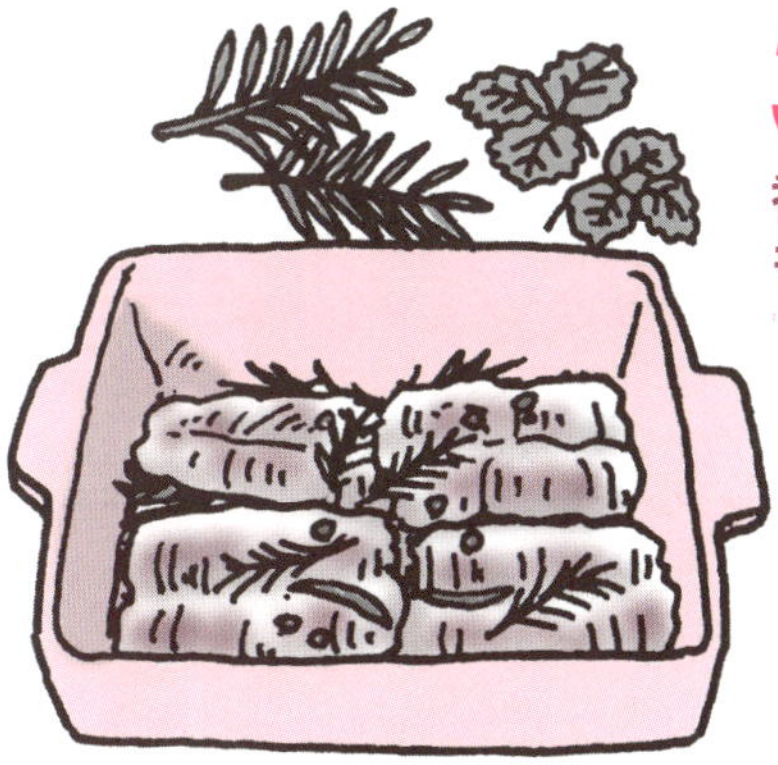

3 香辛料やハーブを使って、もの足りなさを解消

調理に使う油や味のこい調味料を減らしたときにもの足りなく感じるようなら、ハーブや香辛料を使うのがおすすめ。風味が増して、ぐっとおいしくなります。

4 油は計量スプーンで計って使うこと。油の種類にも注意

油を使うとき、オイル缶やボトルから直接注ぐと、つい多めに使ってしまうもの。必ず計量スプーンで計って使いましょう。油の種類は、できるだけ不飽和脂肪酸を多く含むものを選んでください。

複数のビタミンを、食事からバランスよく

ビタミンは、ウイルスを攻撃したり、壊れた肝細胞を修復するなど、肝・胆・すいによいさまざまなはたらきをする栄養素です。

しかし、病気によって肝機能が低下しているときは、肝臓内にビタミンを十分に貯蔵できなくなり、ビタミン不足がおこります。そのため、肝臓病の人は、通常よりも多量のビタミンを食物から摂取する必要があるのです。また、アルコールによって肝臓やすい臓に障害が起きている場合も、ビタミンを十分に補給する必要があります。

とくに脂質の代謝を促すビタミンB群・E、抗酸化作用の高いビタミンAなどは、肝・胆・すいの病気のつよい味方。ただしビタミンを体内で効率よく作用させるには、複数のビタミンをバランスよく摂取することも重要なポイントです。1種類に偏らないように気をつけましょう。

肝・胆・すいのはたらきを助けるビタミン

肝がんのリスクを減らす ビタミンC

血中のコレステロールを減らす、免疫力を高めるなどのはたらきがあります。肝がんをひきおこす物質の生成を抑える作用もあり、肝臓病の人にはとくにおすすめ。

［ビタミンCを多く含む食材］

●赤ピーマン（40g）
68mg

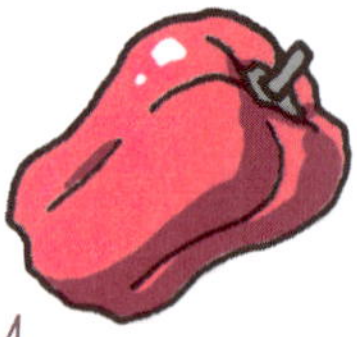

●菜の花（50g）
65mg

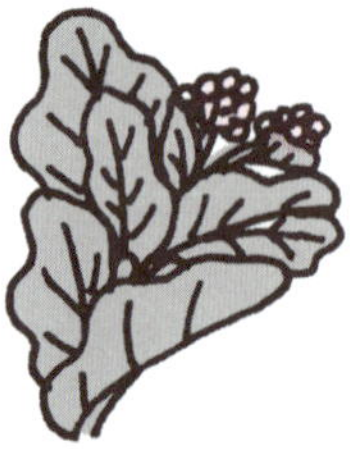

●芽キャベツ（2個30g）
48mg

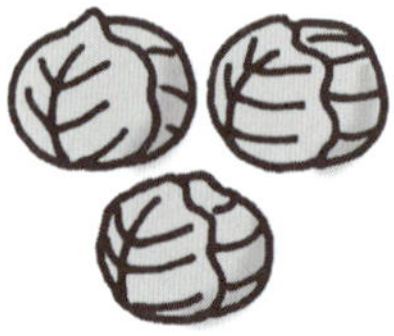

調理のPoint!
生で食べるのがおすすめ。水に溶けだす性質があるので、加熱する場合は、煮汁と一緒にとること

免疫力アップ＆がん予防効果も ビタミンA

粘膜をつよくしたり、免疫力を高めるはたらきがあります。また、高い抗酸化作用があることから、がんを予防する効果も期待できます。

［ビタミンAを多く含む食材］

●銀だら（1切れ80g）
レチノール当量
880μg

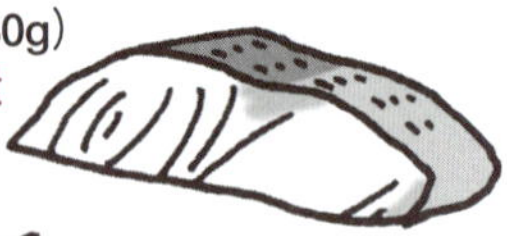

●モロヘイヤ（50g）
レチノール当量
850μg

●にんじん（1/5本30g）
レチノール当量
450μg

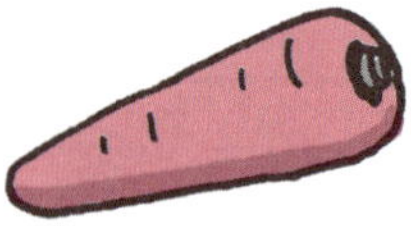

調理のPoint!
油と一緒にとることで、ビタミンAの吸収率がアップする。炒めものかソテーがおすすめ

＊（　）内は、1食分のめやす量です

糖質・脂質の代謝を促す ビタミンB群

ビタミンB群は、脂質や糖質、たんぱく質の代謝を促すほか、免疫機能を正常に保つはたらきがあるので、肝・胆・すいの病気のときには積極的にとりたいビタミンです。

体内に貯蔵しておくことができないので、毎日の食事でこまめにとりましょう。

[ビタミンB_1を多く含む食品]

●豚ヒレ肉（80g）0.78mg

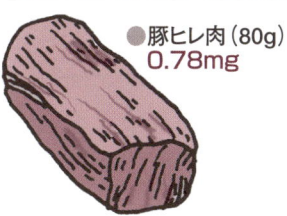

●うなぎのかば焼き（1串100g）0.75mg

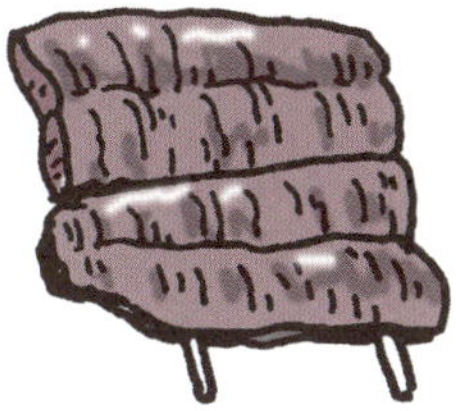

●豚もも肉（脂身なし）（80g）0.75mg

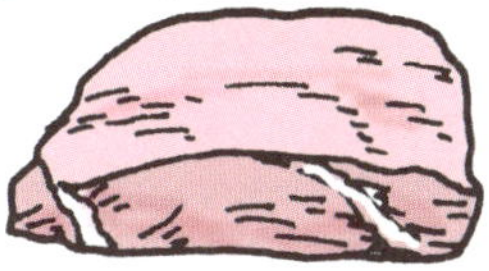

調理のPoint!
加熱による損失が大きいので、加熱時間の短くてすむ調理法で。豚肉なら、ソテーがおすすめ

[ビタミンB_2を多く含む食品]

●かれい（1切れ100g）0.35mg

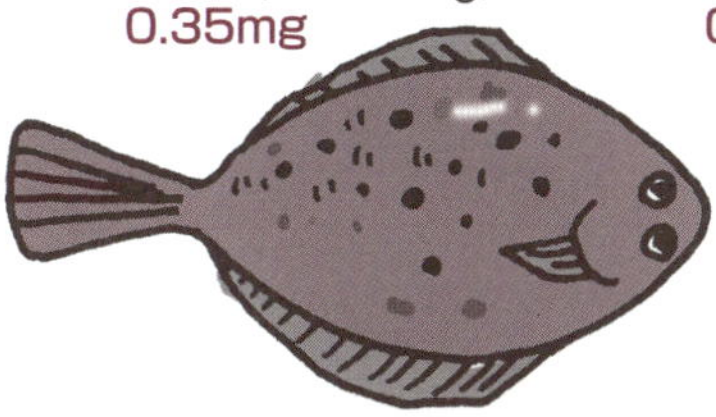

●ヨーグルト（1カップ210g）0.29mg

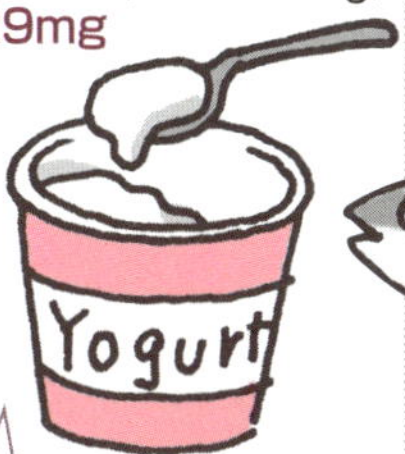

●牛乳（1本210g）0.32mg

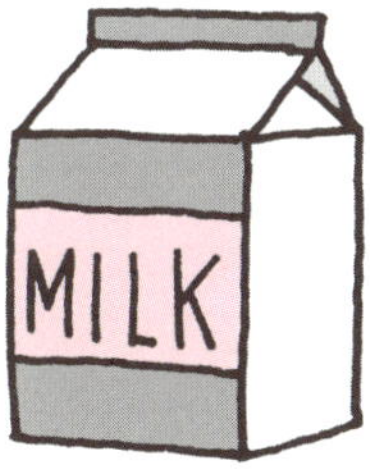

調理のPoint!
加熱により損われてしまうので、そのまま食べられるヨーグルトや牛乳などからとると効果的

[ビタミンB_6を多く含む食品]

●まぐろ（1切れ80g）0.68mg

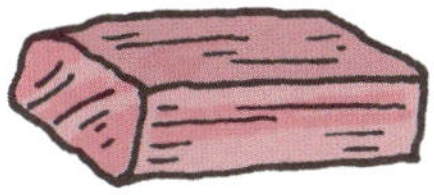

●鮭（1切れ100g）0.64mg

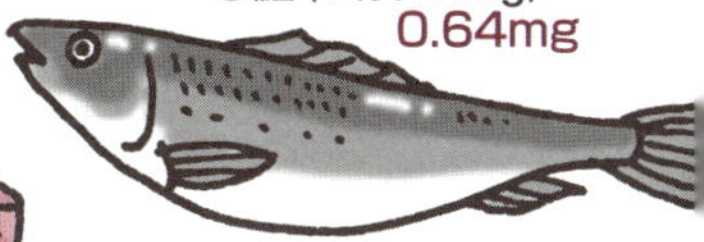

●かつお（1切れ100g）0.76mg

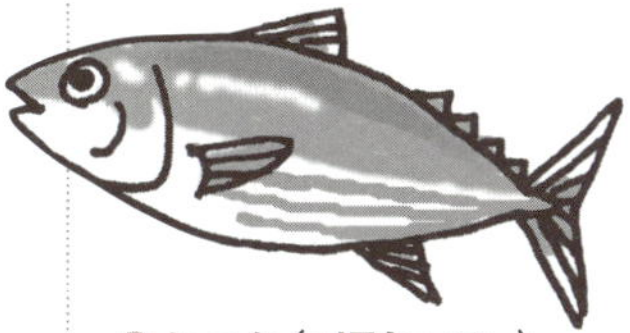

調理のPoint!
まぐろの場合は血合いに多く含まれているので、赤身を選んで、山かけなどで食べると効果的

[ビタミンB_{12}を多く含む食品]

●あさり（30g）15.7μg

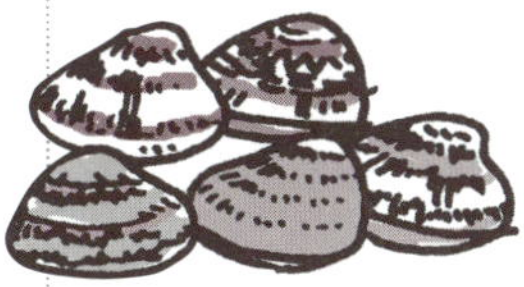

●かき（小2個70g）19.7μg

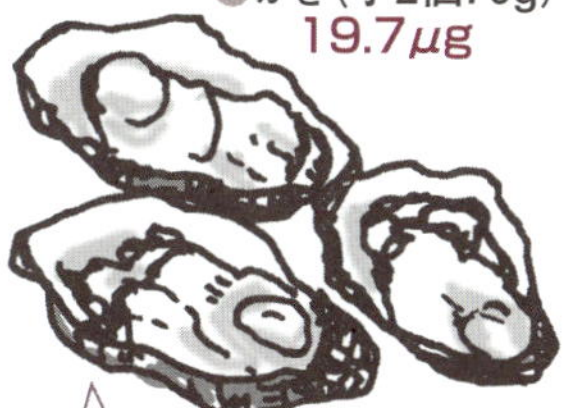

●しじみ（20g）12.5μg

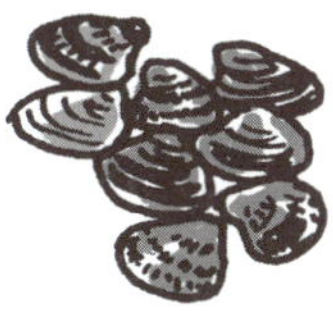

調理のPoint!
かきは、フライにするより生のまま食べたほうが、効率よくとれる。レモンを絞って、さらにビタミンCをプラスしたい

「レバーが肝臓に効く」は本当？

牛、豚、鶏のレバーは、良質のたんぱく質をたくさん含んでいます。ビタミンやミネラルも豊富なので、かつては肝臓病の治療食ともいわれていました。しかし、コレステロールが非常に多く、また、肝硬変の人は避けたほうがいい鉄分も多量に含んでいるので、ひんぱんに食べることはおすすめできません。

抗ストレス作用で免疫力アップ
パントテン酸

脂質、糖質、たんぱく質の代謝を促すほか、ストレスにつよい体をつくるはたらきもあります。また、免疫力を高める作用もあるので、風邪の予防にも有効です。

［パントテン酸を多く含む食品］

●鶏レバー（50g）	5.1mg
●子持ちがれい（1切れ100g）	2.4mg
●納豆（½パック50g）	1.8mg
●たらこ（½腹40g）	1.5mg
●アボカド（½個70g）	1.2mg

調理のPoint!

加熱に弱いので、アボカドと納豆のサラダなど、生で食べられるメニューがおすすめ。ビタミンC、Eと一緒にとると、免疫力を高める効果がアップ

肝機能アップ＆動脈硬化を予防
ビタミンE

肝臓に貯蔵され、肝機能を高める作用があります。活性酸素から細胞膜を守る作用があり、動脈硬化を防ぐなど、生活習慣病対策には欠かせないビタミンです。

［ビタミンEを多く含む食品］

●アーモンド（30g）	9.4mg
●にじます（1尾100g）	5.8mg
●かぼちゃ（80g）	4.1mg
●あゆ（1尾80g）	4.1mg
●ひまわり油（10g）	3.9mg

調理のPoint!

ビタミンCと一緒にとると、効果倍増。Cを多く含む野菜サラダに、スライスアーモンドをトッピングするだけでも、摂取量を簡単に増やせる

コレステロールを減らし、脂肪肝を予防
コリン

肝臓に脂肪がたまるのを防ぎ、脂質異常症、高血圧などの生活習慣病、動脈硬化などを予防します。コレステロール値を正常に保つことから、脂肪肝を防ぐビタミンといわれています。

［コリンを多く含む食品］

- 豚レバー
- 卵
- 牛レバー
- 大豆
- えんどう豆
- 牛肉
- 豚肉
- 豆腐
- さつまいも
- とうもろこし

調理のPoint!

レバー特有のクセが気になるという人は、オリーブオイル、にんにく、トマトの水煮を使って、イタリアン風のトマト煮にすると、食べやすくなる

肝臓に脂肪がたまるのを防ぐ
イノシトール

肝臓に脂肪をためにくくするので、脂肪肝はもちろん、動脈硬化の予防、改善にも効果があります。神経系を正常に保つ作用もあるので、ストレスを感じたときにもおすすめです。

［イノシトールを多く含む食品］

- オレンジ
- すいか
- グリンピース
- さつまいも
- キャベツの葉
- メロン
- グレープフルーツ
- 桃
- トマト
- 牛乳

調理のPoint!

果物には果糖が多く太りやすいので、夕食後よりも朝食時に。野菜からとるなら、ロールキャベツやさつまいものサラダがおすすめ

＊（　　）内は、1食分のめやす量です

鉄分は控えめに。亜鉛を積極的にとる

ミネラルは、骨や筋肉をつくり、その機能を維持するなど、体にとって重要な役割を果たす栄養素です。

骨をつよくしたりイライラをしずめる作用のあるカルシウムや、貧血を防ぐ鉄分、高血圧の予防効果があるカリウムなど、さまざまな種類のミネラルが互いに協力しながらはたらいています。

なかでも、コレステロールの沈着を防ぎ、免疫力を高める効果のある亜鉛は、すい炎や肝炎の人にはとくにおすすめのミネラルです。

一方、肝硬変の人の場合は、鉄分の摂取量に注意が必要です。過剰な鉄分は肝臓にたくわえられますが、これが脂質などを酸化させ、病状を悪化させることがわかっています。

通常の食事に含まれる程度の量ならそれほど問題にはなりませんが、鉄分を多く含む食品をとりすぎないように注意しましょう。

肝硬変の人はNG！ 鉄分を多く含む食品

食品	1食分	(mg)
あさり水煮缶	(30g)	11.3
豚レバー	(50g)	6.5
あさり佃煮	(30g)	5.6
干しひじき	(10g)	5.5
鶏レバー	(50g)	4.5
スモークレバー	(20g)	4.0
もがい味つけ缶	(30g)	3.4
がんもどき	(80g)	2.9
大豆	(30g)	2.8
かつお角煮	(40g)	2.4
どじょう	(5尾40g)	2.2
青のり	(3g)	2.2
牛もも赤身肉	(80g)	2.2
牛レバー	(50g)	2.0
赤貝	(40g)	2.0
小松菜	(70g)	2.0
かつお	(1切れ100g)	1.9
煮干し	(10g)	1.8
いわし丸干し	(40g)	1.8
きな粉	(20g)	1.8
いんげん豆	(30g)	1.8
きくらげ	(5g)	1.8

すい炎、肝炎の人におすすめ！ 亜鉛を多く含む食品

食品	含有量
●かき（小2個）	9.2mg
●和牛肩赤身肉（80g）	4.6mg
●ラム肩肉（80g）	4.0mg
●豚レバー（50g）	3.5mg
●するめ（50g）	2.7mg
●うなぎのかば焼き（1串100g）	2.7mg
●豚肩ロース赤身肉（80g）	2.6mg
●いいだこ（80g）	2.5mg
●アマランサス（40g）	2.3mg
●そら豆（10粒50g）	2.3mg

＊（　）内は、1食分のめやす量です

Dr.アドバイス

鉄分の摂取を抑えるには、お茶や牛乳が効果的

緑茶や紅茶、コーヒーに含まれるタンニンや、牛乳に多く含まれるカルシウムには、鉄分の吸収をさまたげる性質があります。

鉄分を控える必要がある人は、食事のときに、これらの飲みものを一緒にとるとよいでしょう。

糖質の摂取は、ごはんなどの主食から

おかずばかりに偏らず、ごはんをしっかり食べる

糖質は、体のエネルギー源となる重要な栄養素であるとともに、肝臓のエネルギー源となり、肝細胞の修復に必要なたんぱく質のはたらきを助ける作用もあります。

そのため、たとえダイエット中であっても、必ずとらなくてはならない栄養素なのです。

糖質は、果糖などの単糖類、ショ糖などの二糖類、でんぷんなどの多糖類に分けられますが、なかでも主要なエネルギー源となるのが多糖類です。多糖類を多く含むのは、ごはん、パン、めん類などの主食ですから、主食をしっかり食べ、糖質を十分に補給するようにしましょう。

糖質を多く含む食品

●スパゲッティ（100g）
72.2g

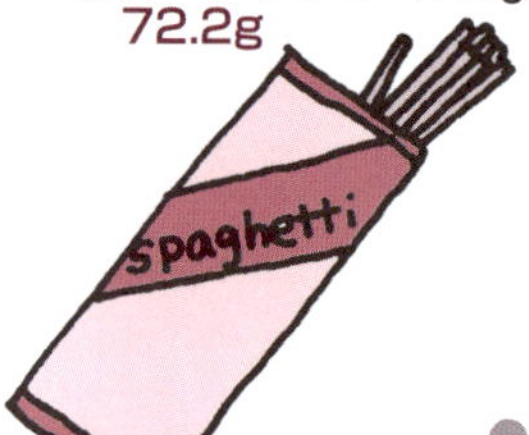

●赤飯（1膳150g）
63.6g

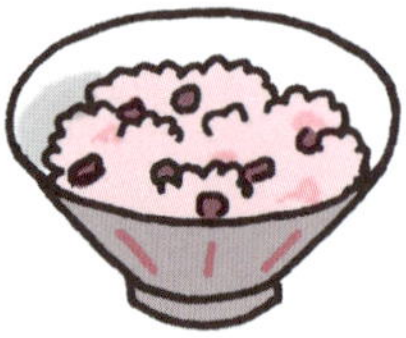

●小麦粉（80g）
60.7g

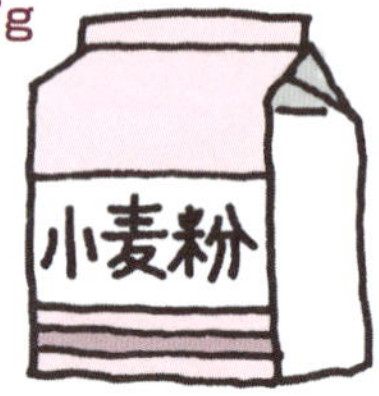

●中華めん（蒸）（180g）
69.1g

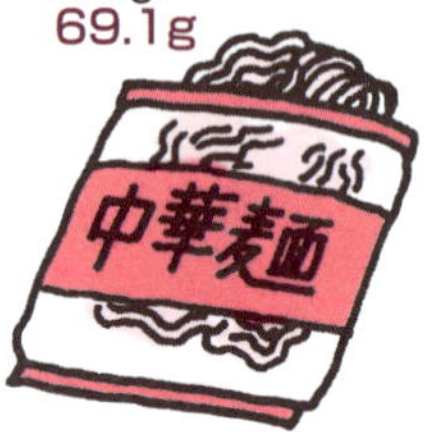

●白米（1膳130g）
48.2g

白米の場合、1日3食、かるく1膳ずつが適量

●そうめん（80g）
58.2g

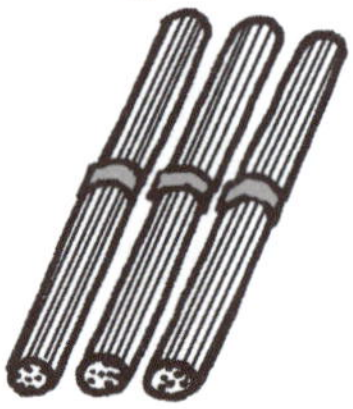

＊（　）内は、1食分のめやす量です

Dr.アドバイス

肝硬変で糖質切れになりやすい場合は、夜食をとるのがおすすめ

肝硬変になると、肝臓で糖分を貯蔵しておく力が低下します。そのため肝臓は、筋肉中のアミノ酸や脂肪を分解してエネルギーとして使わなくてはならず、結果的に低栄養状態をまねくことに。そこでおすすめなのが、夜食です。200kcal以内の軽食か、BCAA製剤（アミノ酸製剤）をとり、夜間のエネルギー源を補給しましょう。

夜食のメニュー例

●おにぎり

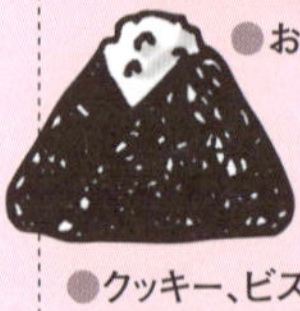

●ミルクティー

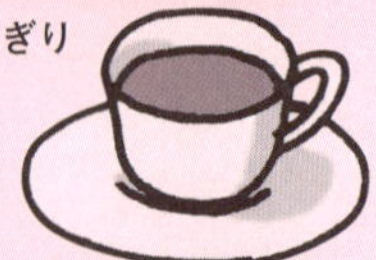

●クッキー、ビスケット類

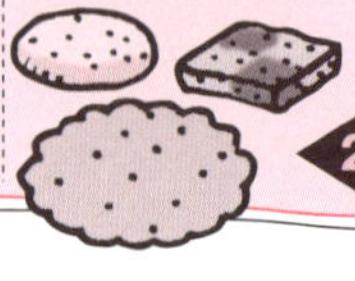

1食200kcal前後がめやす！

果糖の多い果物は夜より朝に食べるとよい

果物には、単糖類の一種である果糖が多く含まれています。

果糖は、肝臓で分解されてエネルギー源として利用されますが、一部は中性脂肪の合成に利用され、脂肪として体内にたくわえられます。

そのため、肥満が気になる人、とくに脂肪肝の人は、できるだけ控えたい糖質といえます。

果物をとる場合のポイントは、量を食べすぎないことと、夜遅い時間に食べないこと。

夜に食べると果糖が消費されず、脂肪として蓄積されてしまいます。

そのため、果物を食べるなら、1日のエネルギーとして消費されやすい朝食がおすすめなのです。

糖質を多く含む果物

果物	果糖	ブドウ糖	ショ糖	合計
バナナ	2.0	6.0	10.0	18.0
ぶどう	6.9	8.1	0	15.0
りんご	6.2	2.6	1.9	10.7
あんず	2.0	4.0	3.0	9.0
温州みかん	1.1	1.5	6.0	8.6
びわ（果肉）	3.6	3.5	1.3	8.4
さくらんぼ	4.6	3.8	0	8.4
なし	4.5	1.9	1.2	7.6
すいか	3.4	0.7	3.1	7.2
黄桃	0.9	0.8	5.1	6.8
夏みかん	1.1	1.7	3.2	6.0
いちご	1.6	1.4	0.1	3.1

＊単位：g。果物の分量は、全て100g

ジュースやコーヒー飲料に含まれる糖分にも注意

果糖だけでなく、砂糖などのショ糖も、脂肪に変わりやすい糖質の1つ。最近では、女性の脂肪肝の原因として、脂質のとりすぎ以上に果糖やショ糖のとりすぎがあげられているほどです。

ショ糖は菓子類に多いので、肥満や病気の予防、改善のためには、菓子類はできるだけ控えましょう。

また、意外と見落とされやすいのがドリンク類に含まれる糖分です。

ジュース、コーヒー飲料、清涼飲料水などの飲みものには、かなりの糖分が含まれています。そのため、いくらお菓子をがまんしても、こうした飲みものをひんぱんに飲んでいれば、糖分過剰になってしまいます。

飲みものを選ぶときは、糖分を含まないお茶類を選ぶとよいでしょう。

また、栄養ドリンクの類にも注意が必要です。

体によいといわれる成分だけでなく、糖分も多く含まれているものが多いからです。自然の食品でないぶん肝臓の負担にもなりますから、ひんぱんに飲むことはおすすめできません。

カロリー控えめの新甘味料は、種類を選んで上手に利用

最近では、ダイエット向けの甘味料（新甘味料）が多く出回っています。

これらの甘味料には、おもにキシリトールなどの「糖質甘味料」と、ステビアなどの「非糖質甘味料」がありますが、非糖質甘味料は食品添加物の一種なので、とりすぎると肝臓の負担に。

種類を選んで上手に利用しましょう。

肥満ぎみの人は、減塩を心がける

塩分のとりすぎは肝・胆・すいの負担になる

みそ汁や漬けものなど、日本人が昔からよく食べている料理、食品には塩分が多く、日本人の多くは塩分をとりすぎている傾向にあります。塩分過多は高血圧や肥満などの生活習慣病をひきおこすので、とりすぎには注意が必要です。

もちろん肝・胆・すいの病気に対しても、悪影響を及ぼします。肝硬変では塩分を制限しなければなりませんし、胆石症も、肥満と密接なかかわりがある病気です。すい臓病の場合は、脂質過多の人がなりやすいのが特徴です。外食が多いと脂質、塩分ともに過剰になりやすいので、外食の頻度を減らすことが大切です。

1日の塩分量は、できれば8g以下に抑えるように心がけましょう。

塩分を多く含む食品

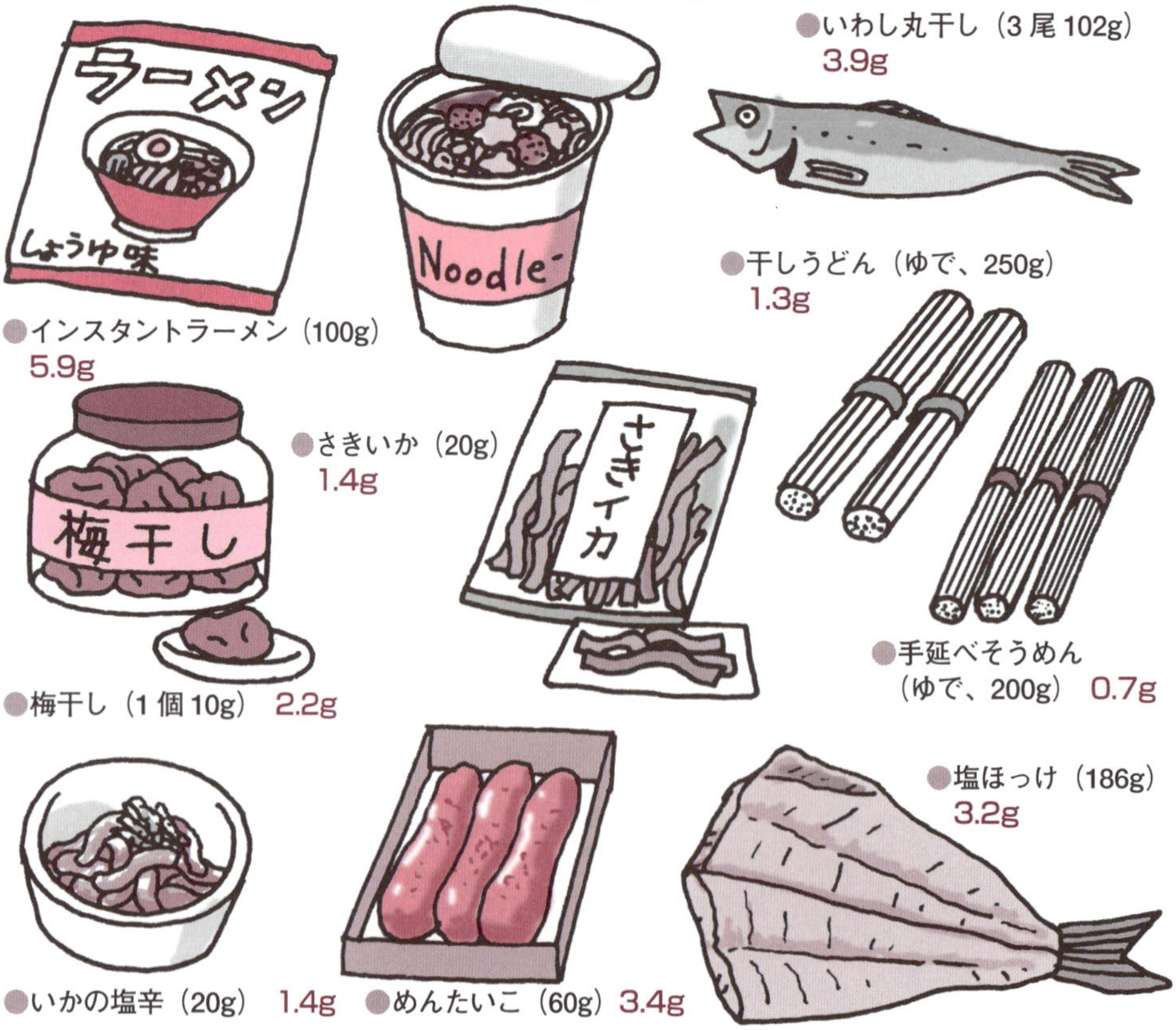

＊（　）内は、1食分のめやす量です

カルシウムとカリウムの力で余分なナトリウムを排泄

塩分の成分はナトリウムですが、ナトリウムを排泄する作用をもつのが、カリウムです。

カリウムとナトリウムは、互いに作用し合って、細胞の内液と外液の浸透圧を正常に保つはたらきをしています。

ナトリウムが過剰になると肥満や高血圧の原因になりますが、カリウムを補給することで、余分なナトリウムを排泄できるのです。

カリウムは、野菜や果物などの自然の食品に多く含まれています。加熱調理で失われやすいので、生で食べると、もっとも効率よく摂取することができます。

また、牛乳などに含まれるカルシウムにも体内の余分な塩分を排泄する作用があります。

ですから、塩分過多の人、塩分制限の必要な人は、カリウムに加えてカルシウムも十分にとりましょう。

カリウムを多く含む食品

●刻み昆布（10g）	820mg	●やまといも（80g）	472mg
●大豆（30g）	570mg	●さつまいも（小1本100g）	470mg
●するめ（50g）	550mg	●干し柿（1個70g）	469mg
●さといも（80g）	512mg	●いんげん豆（30g）	450mg
●トマトジュース（1缶195g）	507mg	●干しひじき（10g）	440mg
●アボカド（小½個70g）	504mg	●かつお（春獲り）（1切れ100g）	430mg
●おぼろ昆布（10g）	480mg	●さわら（1切れ80g）	392mg

カルシウムを多く含む食品

●田作り（30g）	750mg	●ししゃも（3尾60g）	198mg
●干しえび（10g）	710mg	●プロセスチーズ（30g）	189mg
●わかさぎ（3尾80g）	360mg	●木綿豆腐（½丁150g）	180mg
●ヨーグルト（1カップ210g）	252mg	●京菜（70g）	147mg
●牛乳（1本210g）	231mg	●干しひじき（10g）	140mg
●煮干し（10g）	220mg	●高野豆腐（20g）	132mg
●がんもどき（80g）	216mg	●ごま（10g）	120mg

Dr.アドバイス

調理のくふう次第で、おいしく減塩！

1　旬の食材、新鮮な食材を使う

日ごろからこい味や塩辛い味のものを好んで食べている人は、塩分の少ない料理を「もの足りない」と感じるようです。そんな不満を解消するには、旬の食材や、新鮮な材料を使うのがおすすめ。食材のもつ自然のうまみをいかせば、うす味でも十分おいしく食べられます。

2　だし、スパイス、ハーブの力を利用する

塩分を減らしておいしく食べるには、風味をしっかりつけること。だしをしっかりとったり、ハーブやスパイスを利用するとよいでしょう。

3　精製塩より粗塩がおすすめ

塩を使う場合、自然の風味が残っている粗塩を使うと、少ない塩分でもおいしく食べられます。

繊維不足による便秘は、肝・胆・すいの大敵！

便秘は肝臓病の大敵です。

便秘によって生じる有毒物質、アンモニアの解毒のために、肝臓に過大な負担がかかるだけでなく、肝硬変の場合には、アンモニアが脳にまわり、肝性脳症をひきおこすおそれもあるからです。

また便秘は、消化吸収にかかわるすい臓にも負担となりますし、胆石症の場合は、痛みの発作を誘引することがあります。

そこで、肝・胆・すいの病気のときには、食物繊維を十分とるなどして便秘を防ぐことが必要なのです。

食物繊維は、左の表のような食品に多く含まれていますから、これらの食品を意識してとるようにしてください。

食物繊維を多く含む食品

	1食分	(g)
干し柿	(1個70g)	9.8
花豆（乾燥）	(30g)	8.0
グリンピース（揚げ豆）	(30g)	5.9
いんげん豆（乾燥）	(30g)	5.8
大豆（乾燥）	(30g)	5.1
おから	(40g)	4.6
干しひじき	(10g)	4.3
干ししいたけ	(大2個10g)	4.1
オートミール	(40g)	3.8
角寒天	(5g)	3.7
アーモンド（フライ・味つけ）	(30g)	3.6
干しぜんまい	(10g)	3.5
ライ麦パン	(2枚60g)	3.4
きな粉	(20g)	3.4
納豆	(1/2パック50g)	3.4
かんぴょう	(10g)	3.0
アマランサス	(40g)	3.0
モロヘイヤ	(50g)	3.0
あずきあん（つぶしあん）	(50g)	2.9
干しあんず	(30g)	2.9
あしたば	(50g)	2.8
西洋かぼちゃ	(80g)	2.8

Dr.アドバイス

精製された食品より、素材を丸ごと使った食品を

便秘を防ぐには、便のかさを増やし、便をだしやすくする食物繊維を食事からたっぷりとることです。食物繊維は野菜、穀類、いも類、海藻類などに多く含まれますが、穀類の場合、とくに玄米やライ麦などの精製されていないものに多く含まれています。こうした穀類を、日常の食事にとり入れてみるとよいでしょう。

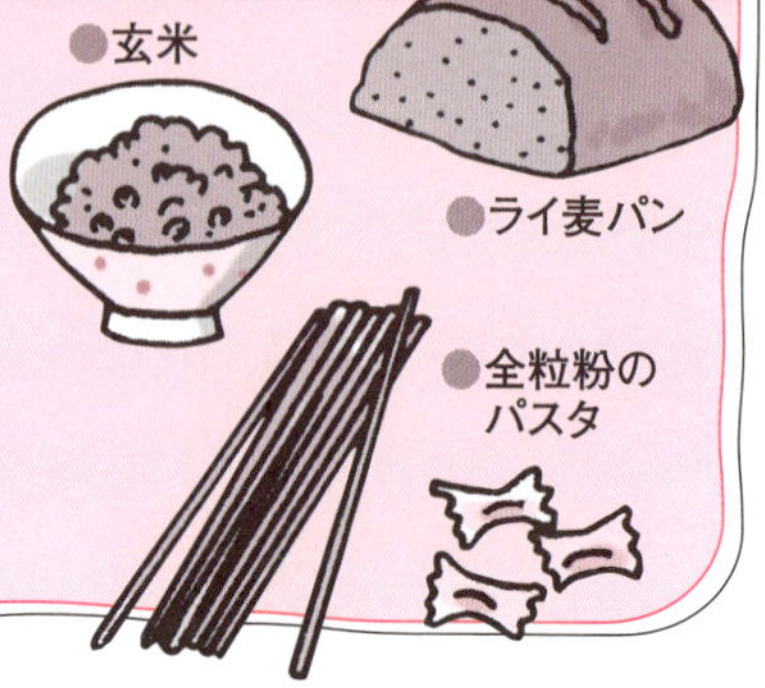

便秘解消だけじゃない！

食物繊維の健康パワー

1 血糖値を安定させ、糖尿病を予防

食物繊維には、水溶性と不溶性の２種類があります。このうち水溶性の食物繊維には、小腸でブドウ糖が消化吸収されるスピードを遅らせるという作用があります。

つまり、食後に血糖値が急上昇するのを防ぎ、糖尿病の予防につながるのです。

2 食塩中のナトリウムを排泄し、血圧を下げる

水溶性の食物繊維には、腸内でナトリウムと結合し、ナトリウムの排泄を促すという作用があります。

そのため、塩分の過剰摂取による肥満や高血圧の予防、改善につながります。塩分制限がある人も、積極的にとるとよいでしょう。

3 胆汁酸の排泄を促し、コレステロールを減らす

肝臓は、コレステロールを原料に胆汁酸をつくり、十二指腸へ送りだしていますが、食物繊維にはこの胆汁酸の排泄を促すはたらきがあります。すると、肝臓は新たな胆汁酸をつくるためにコレステロールをどんどん消費することになり、結果的にコレステロール値が下がるのです。

4 腸内の有害物質を排泄し、大腸がんを予防

不溶性の食物繊維を多く摂取すると、便の量が増え、腸内の発がん物質や有害物質がすみやかに排泄されます。このことは、最近増加している大腸がんの予防にもつながります。

5 満腹感を得やすくし、食べすぎによる肥満を防ぐ

不溶性食物繊維を含む食品には、そのままでは消化されにくいものが多いので、よくかんで食べる必要があります。そのため、満腹感が得られやすく、食べすぎ防止につながります。

食物繊維をとるなら、洋食より和食メニューがおすすめ！

食物繊維は、穀類、野菜類、いも類、海藻類などに多く含まれていますが、こうした食材をバランスよく含んでいるのは、だんぜん洋食より和食です。典型的な和食と洋食のメニューを比べてみても、和食のほうが食物繊維は豊富。

繊維不足の人、便秘気味の人には、和食中心の食生活がおすすめです。

一般的なメニューで比べても、和食のほうが食物繊維が豊富

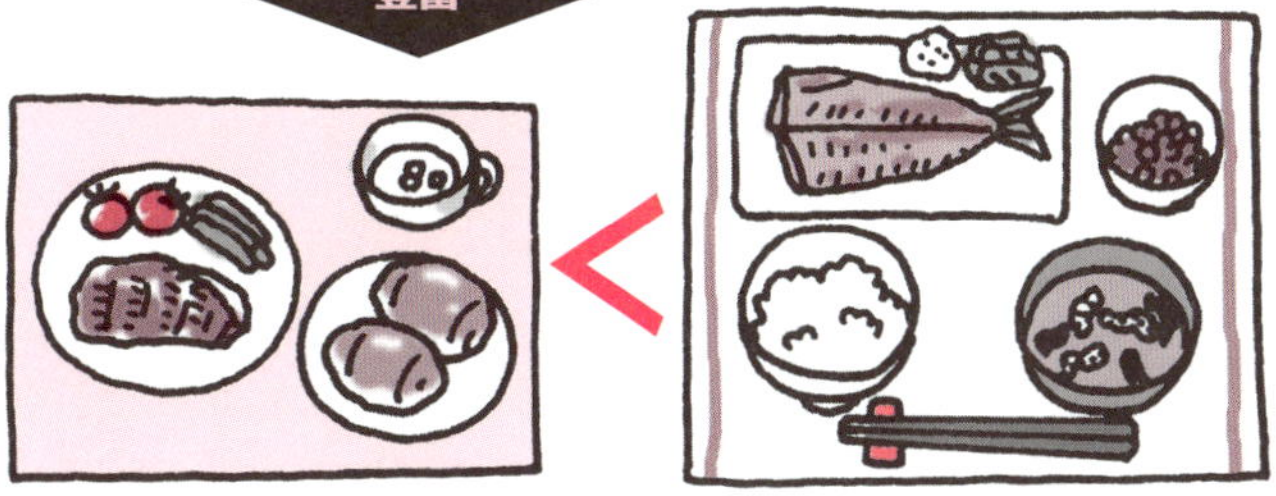

●ポークソテー定食　＜　●焼き魚定食

肝・胆・すいに効く、＋αのスペシャル食材

赤ワインに含まれているポリフェノールが注目を浴びて以来、さまざまな栄養素が話題になっています。ポリフェノールとは食品の色素や苦味成分の総称で、抗酸化作用がつよく、細胞の老化を抑えたり、がんを防ぐ作用が期待できる成分です。お茶に含まれるカテキン、さつまいもなどの色素のアントシアニンなども、このポリフェノールの仲間。

さらに、カレー粉の黄色色素であるターメリックが肝臓に効くなど、さらに多くの成分についても効果がわかってきています。

こうした注目の栄養成分を含む食材も、いつもの基本メニューにとり入れてみるとよいでしょう。

ただし、肝・胆・すいの病気のときは、多品目の食材から、さまざまな栄養素をバランスよく摂取することが大切です。

「○○が肝臓によい」と聞いたからといって、そればかりとることのないよう、気をつけましょう。

肝細胞を活性化する
にんにく

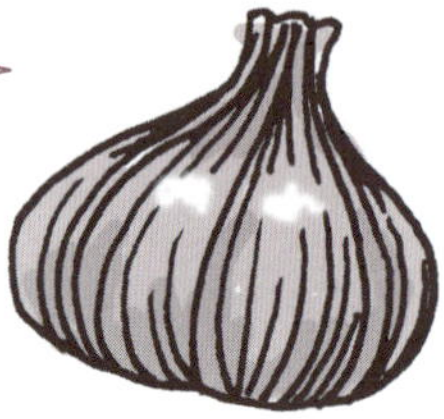

S-アリル・L-システインという成分が、肝細胞を活性化。二日酔い防止効果もある

肝炎・肝がんの症状を改善
まいたけ

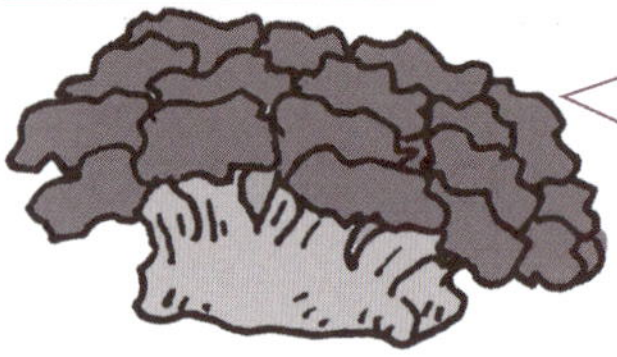

β-グルカンなどを多く含むことから、がんの予防や肝炎の改善などの効果が期待されている

ネバネバ成分、ムチンが効く
納　豆

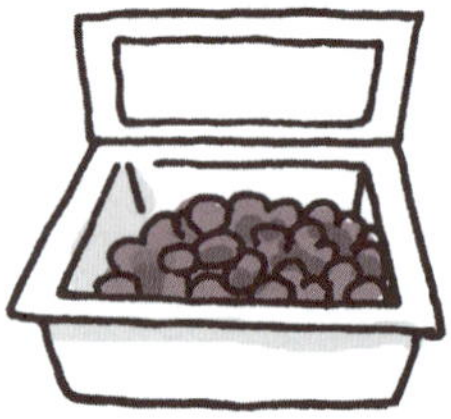

ムチンが胃粘膜を保護するとともに、アルコールの吸収を遅らせるので、肝臓の負担を軽減

核酸パワーで肝障害を軽減
鮭

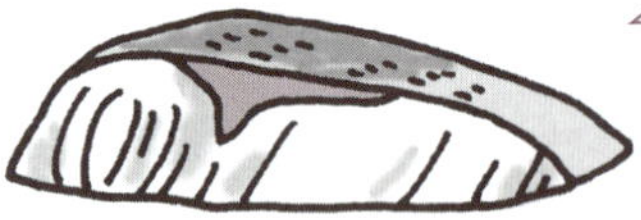

核酸が多く含まれているので、細胞の新陳代謝を促し、肝臓や腎臓の障害を軽くする

有効成分ナスニンががんを予防
な　す

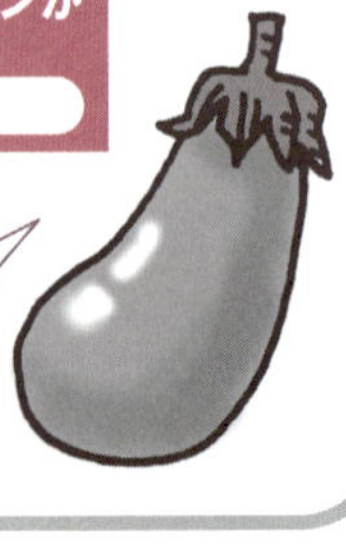

なすの皮に含まれる色素、ナスニンに抗がん作用がある。皮つきのまま食べるようにしよう

自律神経をととのえ、肝・胆・すいの機能アップ

大　根

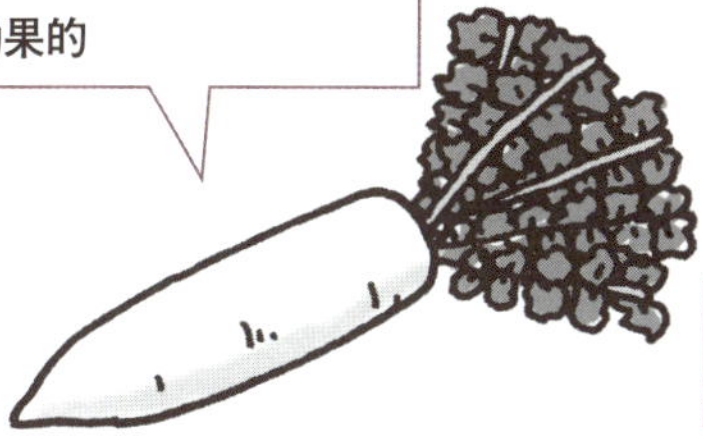

ストレスなど、自律神経の乱れからくる肝・胆・すいの機能低下に効果的

アリシンで、すい臓の機能をアップ

玉ねぎ

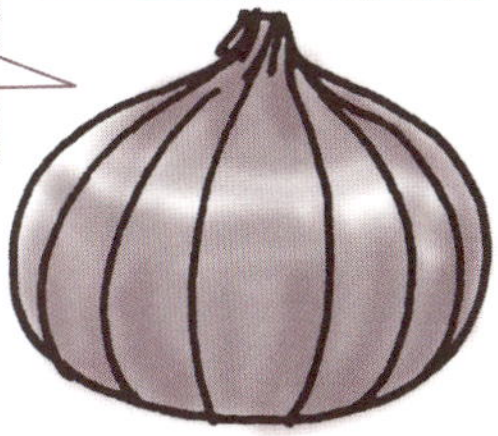

有効成分アリシンが、すい臓の細胞を活性化し、インスリンの分泌を高める

肝機能アップ＋血糖値を改善

しいたけ

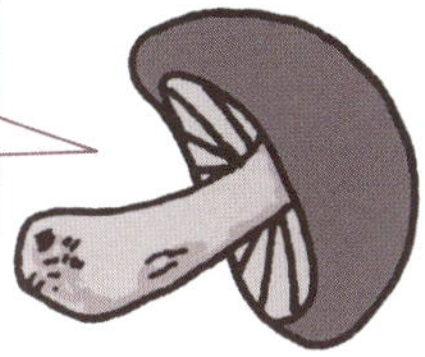

肝機能の改善のほか、血糖値を正常化したり、血圧を下げるはたらきも期待できる

アントシアニンが肝機能を高める

さつまいも

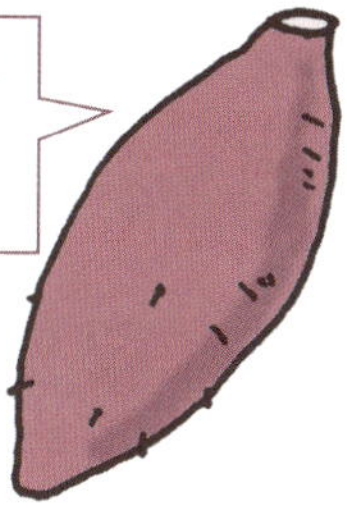

青紫の色素であるアントシアニンに、肝機能を高めたり、がんや生活習慣病を防ぐ効果がある

アルコールの吸収を防ぐ

柿

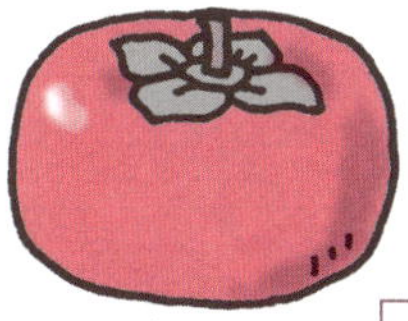

柿に多く含まれるタンニンには、アルコールの吸収を防ぎ、悪酔いを防止する効果が

解毒作用で肝臓を守る

ごま

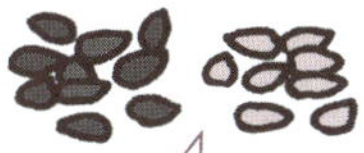

抗酸化物質の1つであるセサミンに、肝臓の機能を高め、肝がんを防ぐ効果がある

肝炎の予防、炎症の緩和に効果的

しそ

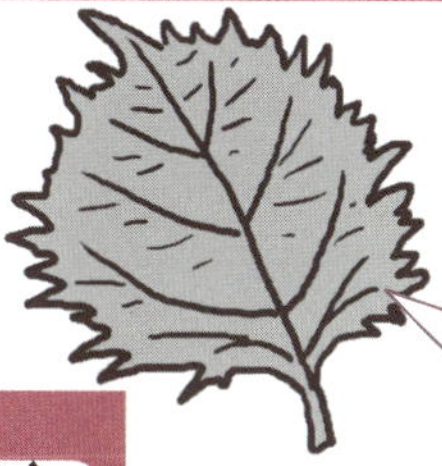

フラボノイドの一種であるルテオリンが、体の炎症を抑える。肝炎の予防にも効果あり

肝障害を予防、改善

ターメリック（うこん）

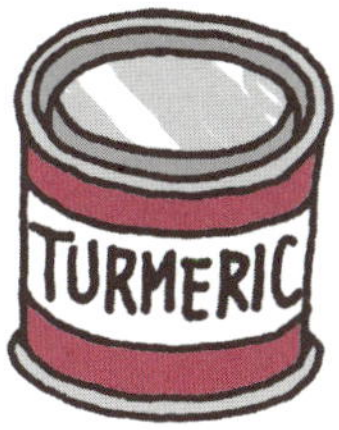

解毒作用のほか、胆汁の分泌を促進する作用で肝機能を強化し、肝障害を改善

肝臓の解毒作用を活発にする

キャベツ

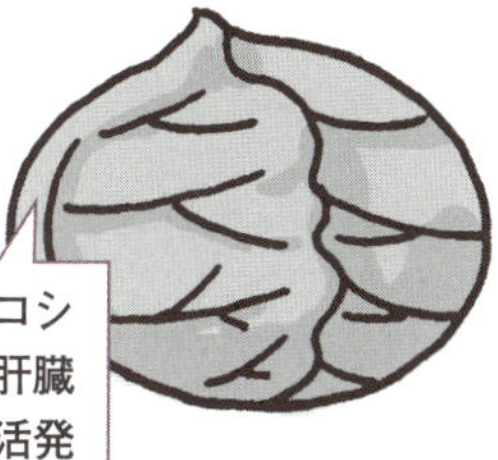

有効成分グルコシノレートに、肝臓の解毒作用を活発にする効果が。脂肪肝にも効果あり

カテキンの力でガンを予防

緑　茶

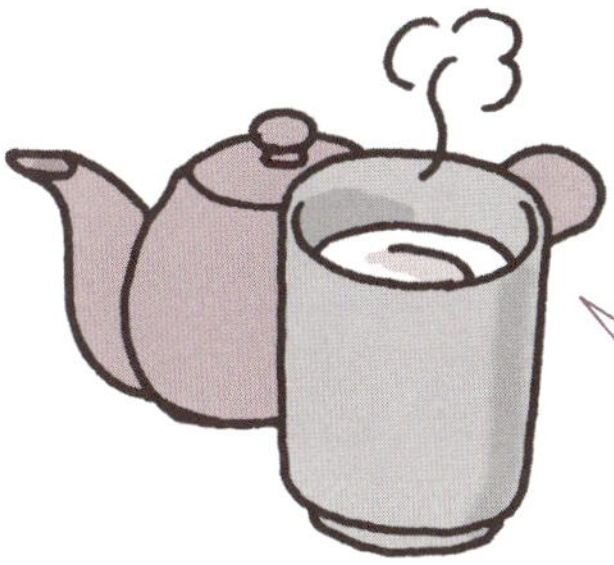

苦味成分であるカテキンに強力な抗酸化作用があり、がんを予防。肝細胞を守る作用も

症状に応じて、アルコールと上手につき合う

病態によっては、少量なら飲んでもOK

肝・胆・すいの病気のときには、本来なら禁酒が原則です。アルコールは肝臓の仕事を増やし、肝細胞を傷つけるうえ、すい炎をおこす原因にもなりえるからです。

とはいえ、お酒の好きな人にとって、いきなりの禁酒はたいへんなストレスでしょう。

そこで、どうしても禁酒がつらい人は、下の表にある病気ごとの上限量を守って、少量で楽しむようにしてはどうでしょう。

ただし、明らかに病気の症状がでているときや、肝硬変の非代償期の場合などは、いっさい飲むことはできません。症状が回復した後も、どのくらいなら飲んでよいかを医師に確認してからにします。

お酒のつよい人ほど飲みすぎないよう注意を

アルコールによって肝臓やすい臓を悪くするのは、たいていお酒のつよい人です。それは、あまり飲めない人に比べ、無意識にたくさんの量を飲んでしまいやすいからです。

病状が安定し、少量なら飲んでいいといわれた場合でも、つよい人ほど注意が必要。かるく1杯だけのはずが、気づいたら……とならないよう、十分注意しましょう。

飲みすぎを防ぐには、家族の目が行き届きやすい自宅で飲む、周囲の人に病気のことを伝えておく、などの対策が効果的です。

病態別・アルコールの許容量（日本酒の場合）

	病　態	飲んでもよい量の目安
肝臓の病気	脂肪肝	1日1合　週2回まで
	急性肝炎（急性期）	禁止
	急性肝炎（慢性期）	1日2合　週2〜3回まで
	慢性肝炎（活動期）	禁止
	慢性肝炎（非活動期）	1日1合　週2〜3回まで
	肝硬変（代償期）	1日1合　週2〜3回まで
	肝硬変（非代償期）	禁止
胆のうの病気	胆石症	1日2合　週2〜3回まで
	胆のうポリープ	1日2合　週2〜3回まで
	胆のう炎、胆管炎	禁止
すい臓の病気	急性すい炎（急性期）	禁止
	急性すい炎（回復期）	禁止
	慢性すい炎	禁止

日本酒1合分は、ほかのアルコールだとどのくらい？

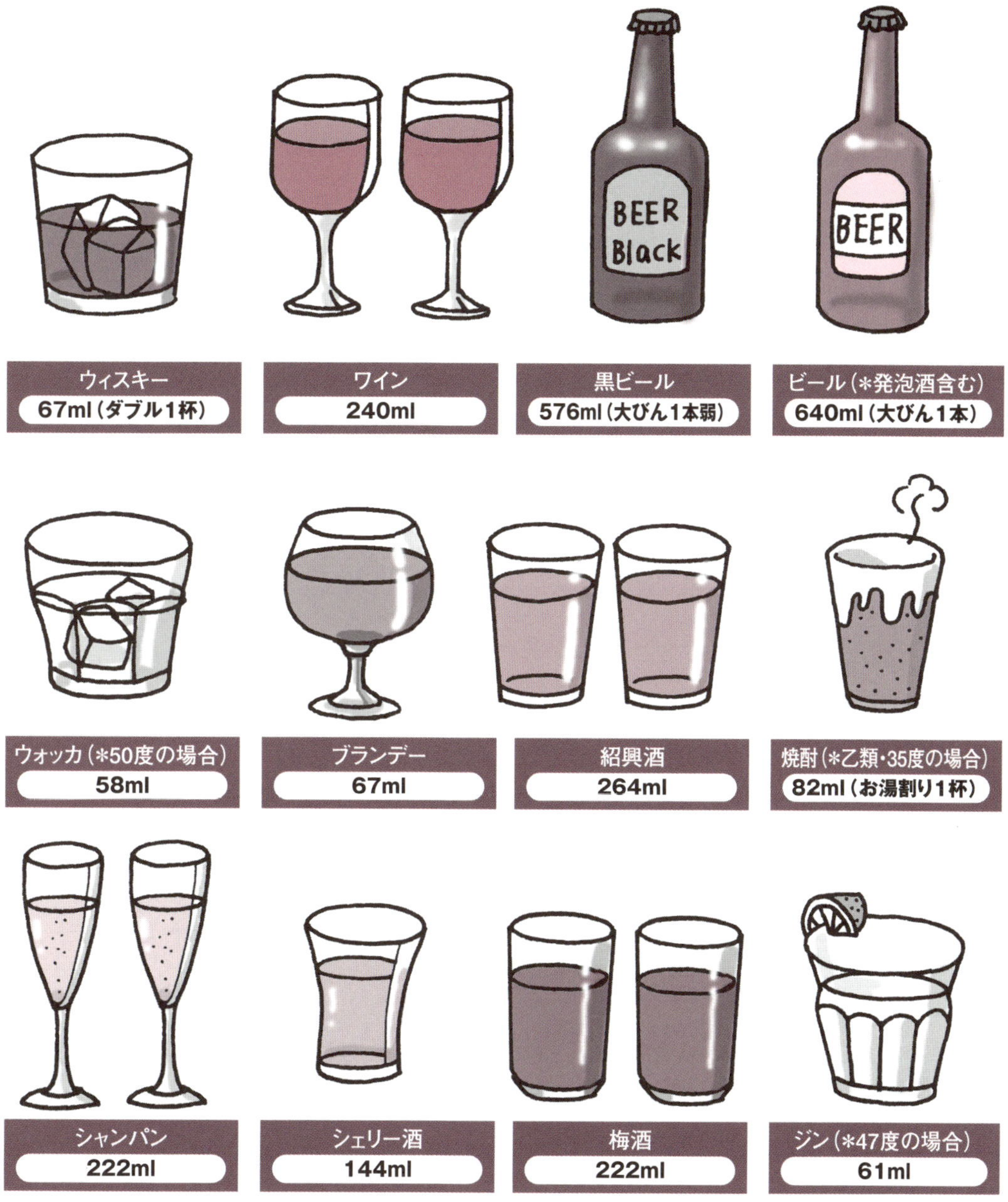
BEER Black
BEER
ウィスキー
67ml（ダブル1杯）
ワイン
240ml
黒ビール
576ml（大びん1本弱）
ビール（＊発泡酒含む）
640ml（大びん1本）
ウォッカ（＊50度の場合）
58ml
ブランデー
67ml
紹興酒
264ml
焼酎（＊乙類・35度の場合）
82ml（お湯割り1杯）
シャンパン
222ml
シェリー酒
144ml
梅酒
222ml
ジン（＊47度の場合）
61ml

アルコールと上手につき合うためのコツ

こんなつまみがおすすめ！

●冷や奴十納豆

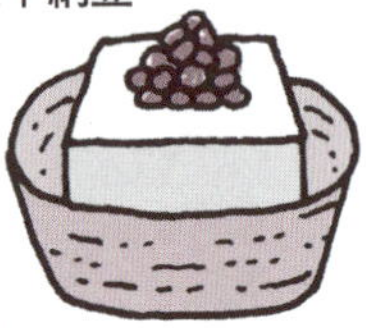

豆腐も納豆も、良質の植物性たんぱくを含む大豆製品

●枝豆

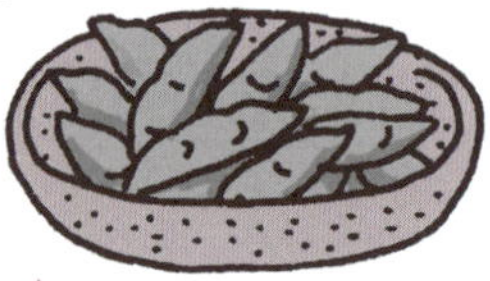

ビタミン、ミネラル、良質のたんぱく質が豊富に含まれている

●春菊のごま和え

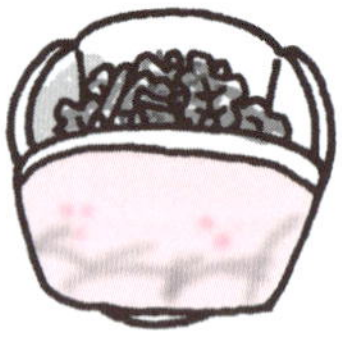

春菊はβ-カロテンを豊富に含むうえ、肝臓を保護する効果もある

●生カキ

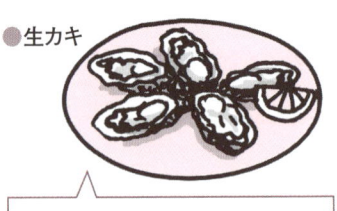

アルコールの分解を促し、肝細胞を強化するタウリンが豊富

1 飲むときは、必ずつまみも食べる

胃がからっぽの状態でお酒ばかり飲んでいると、アルコールの吸収速度が速くなり、その分、肝臓やすい臓に与えるダメージも大きくなります。

飲むときは、必ずつまみも食べるようにしましょう。

ただし、から揚げなど、脂質を多く含むものは避けてください。枝豆や冷や奴、生カキなど良質のたんぱく質を多く含むものや、野菜のごま和え、サラダなどのように、ビタミンを多く含むメニューがおすすめです。

2 飲む前と、飲んだ後にもビタミンをとる

ビタミンは肝臓の回復を助けるとともに、アルコールによって肝臓に脂肪がたまるのを防いでくれます。つまみからとるだけでなく、飲みに行く前や飲んだ後に野菜ジュースなどで補給するのも、ひとつの手です。

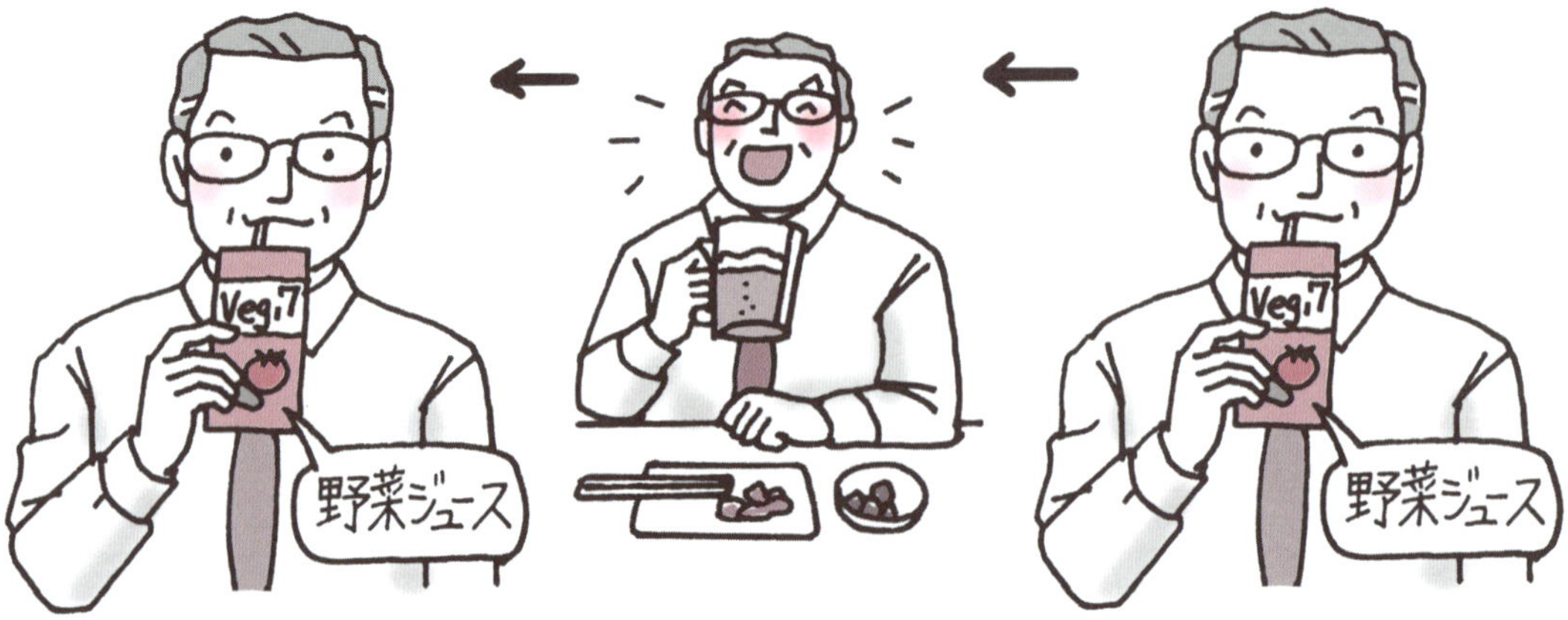

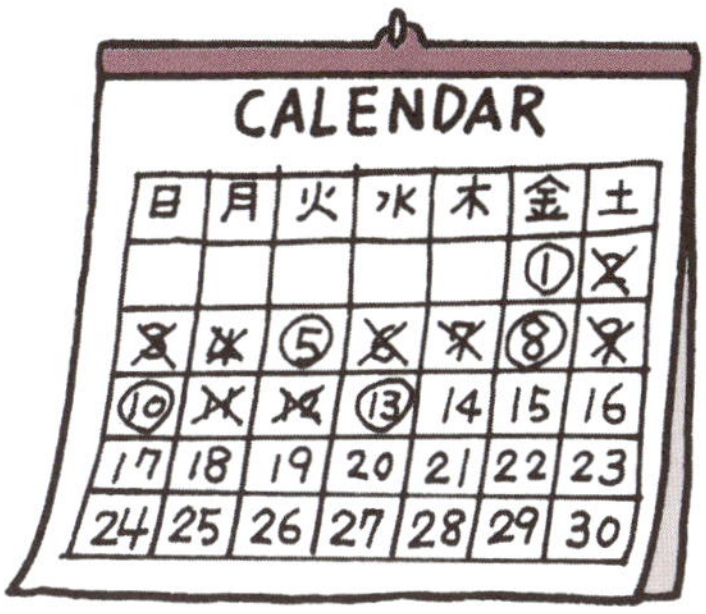

3 調子がよいときでも、必ず休肝日をもうける

アルコールを摂取した後は、肝臓を回復させるための時間が必要です。ですから、飲んだ日の翌日は飲まないようにするのが、肝臓のためには理想的です。比較的調子のよいときでも、必ず週に3日は休肝日をもうけるようにしましょう。

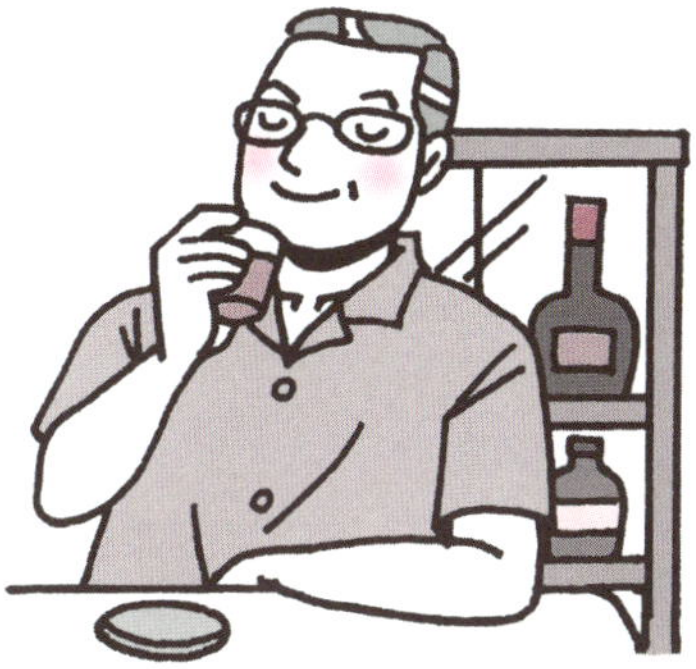

4 少量でも満足できるような、質のよいおいしいお酒を

お酒のつよい人や、アルコールが原因で病気になった人の場合、つい量を飲みすぎてしまう傾向があります。しかし病気のときは、上限量を必ず守らなくてはいけません。そんな場合は、いつもより高価で上質のお酒を飲むのもひとつの方法です。少量でも満足感が得られ、飲みすぎを防ぐことができます。

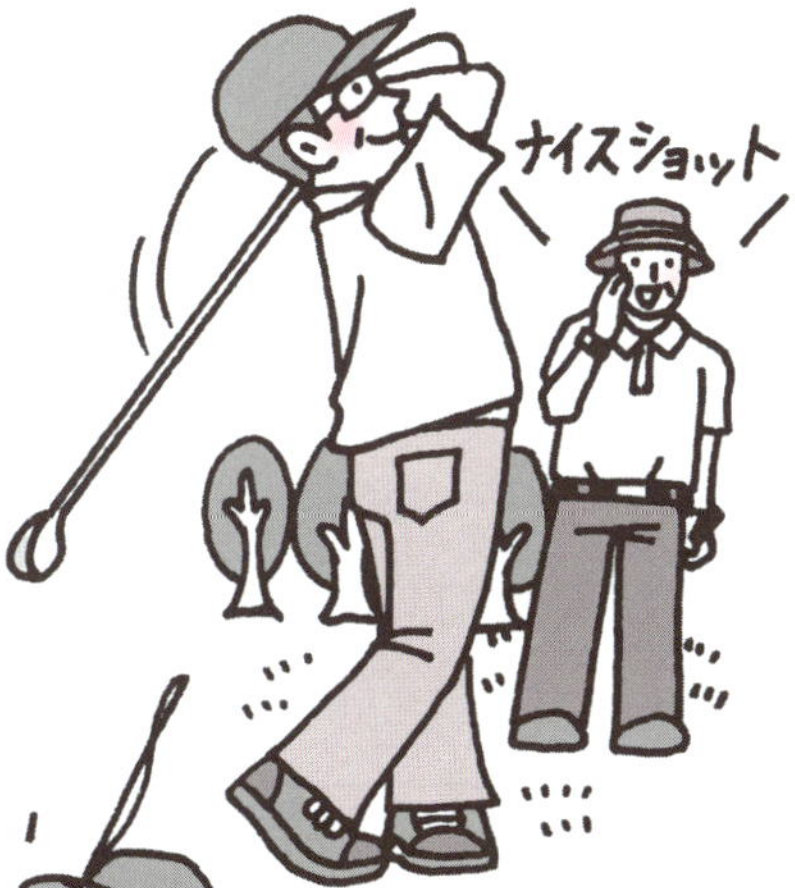

5 お酒以外で、趣味の合う仲間を見つける

中高年の男性の場合はとくに、お酒を飲む時間が、人づき合いの楽しみや、ストレス解消の場となっていることが少なくありません。お酒をうまく減らすには、ゴルフや釣り、囲碁・将棋などの趣味をとおして、お酒以外で、人づき合いを楽しむ時間をつくることも大切です。

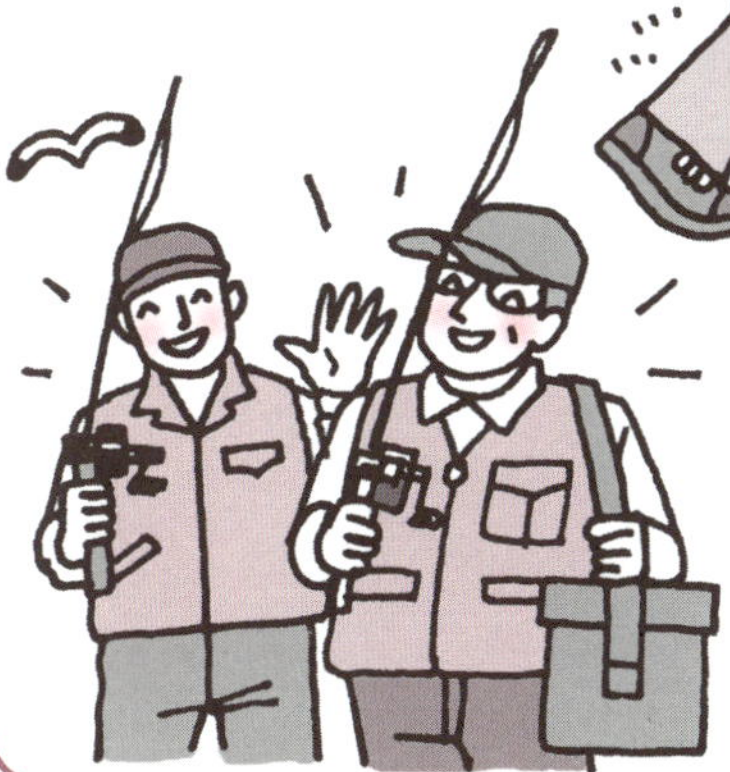

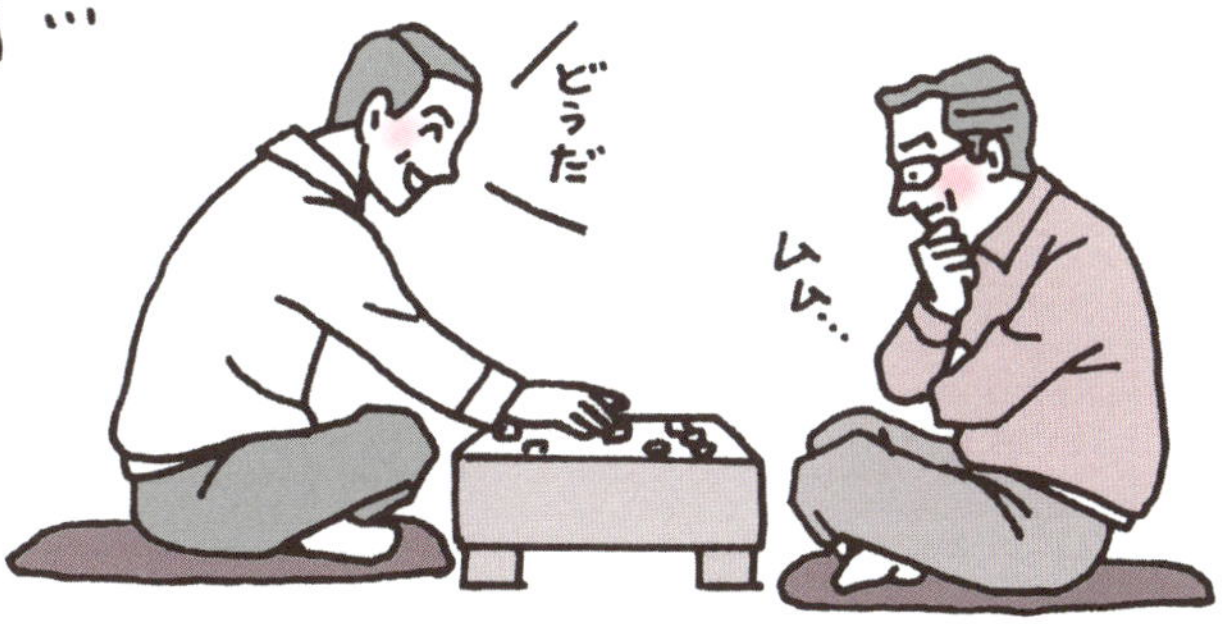

外食のときは、メニューが豊富なお店を選ぶ

単品メインのお店より、多品目を食べられるお店を

会社勤めをしている人の場合、お弁当を持参しない限り、1日1食は外食をすることになります。夜遅くまで仕事があったり、つき合いがあったりする場合は、昼と夜の1日2食が外食ということもあるでしょう。

どうしても外食をしなければならない場合、重要なのが、どんな店を選ぶかということです。

もっともよくないのは、牛丼屋やラーメン屋など、単品メニュー中心のお店。高脂質で高エネルギーなうえ、ビタミン類がほとんどとれず、栄養バランスが偏ってしまいます。

逆に、小料理屋や定食屋などのように多品目のメニューを少量ずつ食べられるお店を選べば、栄養バランスの偏りを防ぐことができます。

お店のタイプ別・バランスシート

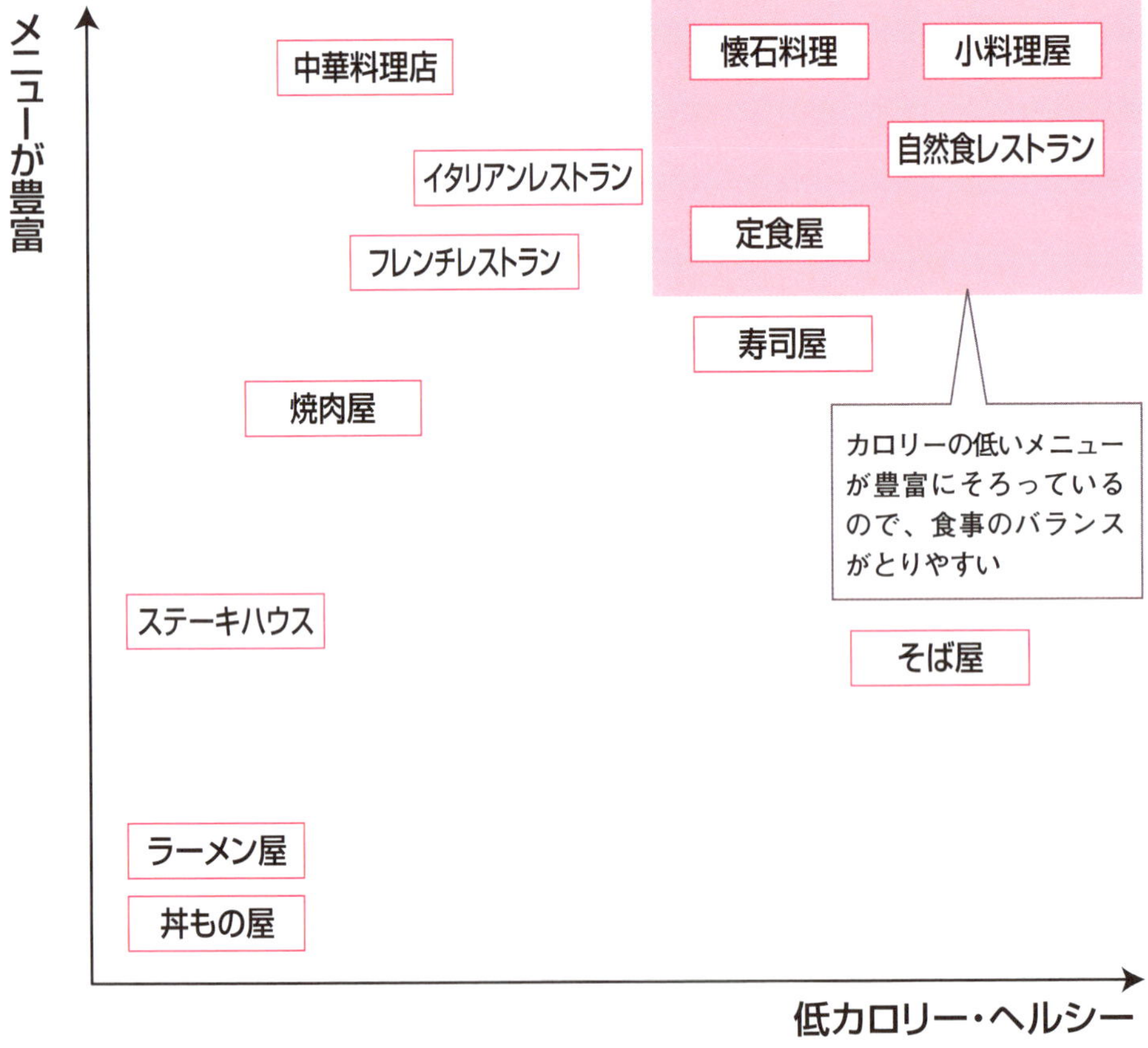

栄養が偏らないように、注文の仕方と食べ方をくふう

お店選びの次に重要なのが、どんなメニューを注文するかです。

たとえば同じ定食屋でも、フライや肉料理が中心で、つけ合わせにみそ汁と漬けものがついているだけのメニューでは、栄養が偏ってしまいます。

揚げものや肉料理中心のメニューは避け、野菜や豆腐、海藻類などを多く使ったメニューを選ぶようにしましょう。

また、食べ方にも注意が必要です。

ヘルシーなメニューを選んでも、ソースなどの調味料をたっぷりかけて食べれば、結局は高脂質・高エネルギーになりますから、ソースは使わずにレモンをしぼるなど、くふうして食べましょう。

また、大盛りでの注文やごはんのおかわりなども、肥満をまねく原因です。かるく1膳程度にとどめるのが基本です。

外食でバランスよく食べるためのポイント

1 丼もの、めん類のときは野菜のメニューを追加で注文

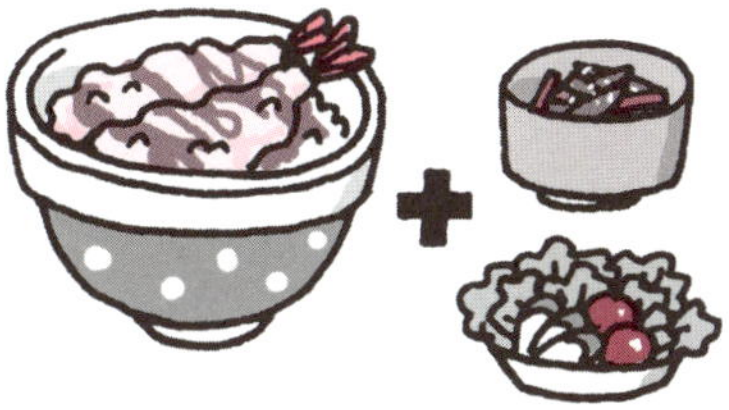

きんぴらごぼうなどの
おかずorサラダ

丼ものやめん類など、栄養の偏りがちなメニューを頼むときは、野菜を使った副菜、サラダを追加で注文し、ビタミンやミネラルをとりましょう。

そのぶん、メインのメニューは少し残すように。

2 ソースなど、調味料のかけすぎに注意

ソースやマヨネーズなどの調味料の多くは高脂質・高エネルギーですし、しょうゆは塩分が多めです。代わりにレモンなどで食べれば、脂質やエネルギー、塩分を抑えられます。

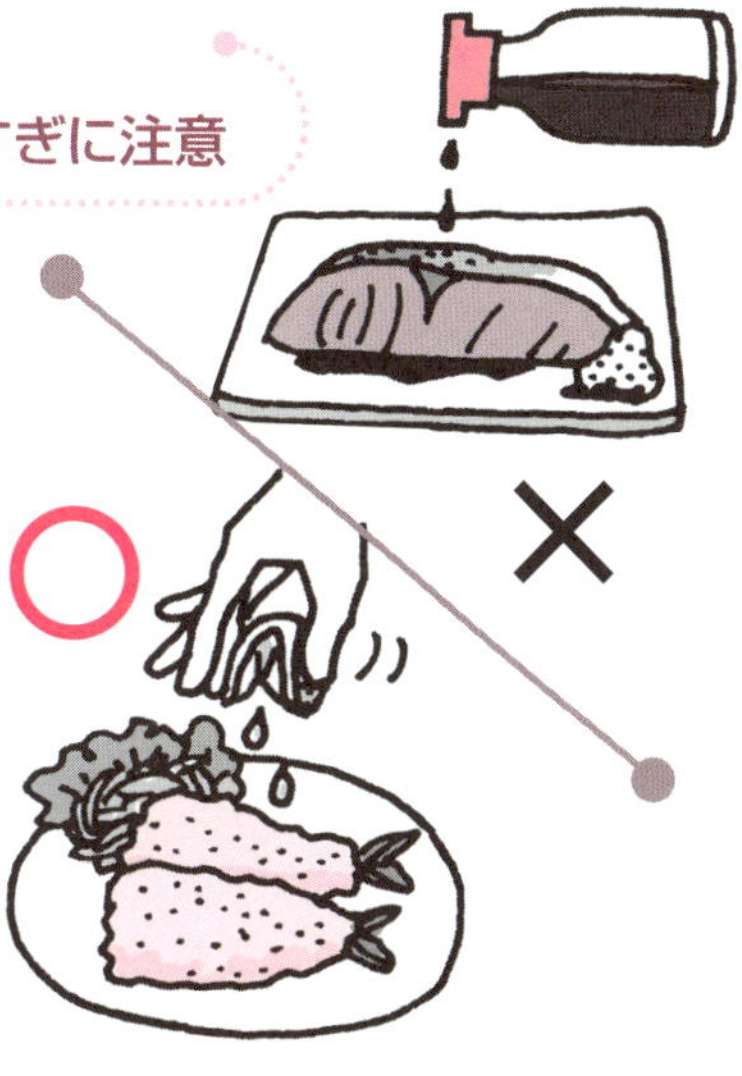

3 大盛り、おかわりは厳禁！物足りなければ別の副菜を

とくに肥満ぎみの男性の場合、大盛りやおかわりといった注文の仕方が目立ちますが、これは栄養の偏りと肥満のもと。もの足りないときは、野菜や海草などの低エネルギーの副菜をプラスするようにしましょう。

4 外食は１日１回までに。朝、夕は家で食べるのが理想的

肝・胆・すいによい食生活を実践するには、自宅で食事をとるのが理想的。仕事の都合などでどうしても外食しなくてはならない人も、できるだけ１日１回までに抑えましょう。

5 喫茶店では、飲みものののエネルギー量を考えて

喫茶店などで頼む飲みものにも、メニューによって、意外に多くのエネルギー、糖質が含まれています。甘い飲みものは避け、ストレートの紅茶などを選ぶとよいでしょう。

おすすめ外食メニュー＆避けたい外食メニュー

ランチメニュー

ラーメン

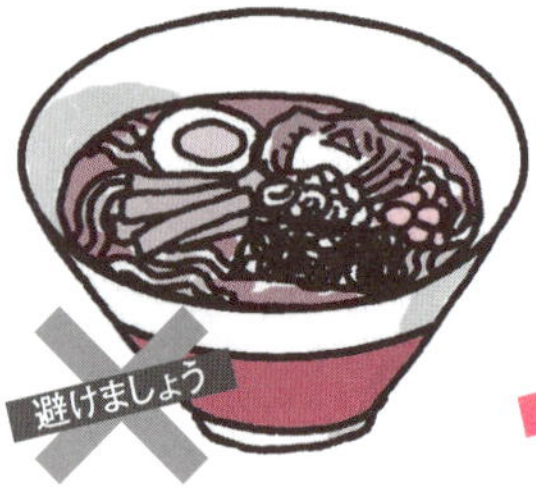

冷やし中華

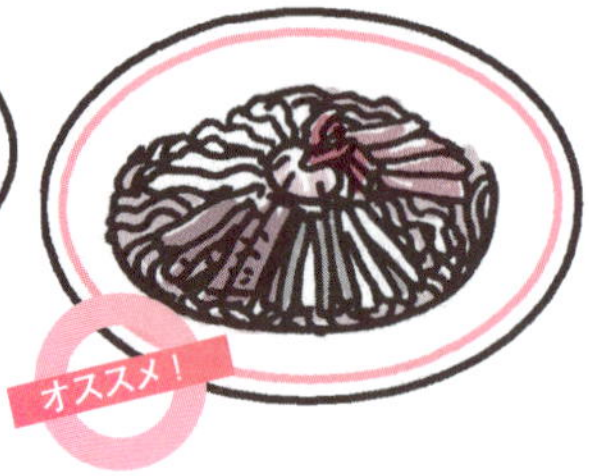

同じめん類でも、ラーメンは脂質と糖質がほとんど。野菜などの具が多い冷やし中華がおすすめです。

牛丼

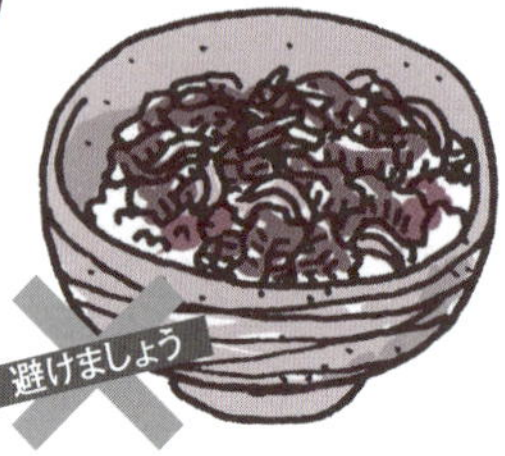

ビビンバ

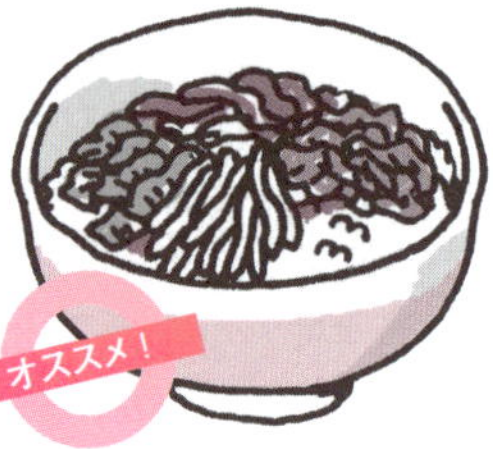

丼ものなら、ビビンバのように多品目の野菜類を使ったものがおすすめ。牛丼のような高脂質・少品目メニューは避けましょう。

スパゲッティ
カルボナーラ

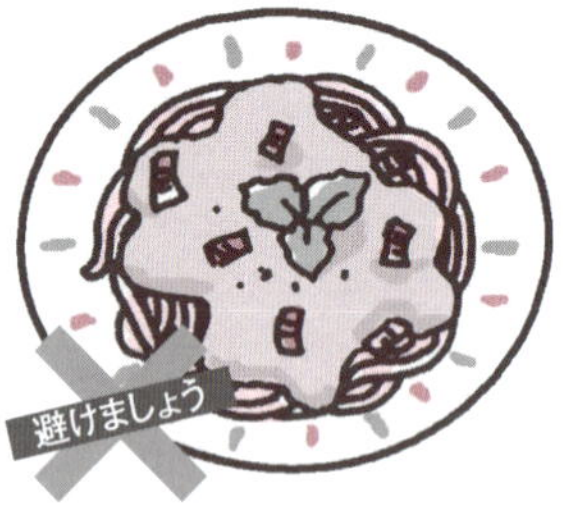

シーフード
スパゲッティ

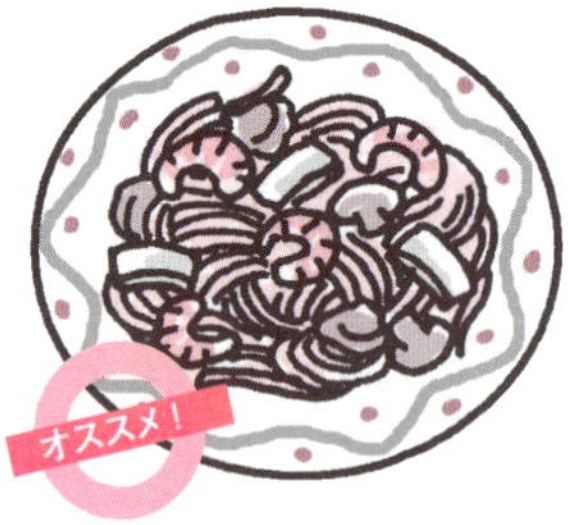

カルボナーラは、スパゲッティの中でも高脂質・高カロリーなものの代表。シーフードスパゲッティなら、比較的低カロリー。

ミックスフライセット

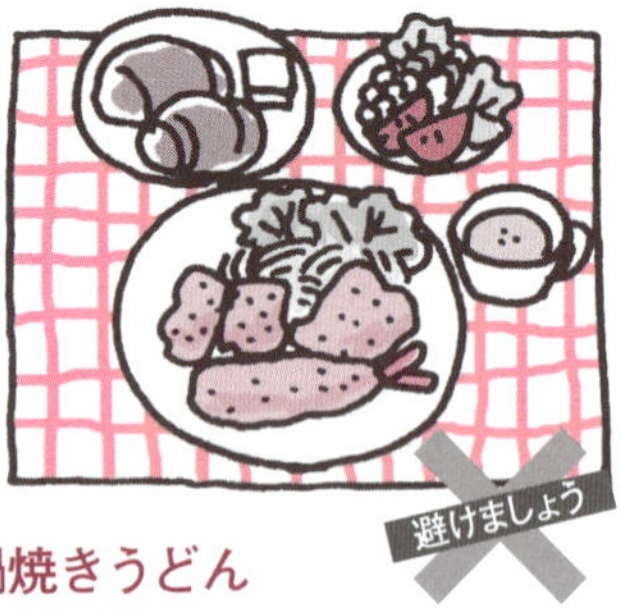

焼き魚定食

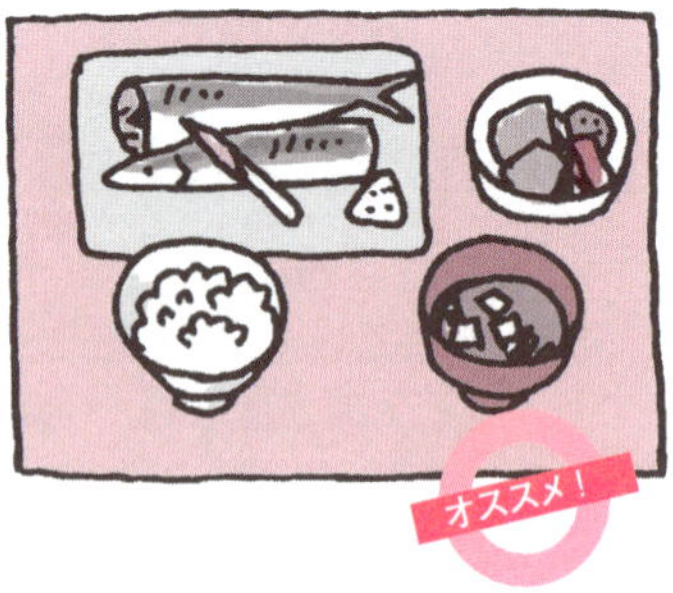

同じセットメニューでも、フライなどの高脂質・高エネルギーなメニューは避けましょう。魚中心の和定食がおすすめです。

きつねうどん

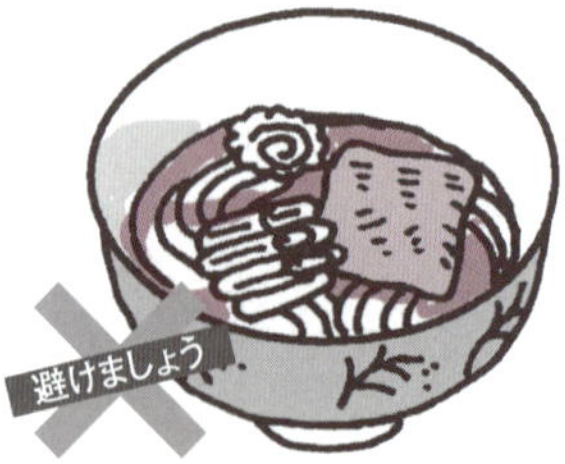

鍋焼きうどん

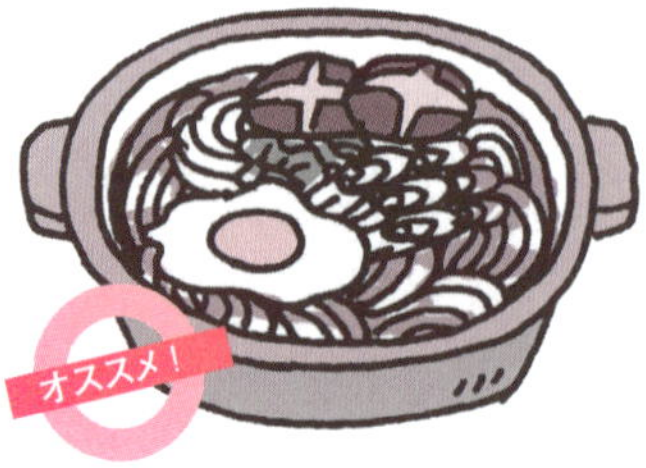

カロリーは同程度でも、具材の少ないきつねうどんより、鍋焼きうどんのほうが、栄養バランスにすぐれています。

コンビニ弁当メニュー

ビーフカレー

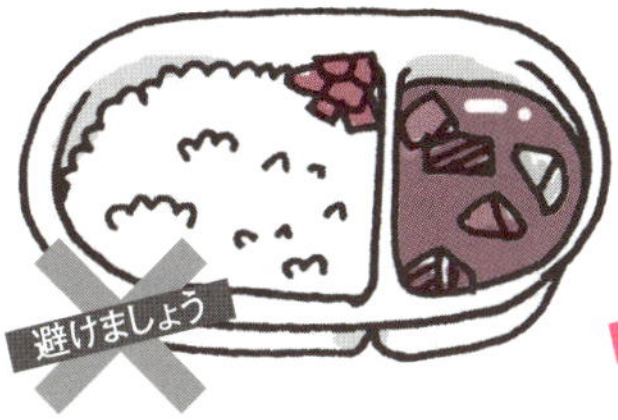

五目ちらし

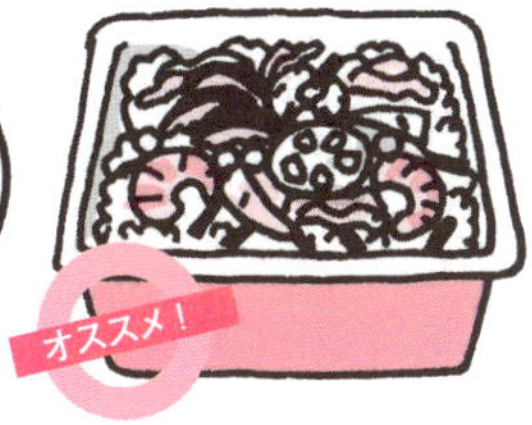

肉中心のビーフカレーは、高カロリーで栄養バランスもよくありません。五目ちらしなら栄養バランスがよく、低エネルギーです。

ハンバーグ弁当

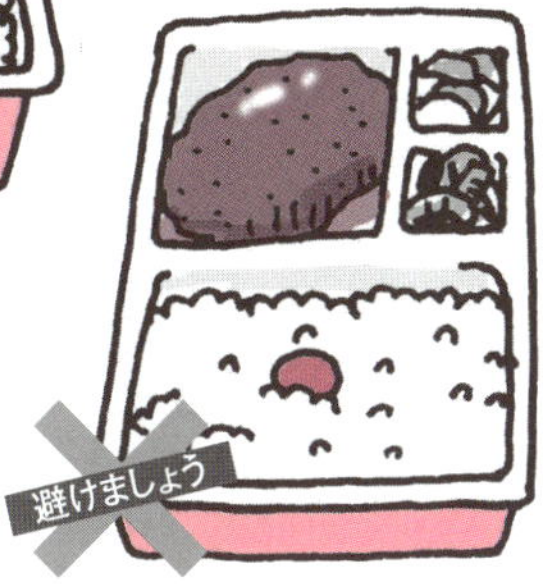

紅鮭弁当

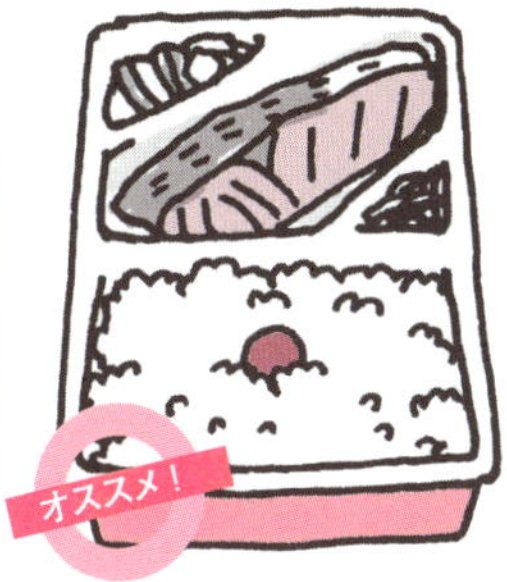

ハンバーグ弁当のように肉中心のお弁当は、ほとんどが高エネルギー。栄養バランスは十分とはいえませんが、魚中心の紅鮭弁当のほうがヘルシーです。

居酒屋メニュー

フライドチキンセット

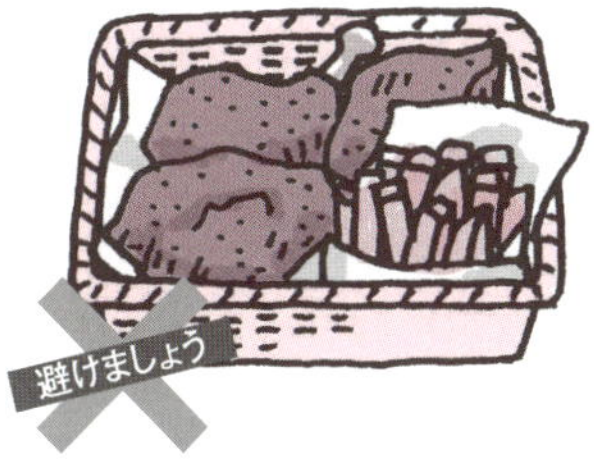

串焼き盛り合わせ

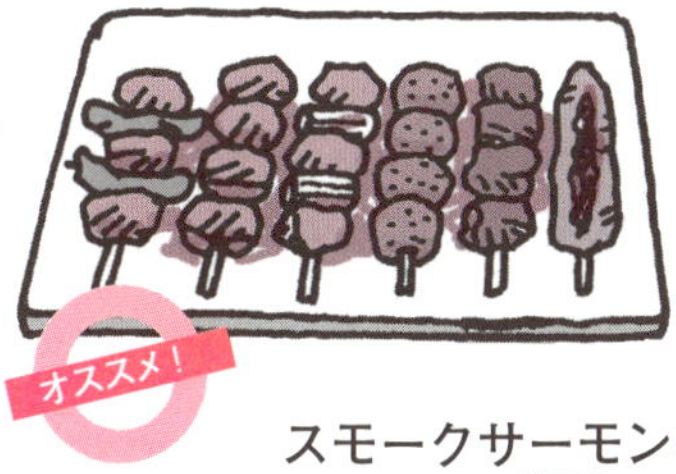

揚げものばかりのフライドチキンセットより、串焼きのほうが低脂質＆低エネルギー。野菜の串焼き中心なら、なお理想的。

スモークサーモンのマリネ

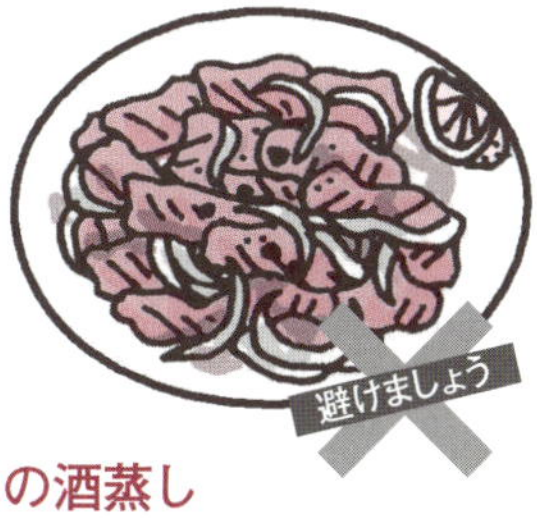

刺し身盛り合わせ

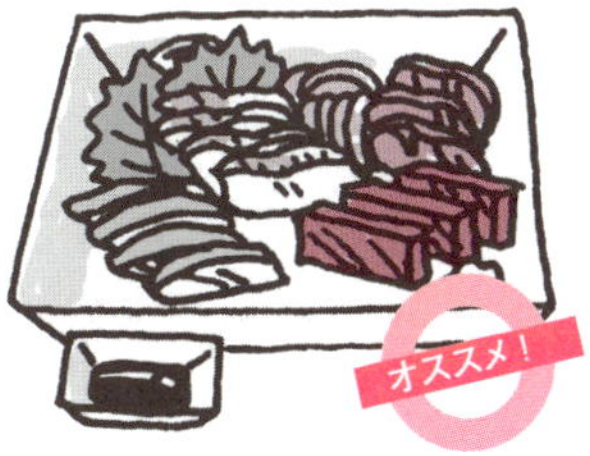

どちらも比較的低エネルギーですが、少しでも多くの品目を食べて栄養バランスをとるには、刺し身盛り合わせがおすすめです。

牛もつ煮込み

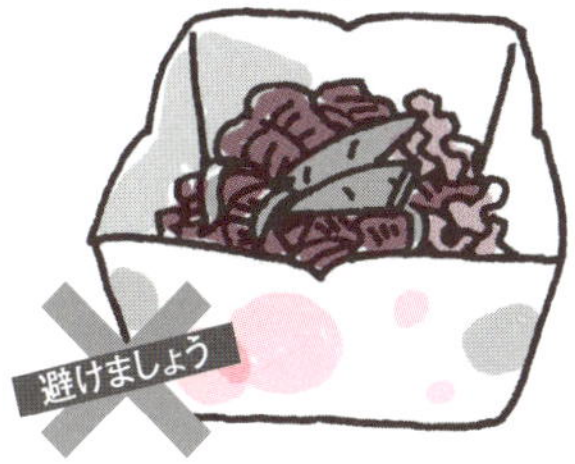

あさりの酒蒸し

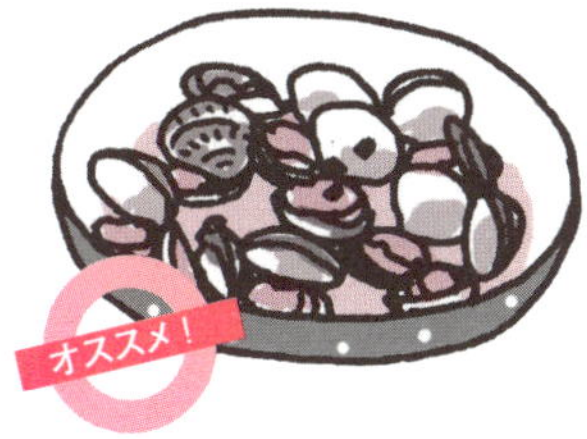

肉よりも貝類を使ったメニューのほうが、肝・胆・すいをいたわる栄養素が多く含まれており、つまみとしてはおすすめです。

症状が安定していれば、多少の間食はOK

間食は、1日のエネルギー量の10分の1までに抑える

肝・胆・すいの病気のときには、決められたカロリーのなかで、少しでも栄養バランスにすぐれた食事をとる必要があります。脂肪肝の予防などのためにも、甘いものはできるだけ控えるのが理想です。

しかし間食や、食後の甘いものが楽しみになっている人も少なくないでしょう。そんな人は、ストレスとならない程度に量を減らすだけでもかまいません。1日に摂取するエネルギー量の10分の1くらいまでなら、それほど問題ないでしょう。

ただし、テレビを見ながら、インターネットをしながらといった「ながら食い」だと、つい食べすぎてしまいがち。時間と量を決めたうえで食べるようにしましょう。

スナック菓子より小魚類、洋菓子より和菓子がいい

次に間食の内容ですが、できるだけ低エネルギーで、糖質、脂質も控えめのものが理想的です。

というと、いかにも甘そうなショートケーキや大福などを控えればよいと考えがちですが、必ずしもそうではありません。スナック菓子などにも、意外に多くの糖質、脂質が含まれているからです。

スナック菓子の類は避け、小魚を使ったおやつやクラッカーなどを選ぶとよいでしょう。

また、ケーキのなかでも、ショートケーキではなくシフォンケーキなどを選べば、糖質、脂質が少なくエネルギー量も控えめです。水ようかんなどのさっぱりした和菓子なら、さらにエネルギー量を抑えられます。

Dr.アドバイス

間食のおともには、コーヒー、紅茶より緑茶がおすすめ

間食と一緒にとる飲みものの選び方にもポイントがあります。もっとも理想的なのは、緑茶。ノンカロリーで糖質も脂質も含まないうえ、血中のコレステロール値や血糖値の上昇を抑えるカテキンを多く含んでいるからです。また、コーヒーや紅茶を飲むなら、砂糖やクリームはできるだけ控え、糖質、脂質をとりすぎないようにしましょう。

コーヒー、紅茶のエネルギー量

コーヒー
- カフェオレ→54kcal
- 砂糖入り→21kcal
- クリーム入り→17kcal

紅茶
- ロイヤルミルクティー→119kcal
- 砂糖入り→17kcal
- ミルク入り→13kcal

体にやさしいおすすめおやつ＆できれば避けたいおやつ

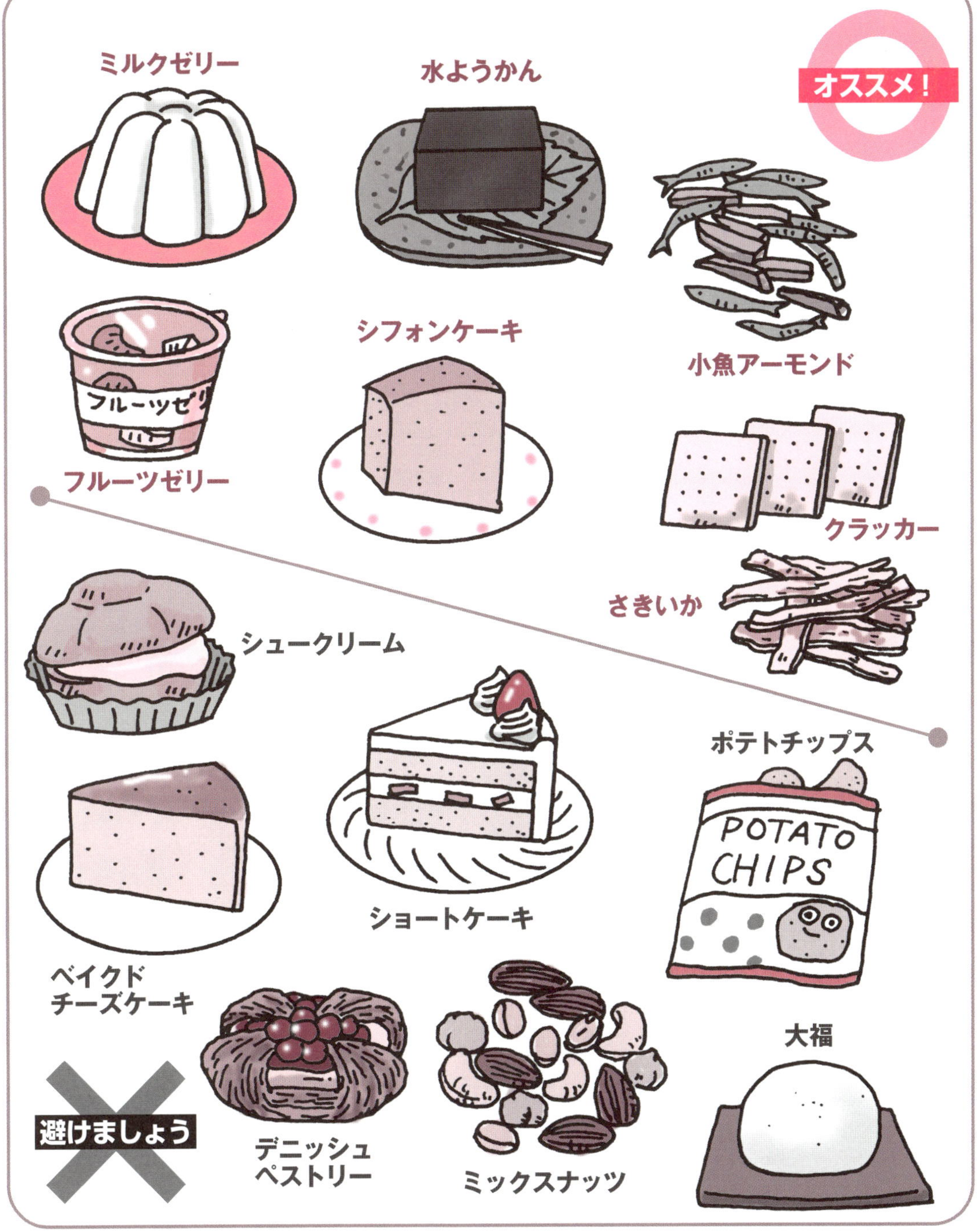
オススメ！
ミルクゼリー
水ようかん
小魚アーモンド
フルーツゼリー
シフォンケーキ
クラッカー
さきいか
シュークリーム
ショートケーキ
ポテトチップス
POTATO
CHIPS
ベイクド
チーズケーキ
デニッシュ
ペストリー
ミックスナッツ
大福
避けましょう

Q 健康食品やサプリメントも積極的にとったほうがいいの？

A むやみにとってはだめ。医師に相談して決めましょう

必要な栄養素は、できるだけ自然の食品から

最近では、肝臓の機能を高めることなどをうたった健康食品やサプリメントが、数多く市販されています。

肝臓の検査値異常を指摘されたり、病気の診断をされた人のなかには、「少しでも状態を改善したい」という気持ちから、こうした商品を手にとる人も少なくありません。

しかしなかには、成分表示が明確でないもの、健康の維持・増進に役立つかどうかが不確かなものもみられます。

また、自然の食品以外のものを摂取することは、基本的に肝臓の負担になります。必要な栄養素は、できるだけ食事からとるようにしたいものです。

とる場合は、必ず医師に相談してから

もちろん、健康食品やサプリメントをいっさいとってはいけないわけではありません。ただし、健康食品やサプリメントに含まれる成分には、病院で処方される薬との飲み合わせなどの問題があるものもみられます。

その意味でも、健康食品やサプリメントを試してみたいという場合は、必ず、事前に担当医に相談してから判断するようにしましょう。

また、とる場合は、厚生労働省が認可した「特定保健用食品」（トクホ）や「栄養機能食品」などのように、成分表示がきちんとしているものを選ぶとよいでしょう。

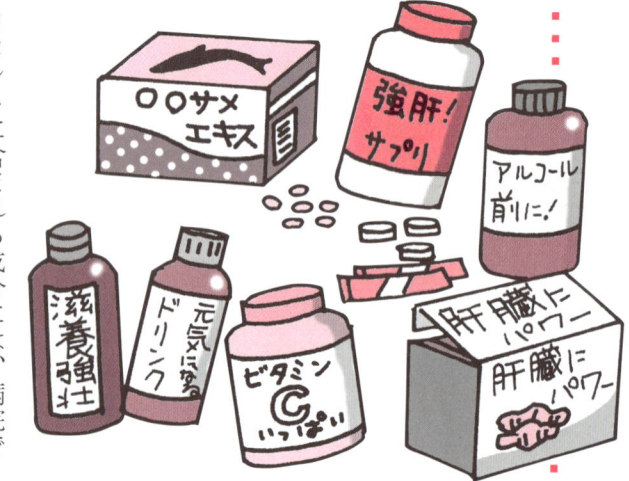

第5章

肝・胆・すいをよくする日常生活

食生活はもちろん、体を動かしたり、睡眠時間や入浴の仕方に気をつけるだけでも、肝・胆・すいのはたらきをよくしたり、負担を軽減することができます。肝・胆・すいをいたわる日常生活のコツ、さっそく実践してみませんか？

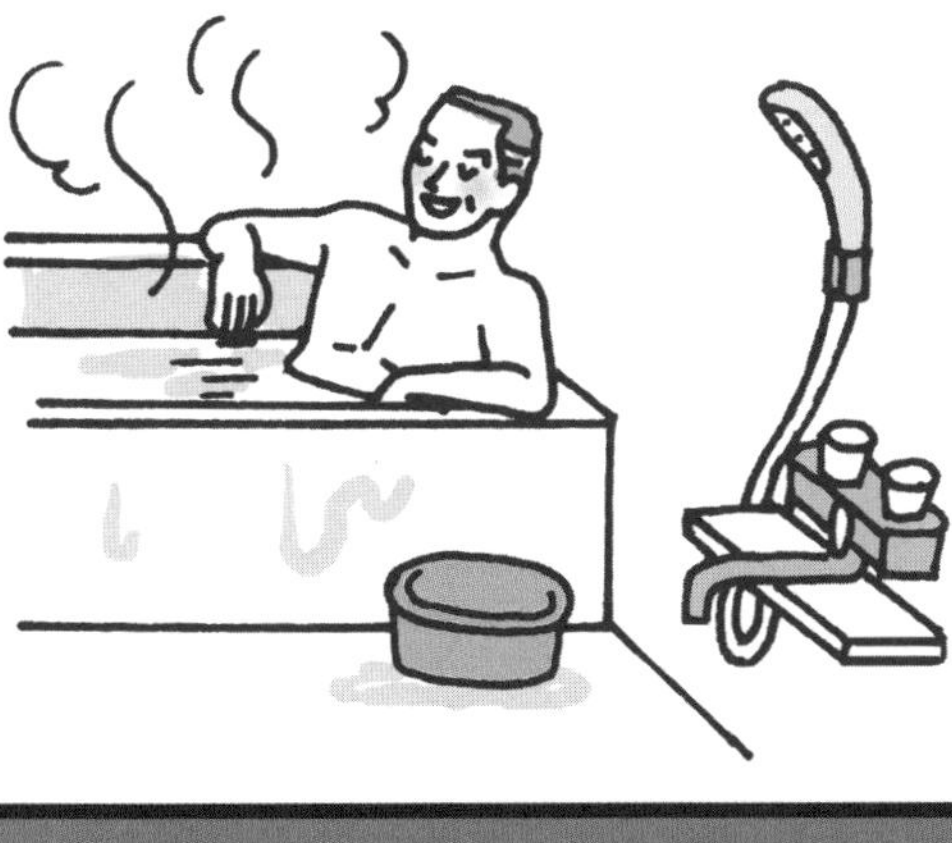

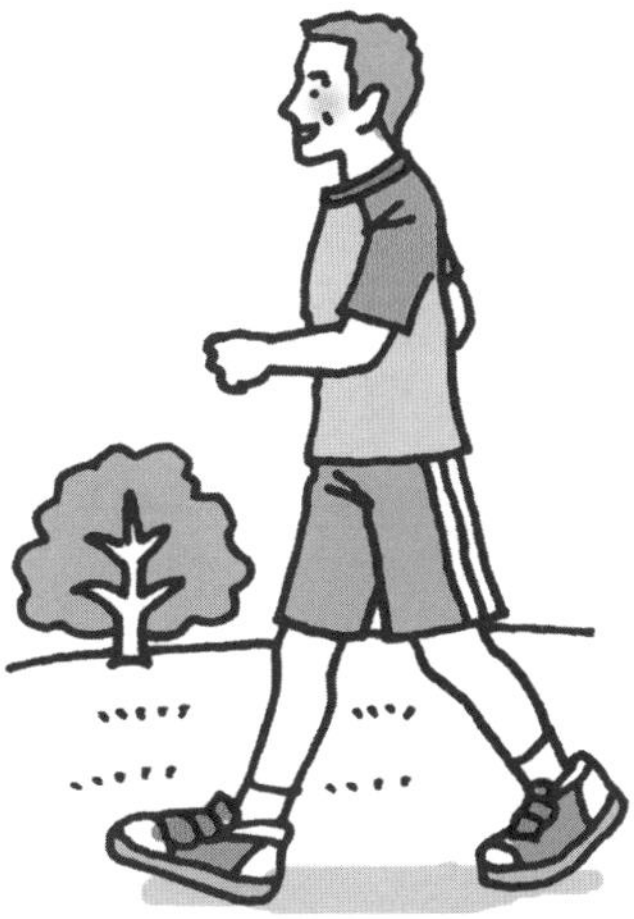

肝・胆・すいをいたわる生活習慣とは

肝・胆・すいの病気と診断されたら、あなたはどうしますか？「できるだけ安静にしていなくては」と思う人が多いのではないでしょうか。

しかし、急性肝炎などで明らかな症状がでているときや、急性すい炎などで痛みがひどいとき、医師から絶対安静の指示を受けたときを除けば、安静のために横になってばかりいる必要はありません。肥満による脂肪肝を防ぐためにも、ふだんどおりに体を動かしたほうがいいのです。

とくに脂肪肝と診断された人は、運動をとり入れ、いつも以上に積極的に体を動かす必要があります。

いつもの生活習慣が体の負担になることも

ただし、ふだんの生活のなかの何げない行動、習慣が、負担となってしまうこともあります。

たとえば、いつもならそれほど問題にならない便秘も、肝臓・胆のう・すい臓の病気のときには絶対に避けなくてはいけませんし、睡眠時間や入浴法などにも体に負担をかけないためのコツがあります。

さっそく、日常のなかの１つひとつの行動を見直してみましょう。

日常生活で気をつけたい 6つのポイント

1 肥満にならないよう、適度な運動を（→ P144 ～）

すでに脂肪肝の人もそうでない人も、肥満の解消、予防のために適度に体を動かすことが必要です。毎日のウォーキングや体操の習慣をとり入れてみましょう。ただし、あまりにハードな運動は肝臓の負担になるので、無理のない程度におこなってください。

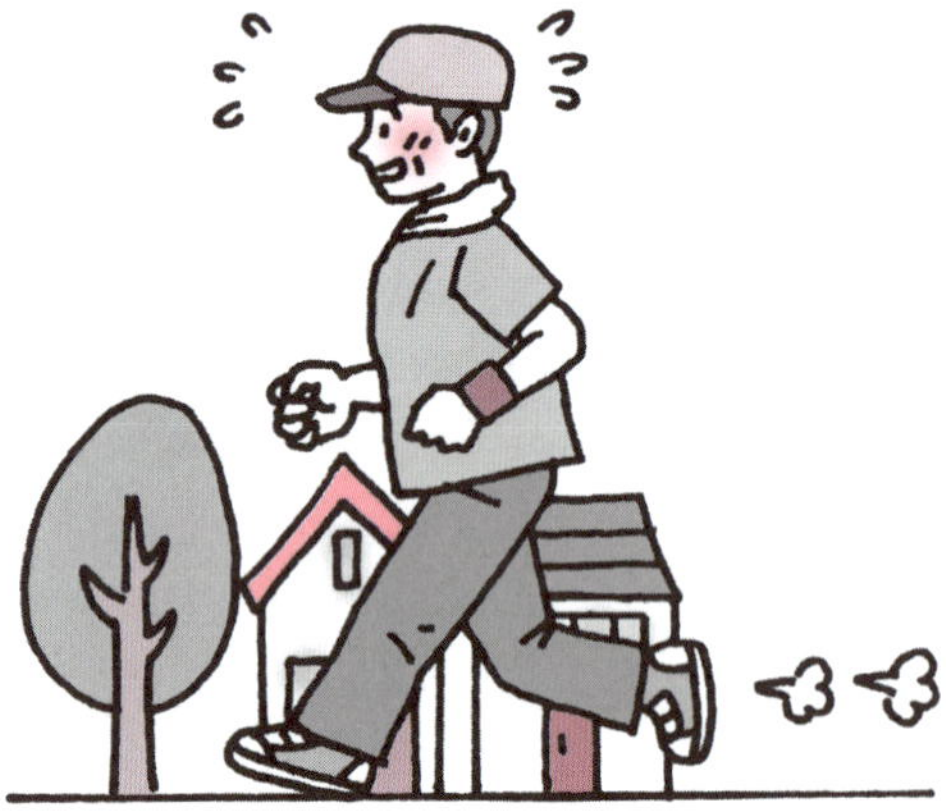

2 規則正しい生活と食事で便秘を防ぐ（→ P154 ～）

便秘をすると、腸内に有毒物質のアンモニアが発生し、その処理のために肝臓に負担をかけることになります。

規則正しい生活と食物繊維を含む食事、さらにマッサージや適度な運動をとり入れ、便秘を予防しましょう。

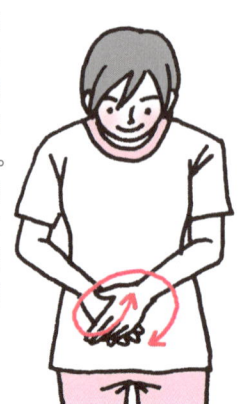

3 7〜8時間は睡眠をとり、肝臓をしっかり休める （→ P158 〜）

私たちが仕事や家事ではたらいている昼間は、肝臓にとっても、休みなく仕事をおこなう時間です。そのため、夜は睡眠時間を十分にとり、疲れた肝臓を休ませる必要があります。仕事が忙しい人も、必ず7〜8時間は睡眠をとるように心がけましょう。

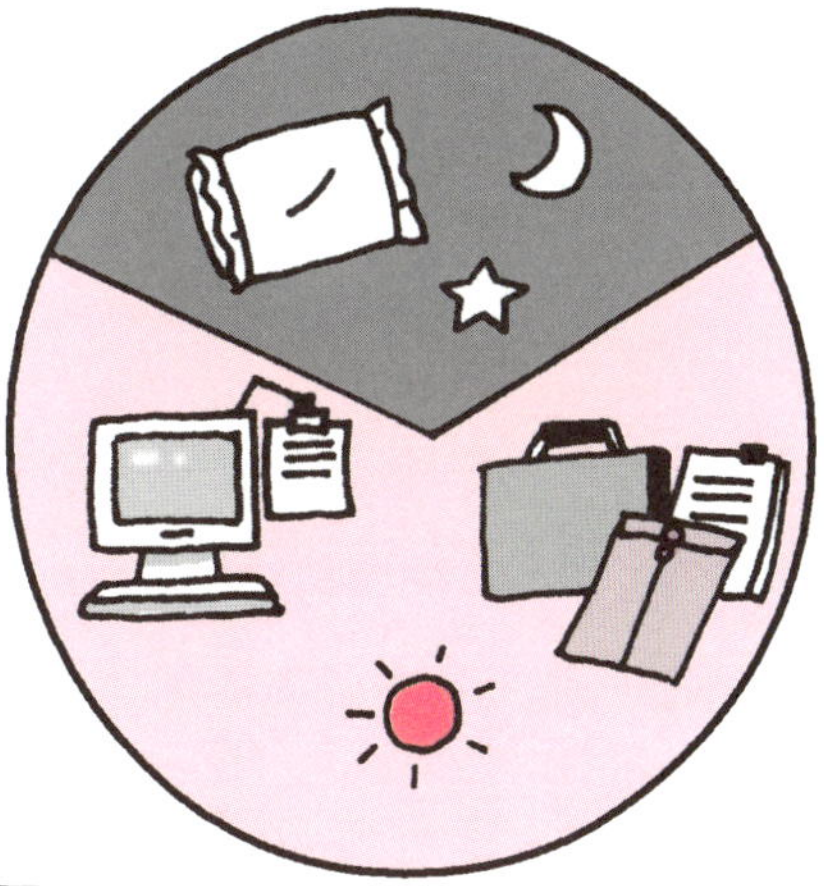

4 長風呂は肝臓の負担！半身浴かシャワーですませる （→ P160 〜）

健康にいいといわれる長風呂も、肝臓の状態が悪いときにはおすすめできません。血液の循環がよくなり、ハードな運動をしたときと同じようにエネルギーを使い、肝臓に負担をかけるからです。湯はぬるめの温度にし、できるだけ短めの半身浴かシャワーですませるようにしましょう。

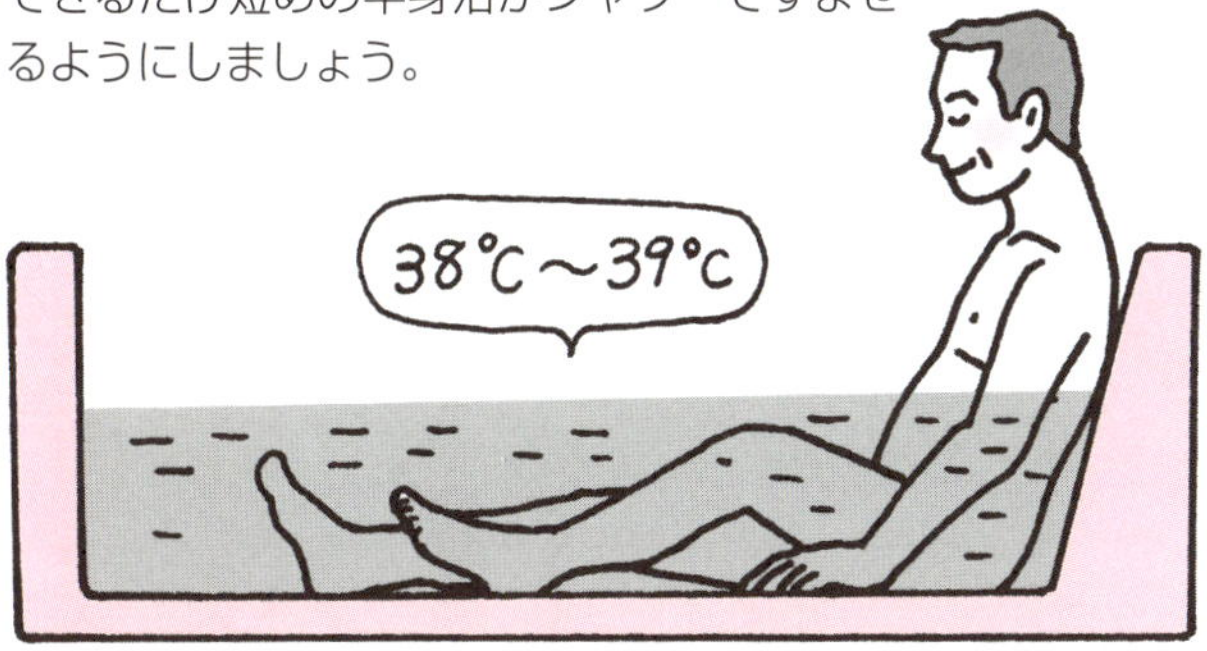

5 タバコを吸う人は禁煙・節煙を心がける （→ P162 〜）

タバコに含まれるニコチンやタールなどの有害物質は、肝・胆・すいに負担をかけ、状態をさらに悪くします。さらに、その他の生活習慣病やがんをひきおこすおそれも。できれば禁煙が理想ですが、むずかしければ節煙だけでも心がけることが大切です。

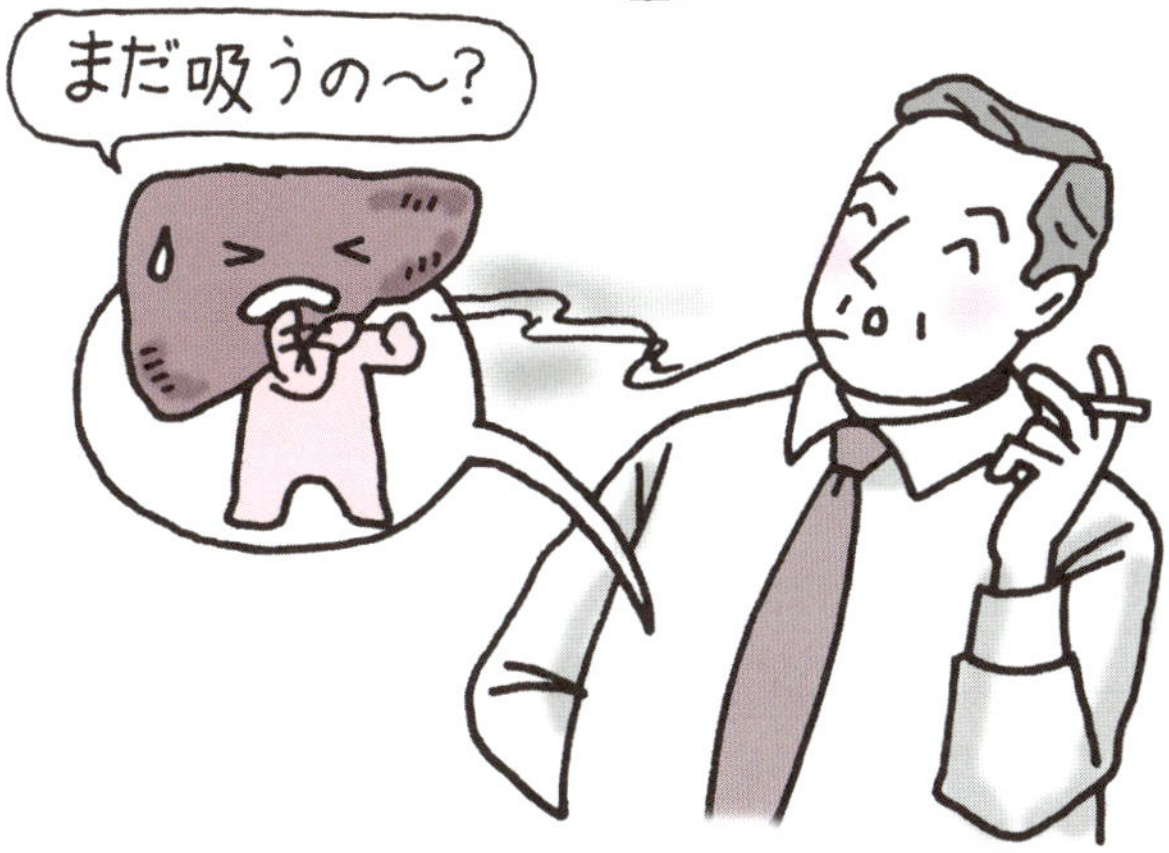

6 趣味の時間を楽しむなど、ストレスをためないくふうを （→ P164 〜）

ストレスがかかると、自律神経のバランスが乱れ、血圧が上がったり、睡眠障害をおこしたりするため、肝臓に余計な負担がかかります。また、ストレスが急性すい炎の発作の引き金となることも。そのため、ストレスをためないためのくふうが必要なのです。

「絶対安静」が必要なのはどんなとき？

肝・胆・すいの病気には、できるだけ体を動かさず、横になっていたほうがいい場合があります。急性肝炎、急性胆のう炎、急性すい炎などのように明らかに病気の状態が悪いときや、肝硬変で腹水がたまっているなど、状態が著しく悪化しているときです。このような状態のときには、入院か、または自宅での安静が必要となります。

毎日の有酸素運動で、余分な脂肪を減らす

肥満の予防、解消は正しい食生活と運動から

肥満傾向にある人や脂肪肝の人はとくに、肥満を解消することが病気の改善にもつながります。

そのためには、食事でエネルギーをとりすぎないことはもちろん、運動で余分なエネルギーを消費することも必要です。

しかし、運動の効果はそれだけではありません。継続的な運動には、適度な筋肉をつける効果もあります。

適度な筋肉がつくとエネルギーの代謝が活発になるので、自然と太りにくい体になるのです。

つまり、運動を継続的におこない、正しい食生活を実践していれば、一時的に体重を減らすだけでなく、脂肪をため込みにくい体が手に入るというわけです。

手軽で負担の少ないウォーキングがおすすめ

とくにおすすめなのが、ウォーキング。脂肪を燃焼させるには、1日20分、できれば30分以上つづけておこなうのが理想的といわれています。

下の表のとおり、ほかの運動に比べるとエネルギー消費量は高くないものの、体につよい負担をかけずにつづけられるというメリットがあるからです。

また、ウォーキングに代表される有酸素運動は、ほかの運動よりも脂肪を燃焼させる効果が高いこともわかっています。忙しくて時間がとれないという人も、通勤時に目的の駅よりひと駅前で降りるなどの方法で、歩く機会をつくりましょう。

週末などにまとめてではなく、毎日少しずつ歩くようにしてください。

◆運動別・30分間あたりのエネルギー消費量

かるい運動	消費量	ハードな運動	消費量
ウォーキング（ゆっくり）	45	テニス	180
ウォーキング（普通）	65	スキー（滑降）	180
ウォーキング（急ぎ足）	105	ジョギング（分速120m）	180
ゲートボール	60	登山	180
ボウリング	75	バドミントン	180
自転車（普通の速さ）	80	なわとび（1分間に60～70回）	240
ゴルフ（平地）	90	水泳（平泳ぎ）	300
サイクリング（時速10km）	100	ランニング（分速200m）	360
ラジオ体操	105	水泳（クロール）	600

（*単位：kcal　体重60kgの男性の場合）

ウォーキングのメリット

- エネルギーを効率よく代謝し、肥満を解消できる
- コレステロールや中性脂肪を減らす
- 胃腸のはたらきが活発になり、便秘をしにくくなる
- 筋肉をきたえ、肝硬変でおこりやすいこむら返りを防ぐ
- 肝・胆・すいに過度の負担をかけない

ウォーキングの前にこれだけはやっておこう

1 服装と持ちものの準備

- トレーニングウェアやジャージなど、歩きやすい格好に着替える。靴は、適度なクッション性のあるスニーカーを用意
- 夏は熱中症対策のための帽子をかぶり、冬は防寒用のマフラーや上着を着用する
- 水分補給用の水と、汗ふきタオルを持参
- 買いものなどの用事のついでにでかけるときは、荷物を入れるリュックを持参
- 万歩計があると、運動量のめやすになるので便利
- 携帯電話を持参（出先で具合が悪くなったら、すぐに家族か病院に連絡をとれるように）

2 体調のチェック

以下の項目であてはまるものがあるときは、ウォーキングは避けましょう。

- 昨日はあまりよく眠れなかった
- 昨日の夜、お酒を飲みすぎてしまった
- 風邪ぎみのような気がする
- いつもより疲れている、または体がだるい
- 動悸や息切れの症状がある
- 食事をしてから、30分たっていない
- いつもと比べて、血圧がかなり高い

3 ストレッチ

準備運動なしでいきなり歩きはじめると、筋肉の急な収縮で足がつるなどのトラブルがおきることも。かならず、十分なストレッチをしてから歩きはじめるようにしましょう。

ひざの屈伸

両ひざを90度くらいの角度まで曲げのばしする。めやすは10回前後

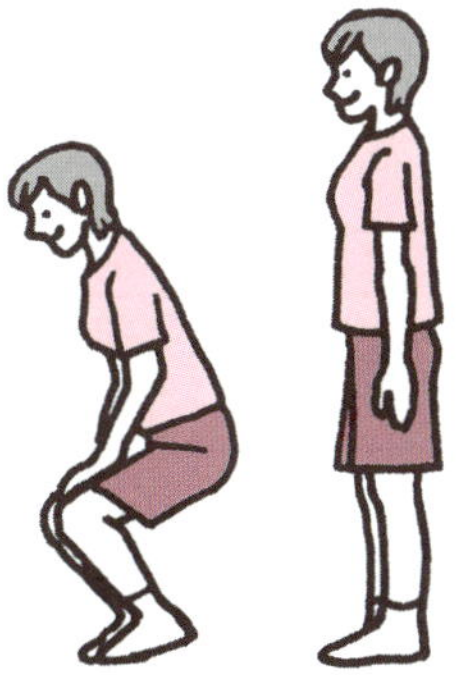

前屈

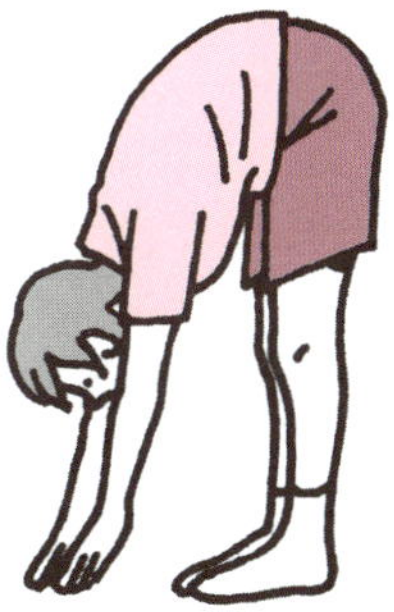

勢いをつけずに上半身を曲げ、10～20秒くらいゆっくりのばす

足首まわし

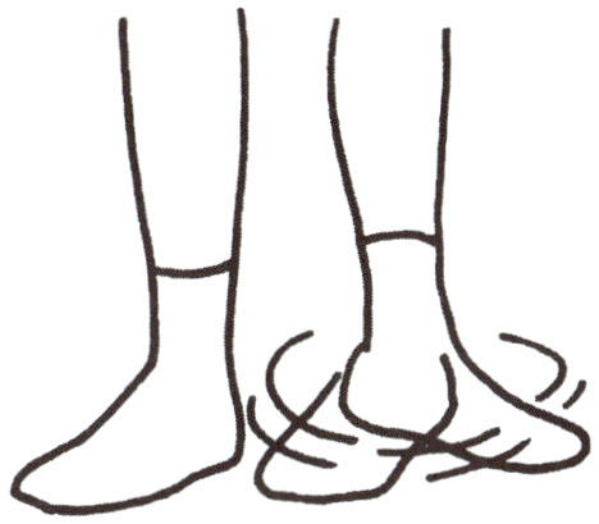

両足首を、10回くらいずつまわす

そのほかのおすすめストレッチ

- 両腕を真横にのばし、交互に手のひらの向きを変える
→肩、腕の動きをよくする
- 歩くときと同様に、両腕を前後にまっすぐ振る。最初は小さく、徐々に大きく。肩甲骨の動きを意識しながらおこなう
→腕のふりをスムーズにする

効率よくウォーキングをおこなうために、正しい姿勢と歩き方を身につけましょう。この歩き方なら、足腰に余分な負担がかかることも防げます。

さっそく実践！正しいウォーキング法

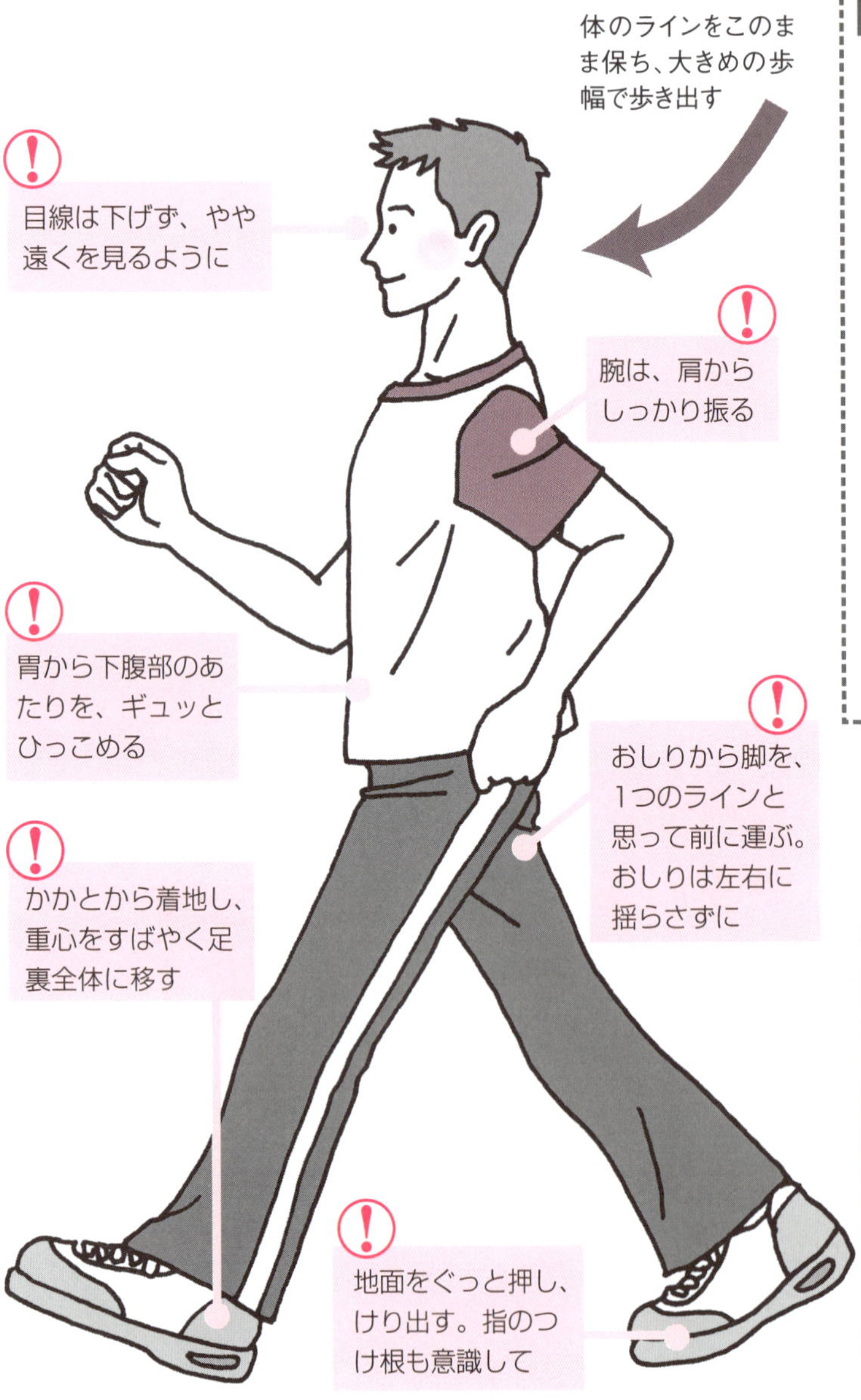

体のラインをこのまま保ち、大きめの歩幅で歩き出す
目線は下げず、やや遠くを見るように
腕は、肩からしっかり振る
胃から下腹部のあたりを、ギュッとひっこめる
おしりから脚を、1つのラインと思って前に運ぶ。おしりは左右に揺らさずに
かかとから着地し、重心をすばやく足裏全体に移す
地面をぐっと押し、けり出す。指のつけ根も意識して

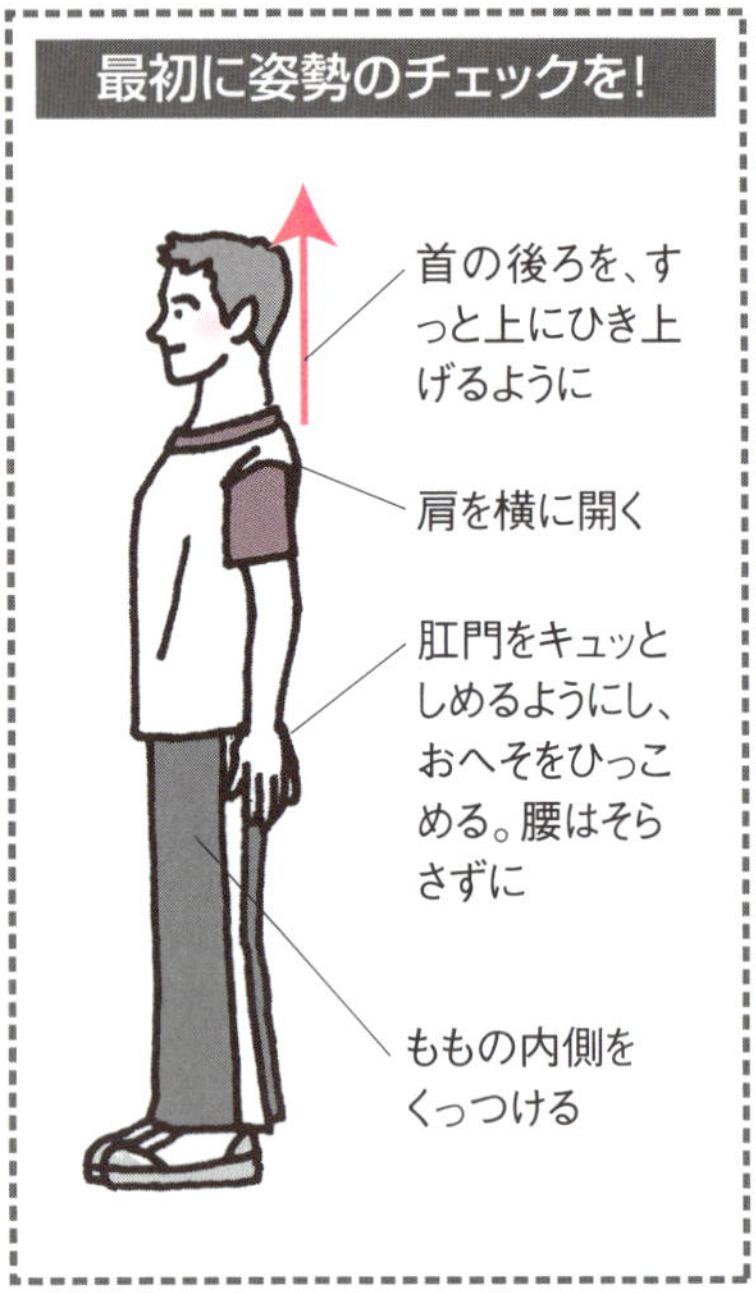

正しいウォーキングのポイント

- 最初は、1日10分からでOK。徐々に時間をのばして、20〜30分以上を目標に（万歩計だと、8000歩以上がめやす）
- いつもより少し速めに歩く。うっすら汗ばむくらいのスピードで
- めまいやふらつきなどの症状を少しでも感じたら、ベンチや芝生で横になって休む

ウォーキングの後は、アフターケアも忘れずに

肝・胆・すいに問題のある人の場合、運動後は、少しでも体の負担を軽くするためのケアが欠かせません。また、運動後は体を十分休めることも大切です。

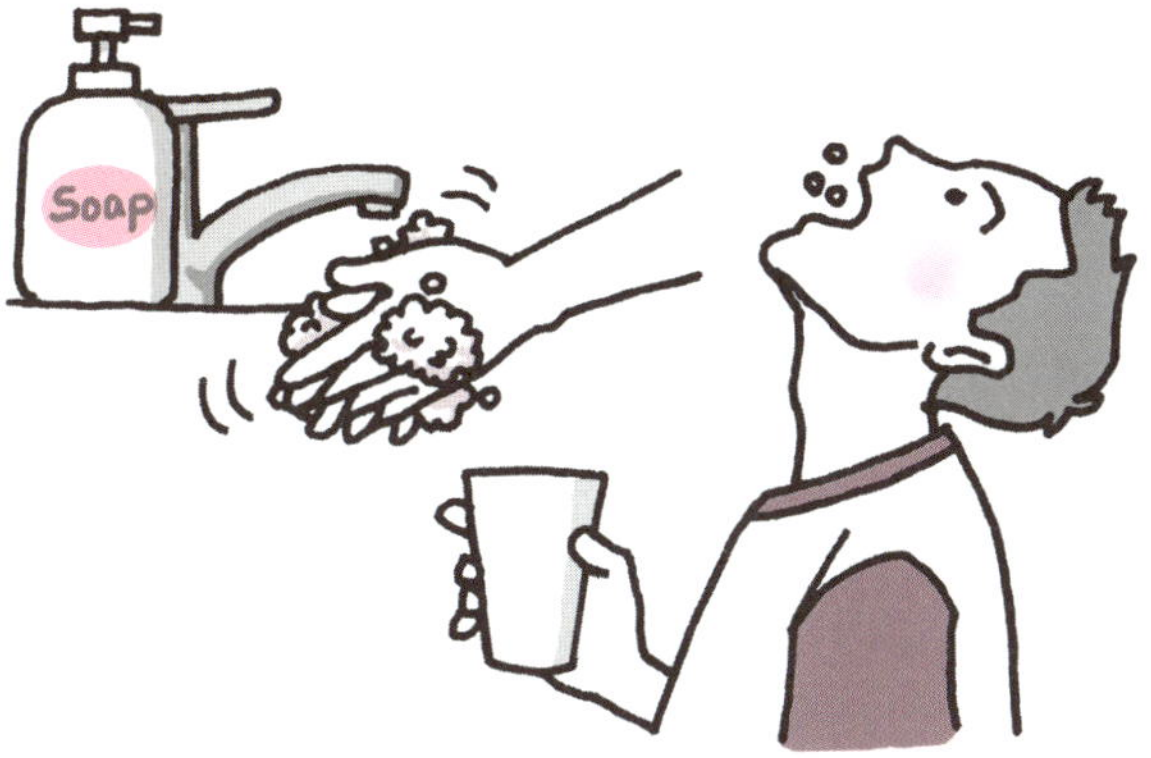

1 風邪は肝臓の大敵！ 戻ったらすぐ、うがいと手洗いを

風邪をひくと、風邪のウイルスとたたかうために免疫機能がはたらきますが、肝臓はこの免疫機能にかかわる場所。肝臓が弱っているときには免疫機能も弱まりますし、風邪をきっかけに、肝臓病が悪化することもめずらしくありません。

そのため、運動の後は、風邪予防のためのうがいと手洗いを入念におこなうようにします。

ウォーキング後のマッサージ

ふくらはぎのマッサージ

下にたまった血液を上に流すつもりで、かるく力をかけながら、手を下から上に動かす

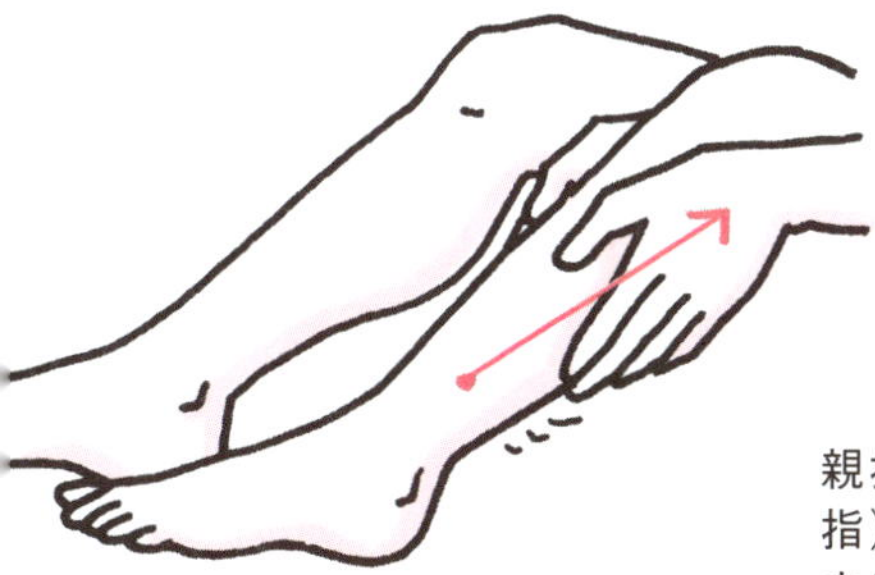

足の指もみ

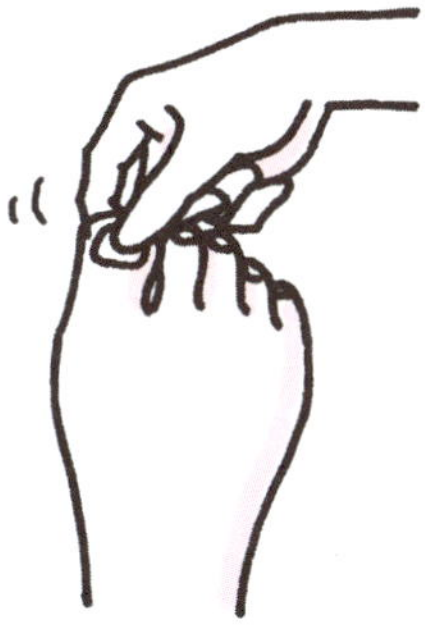

親指と人差し指（または中指）で足の指を１本ずつつまみ、指の腹でゆっくり押す

2 ストレッチ＆足もみで筋肉をほぐす

運動による疲れを翌日に残さないためのケアも重要です。マッサージをして、足にたまった血液を全身に循環させることで、肝臓にも十分に血液をいきわたらせることができます。運動後だけでなく、仕事で疲れたときなどにも効果的です。

3 十分な水分補給を。ただしアルコールはNG

ウォーキングなどの運動をして汗をかいた後は、水分補給が欠かせません。20分以上運動する場合は、ミネラルウォーターなどを持参し、途中で水分補給をするとよいでしょう。ただし、アルコールは厳禁。「汗をかいたらどうしてもビールが飲みたくなる」という人は、ノンアルコールビールでがまんしましょう。

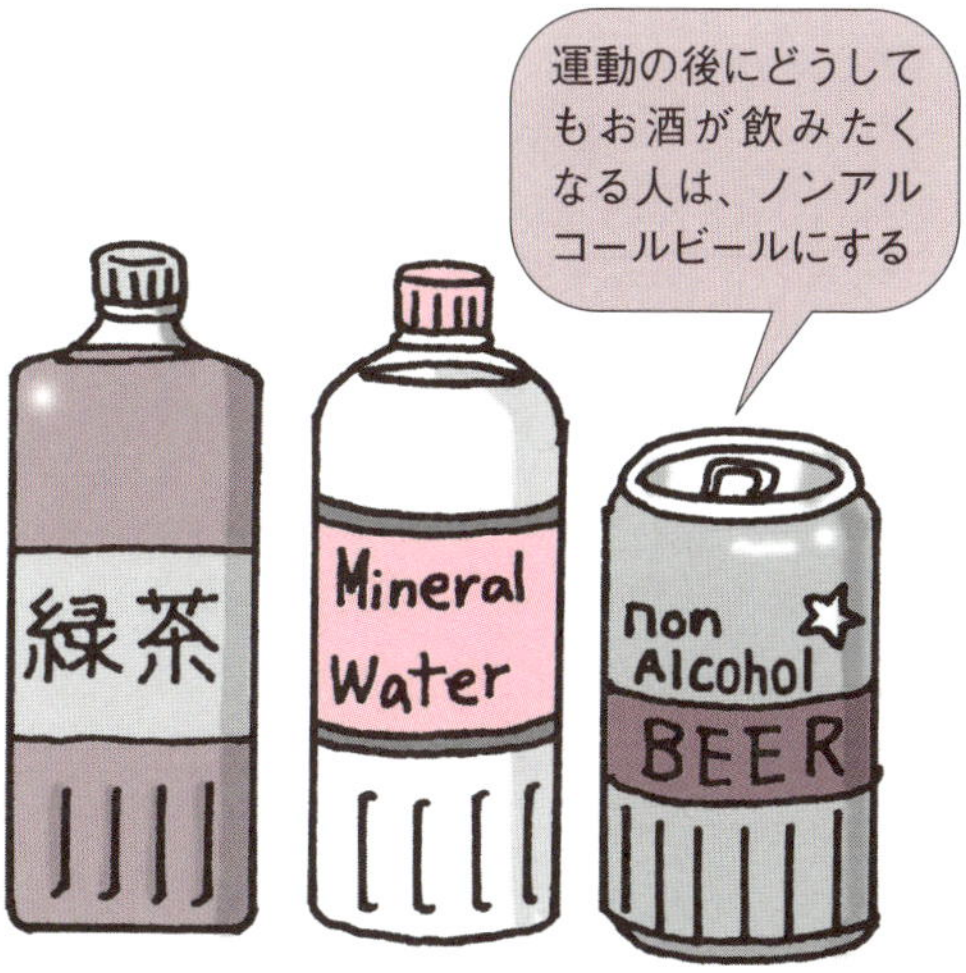
運動の後にどうしてもお酒が飲みたくなる人は、ノンアルコールビールにする
緑茶
Mineral Water
non Alcohol
BEER

肝・胆・すいの状態がよくないときには、肝臓への血流を高める動きをおこなうと、低下した機能の回復を促すことができます。

ここで紹介するのは、いずれも5～10分程度でできる簡単なマッサージやストレッチです。「忙しくて時間がとれない」という人は、毎日、すべてのメニューをおこなわなくてもかまいません。どれか1種類だけでも効果はありますから、朝おきてすぐや仕事から帰ってきた後、家事の合間などのあいた時間をみて、まめにおこなってみてください。

どの体操も、体をしめつけない服装で、リラックスした状態でおこなうのがポイントです。

できるだけ毎日おこなうのが理想ですが、体調のすぐれないときや入浴の前後などは、体に負担をかけてしまうので、控えるようにしましょう（→P150参照）。

肝臓への血流をよくする

基本の寝たまま体操

足の指を曲げる（＝グー）、開く（＝パー）の動きをくり返す

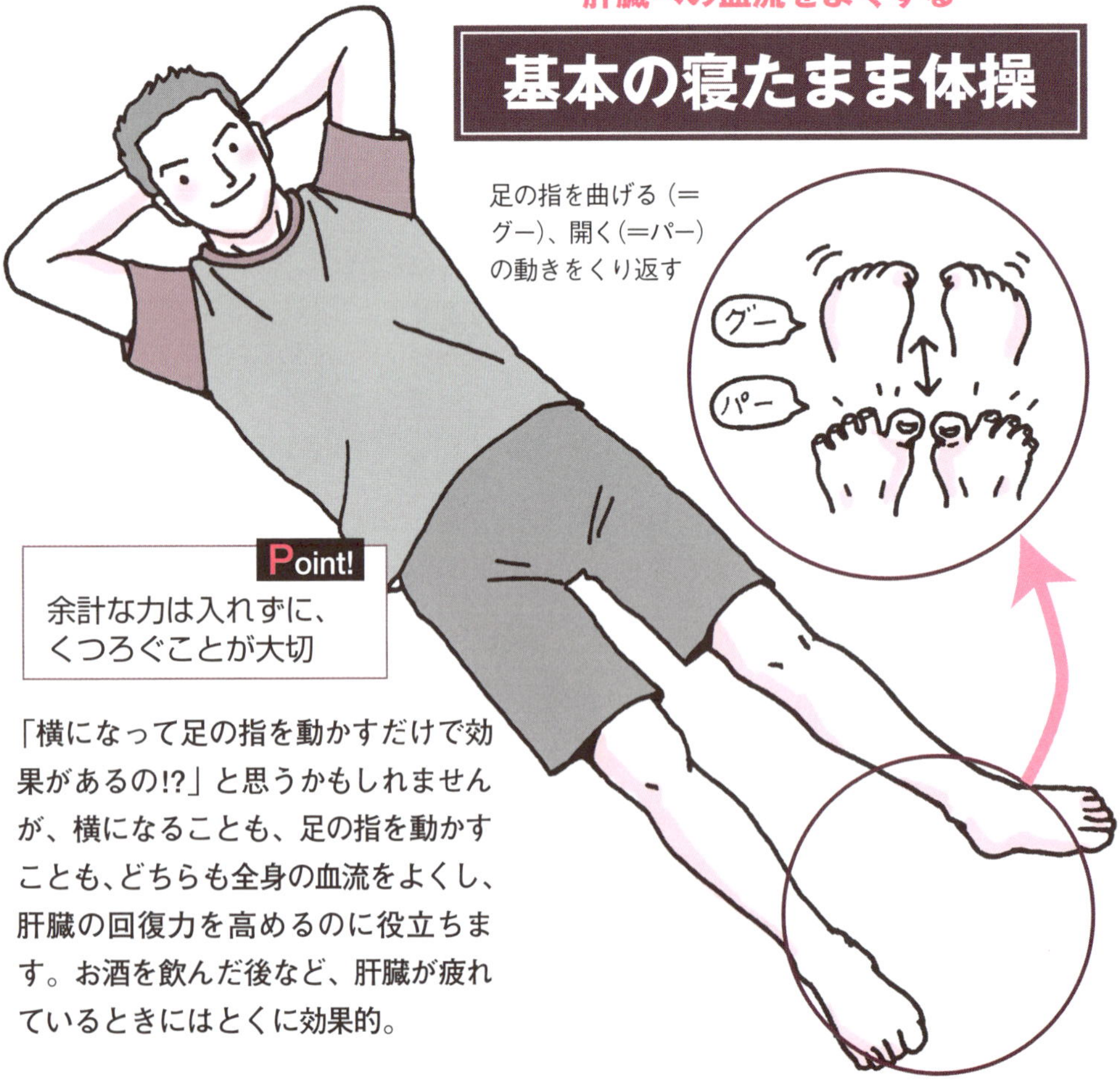

Point!

余計な力は入れずに、くつろぐことが大切

「横になって足の指を動かすだけで効果があるの!?」と思うかもしれませんが、横になることも、足の指を動かすことも、どちらも全身の血流をよくし、肝臓の回復力を高めるのに役立ちます。お酒を飲んだ後など、肝臓が疲れているときにはとくに効果的。

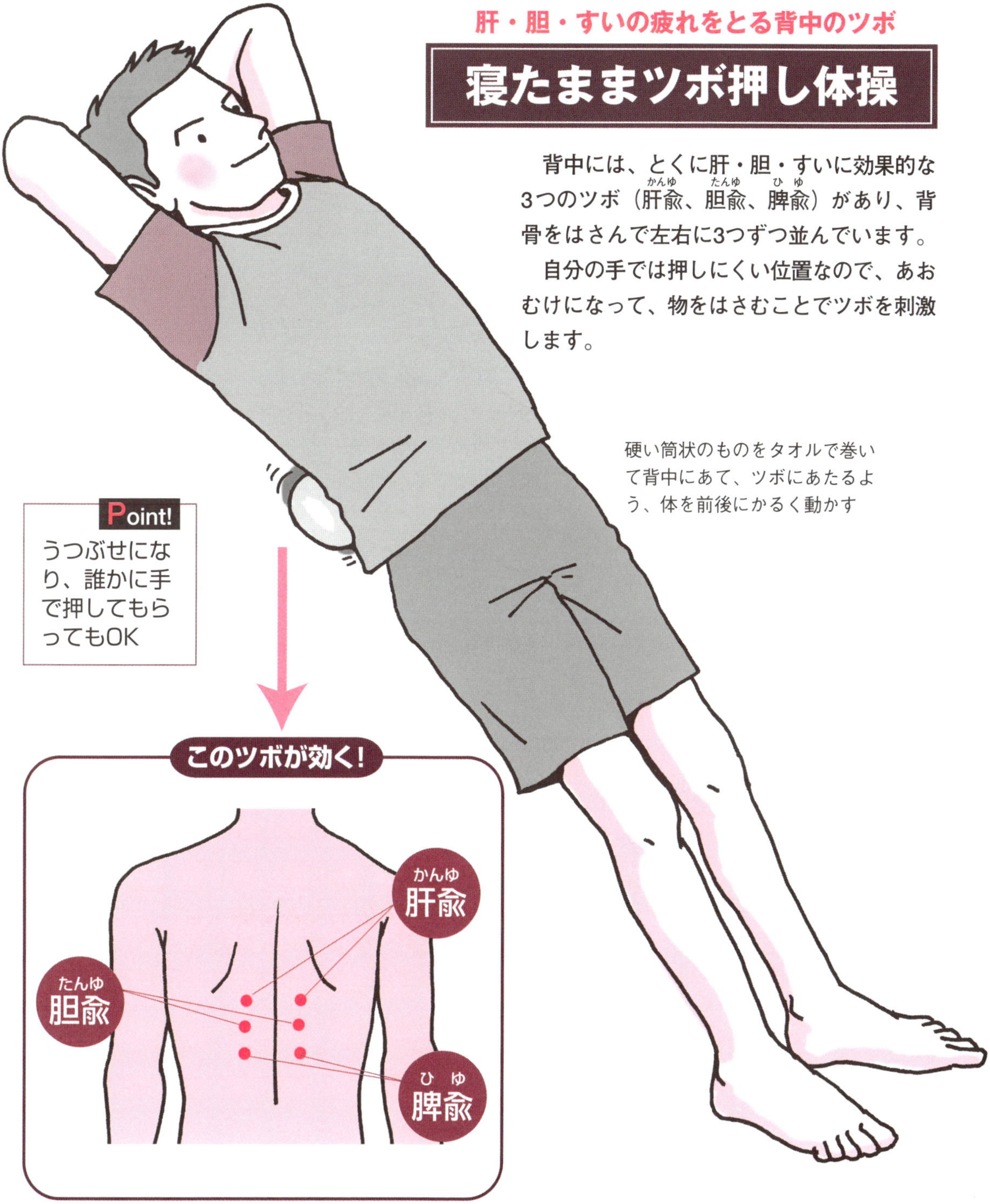

硬い筒状のものをタオルで巻いて背中にあて、ツボにあたるよう、体を前後にかるく動かす

肝・胆・すいの疲れをとる背中のツボ

寝たままツボ押し体操

背中には、とくに肝・胆・すいに効果的な3つのツボ（肝兪《かんゆ》、胆兪《たんゆ》、脾兪《ひゆ》）があり、背骨をはさんで左右に3つずつ並んでいます。

自分の手では押しにくい位置なので、あおむけになって、物をはさむことでツボを刺激します。

Point!
うつぶせになり、誰かに手で押してもらってもOK

肝機能を回復させる指のツボを刺激

手指の爪もみ

薬指の爪の生えぎわにある「関衝《かんしょう》」、人差し指の爪の生えぎわに位置する「商陽《しょうよう》」は、どちらも肝機能を回復させるのに効果的なツボです。ちょっと手があいたときに、簡単にできるツボ押しです。

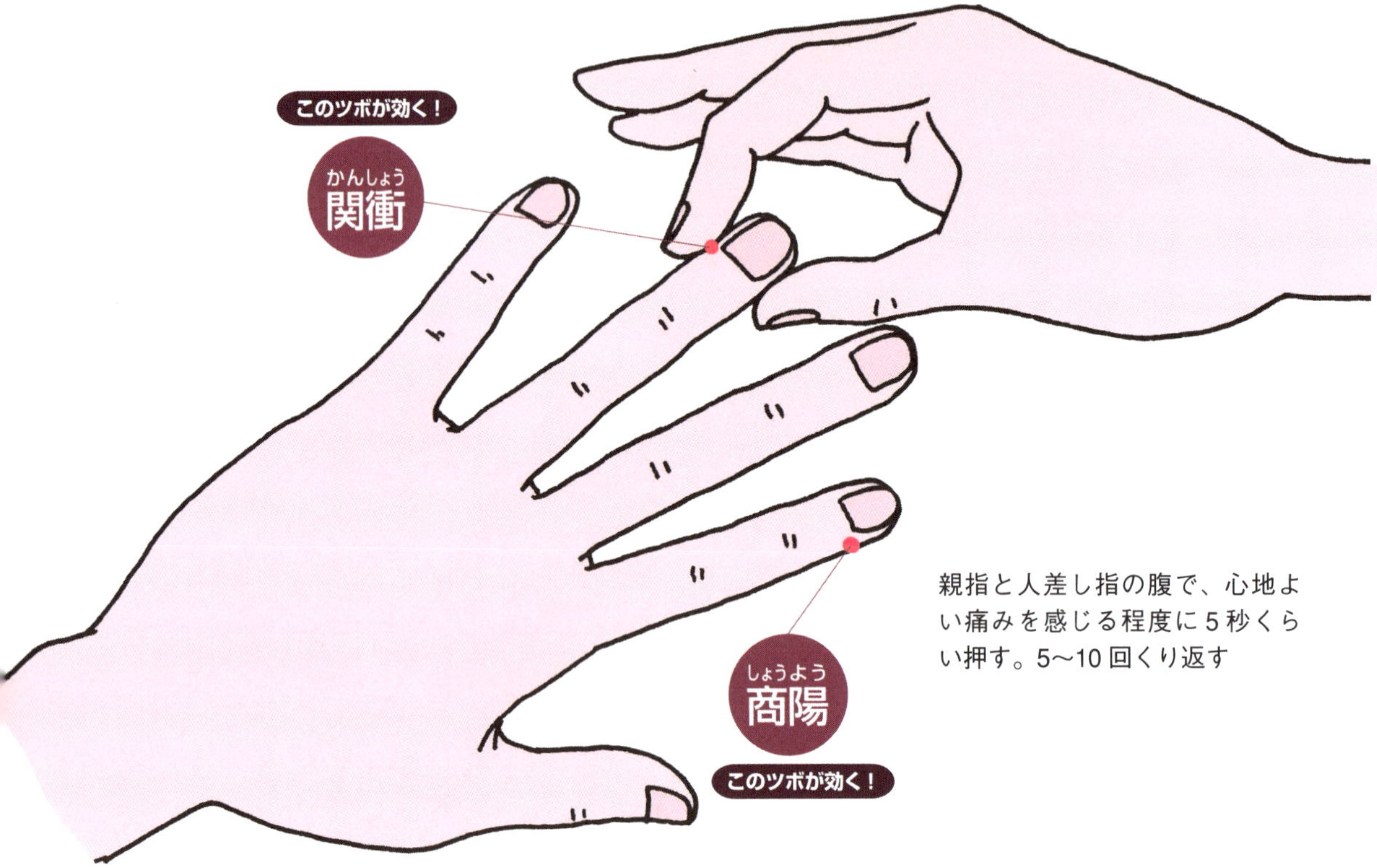

親指と人差し指の腹で、心地よい痛みを感じる程度に5秒くらい押す。5〜10回くり返す

Point!

力を入れすぎず、気持ちよく感じられる範囲でおこなうこと

！ こんなときはマッサージは控えよう

- お酒を飲んだ後
- 風邪などで熱があるとき
- 過度の疲労や手術後などで、体力が低下しているとき
- 食事を抜いて、おなかがすいているとき
- 入浴の前後30分間

手のひら、背中、足の特効ツボ3点を刺激

スペシャルツボ刺激

　肝・胆・すいの病気のときには、肝臓の機能回復を促すためにも、肝臓に十分な量の血液をいきわたらせる必要があります。

　ここでとり上げるのは、肝臓への血流をよくする３つのツボ。自分で押してもいいですが、押しにくい場所は、誰かに押してもらいましょう。

手のひらのツボ

手をかるく握ったとき、中指と薬指の先があたる場所の真ん中あたり

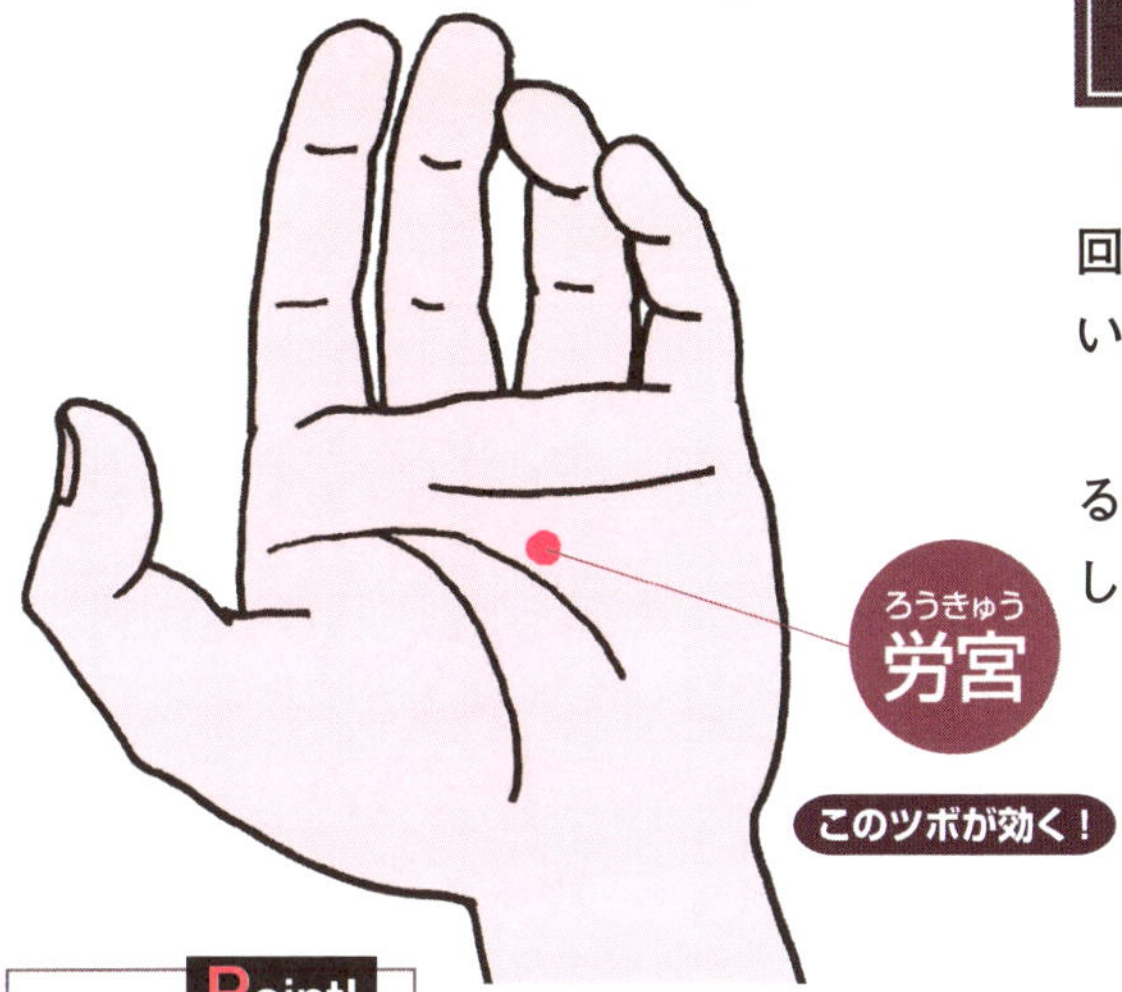

Point!

反対側の手の親指で、気持ちよく感じる程度に押す

おなかのツボ

左右の乳首のまっすぐ下のライン上で、乳首と肋骨の下端の真ん中あたり

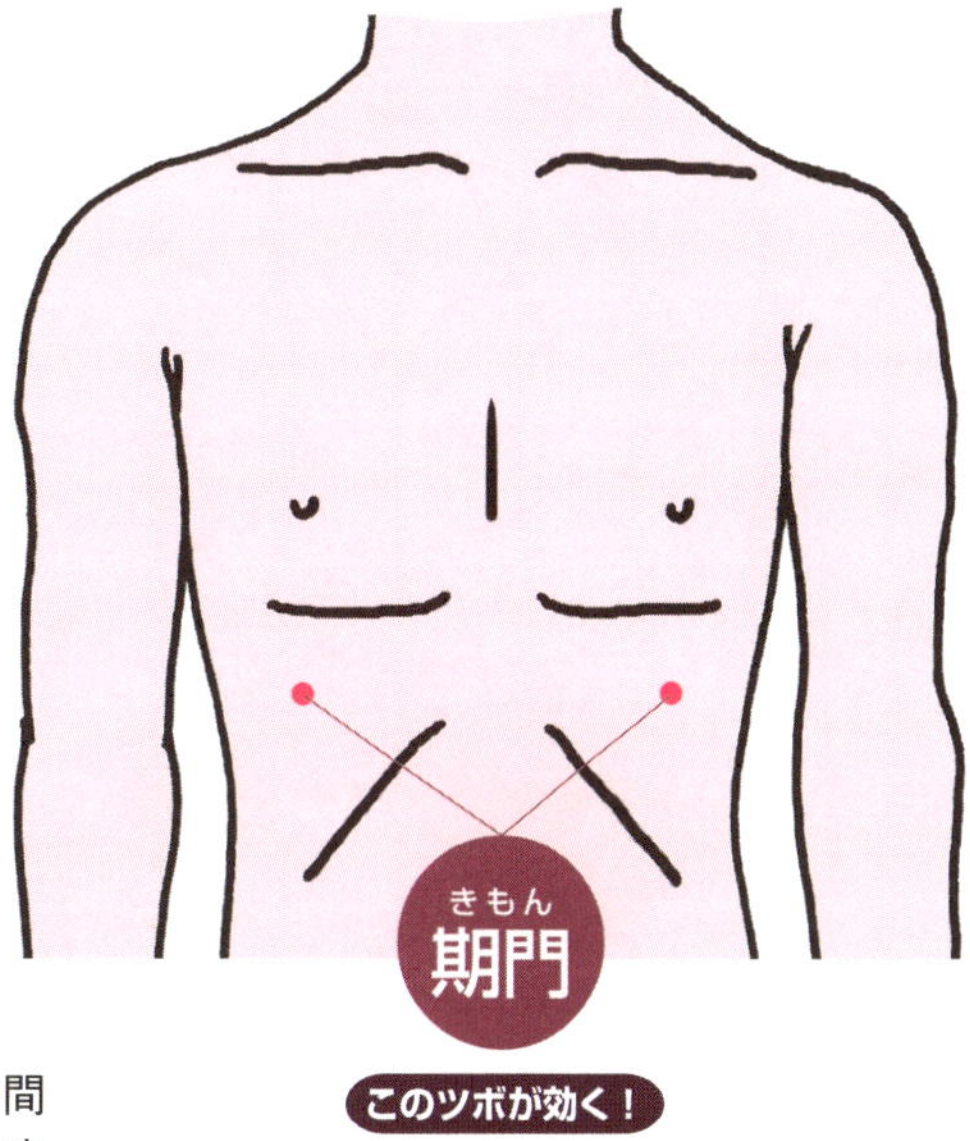

Point!

親指をあて、かるく5秒くらい押す。これを5～10回

足のツボ

足の親指と人差し指の間のライン上にあり、押すと痛いくぼみ

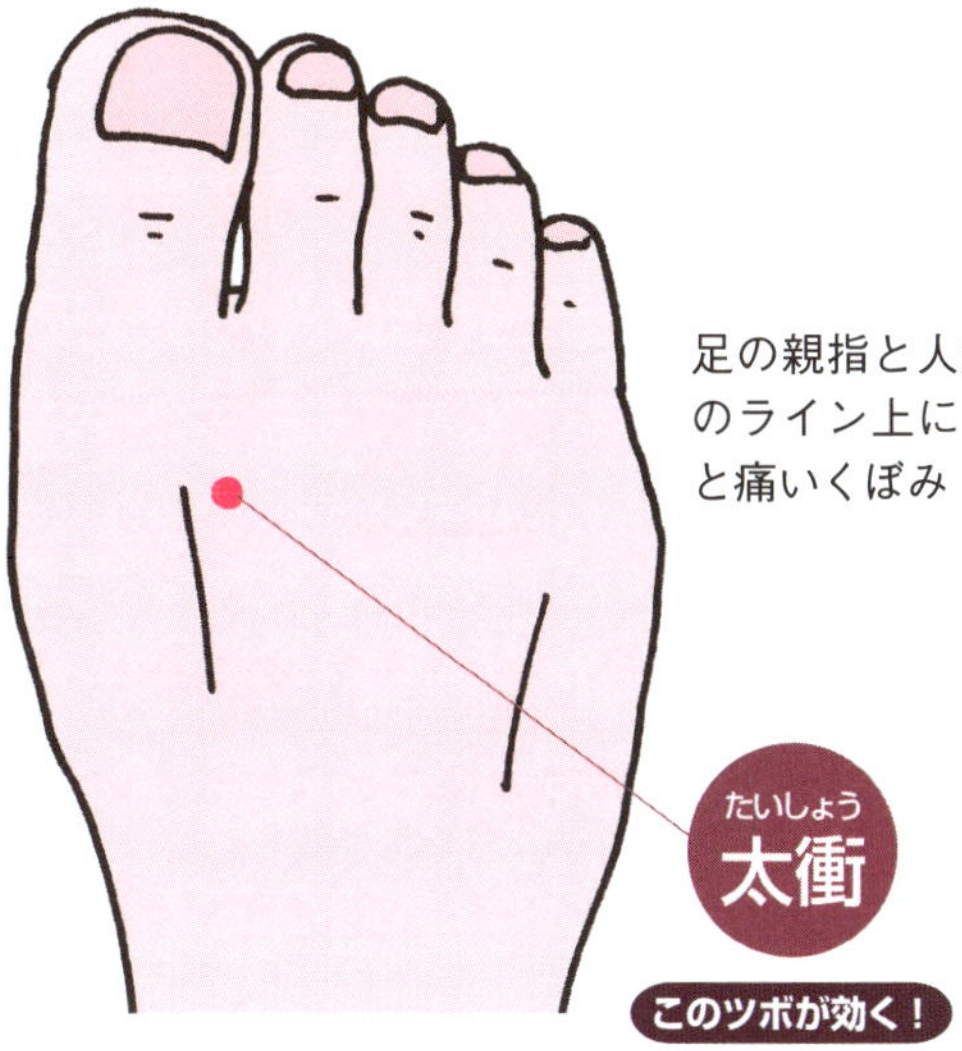

Point!

痛気持ちいいと感じる程度に、親指で5～10回くらい押す

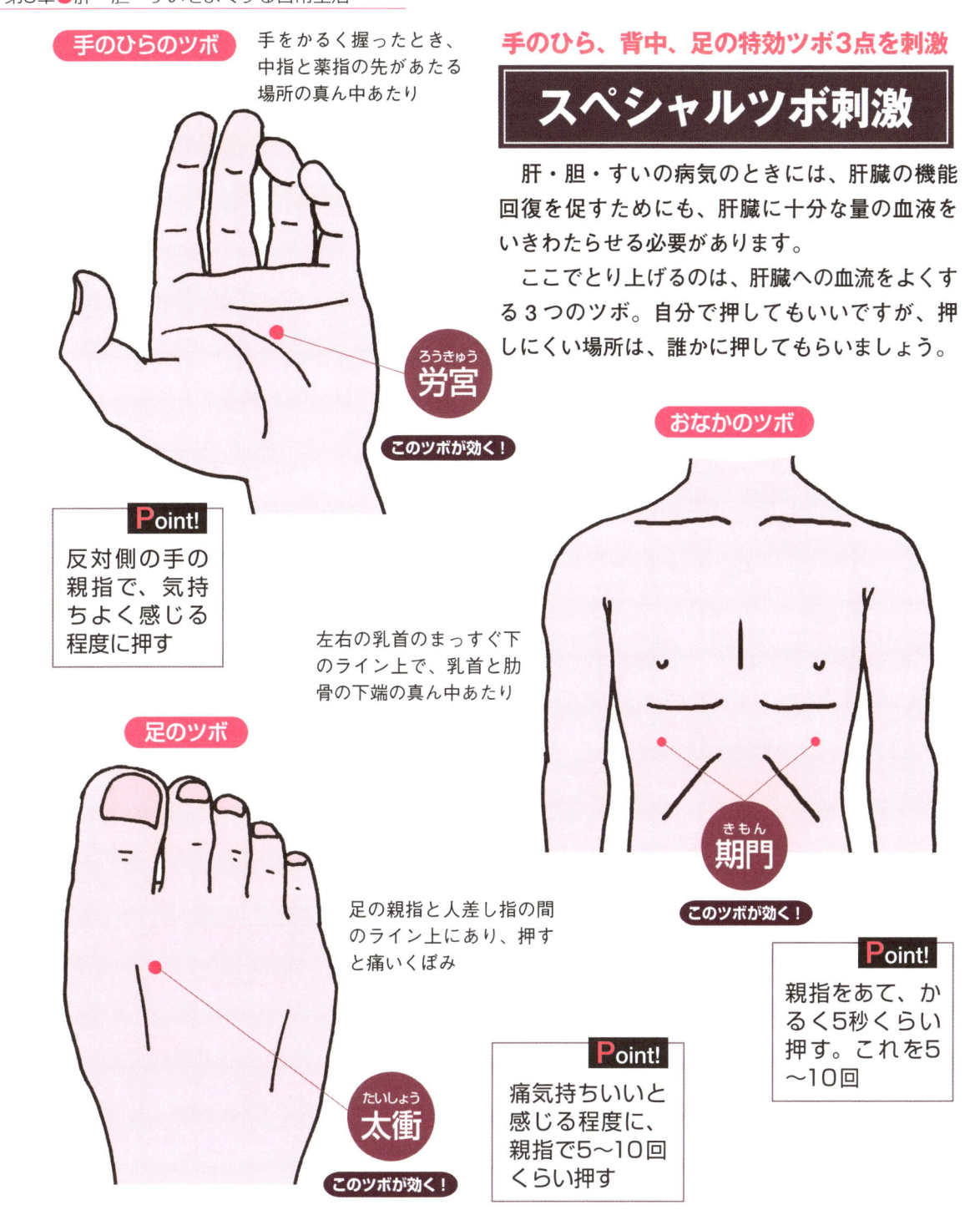

背中のこりをほぐし、肝臓の機能回復を促進

体ひねり体操

肝臓に異常がある場合、血液の流れが悪くなり、背中の筋肉がこりやすくなります。

そこで、ふだん意識することの少ない背中の筋肉をしっかり動かし、血流をよくすると、こりがとれて気持ちよくなるだけでなく、肝臓自身の機能の回復にも効果的です。

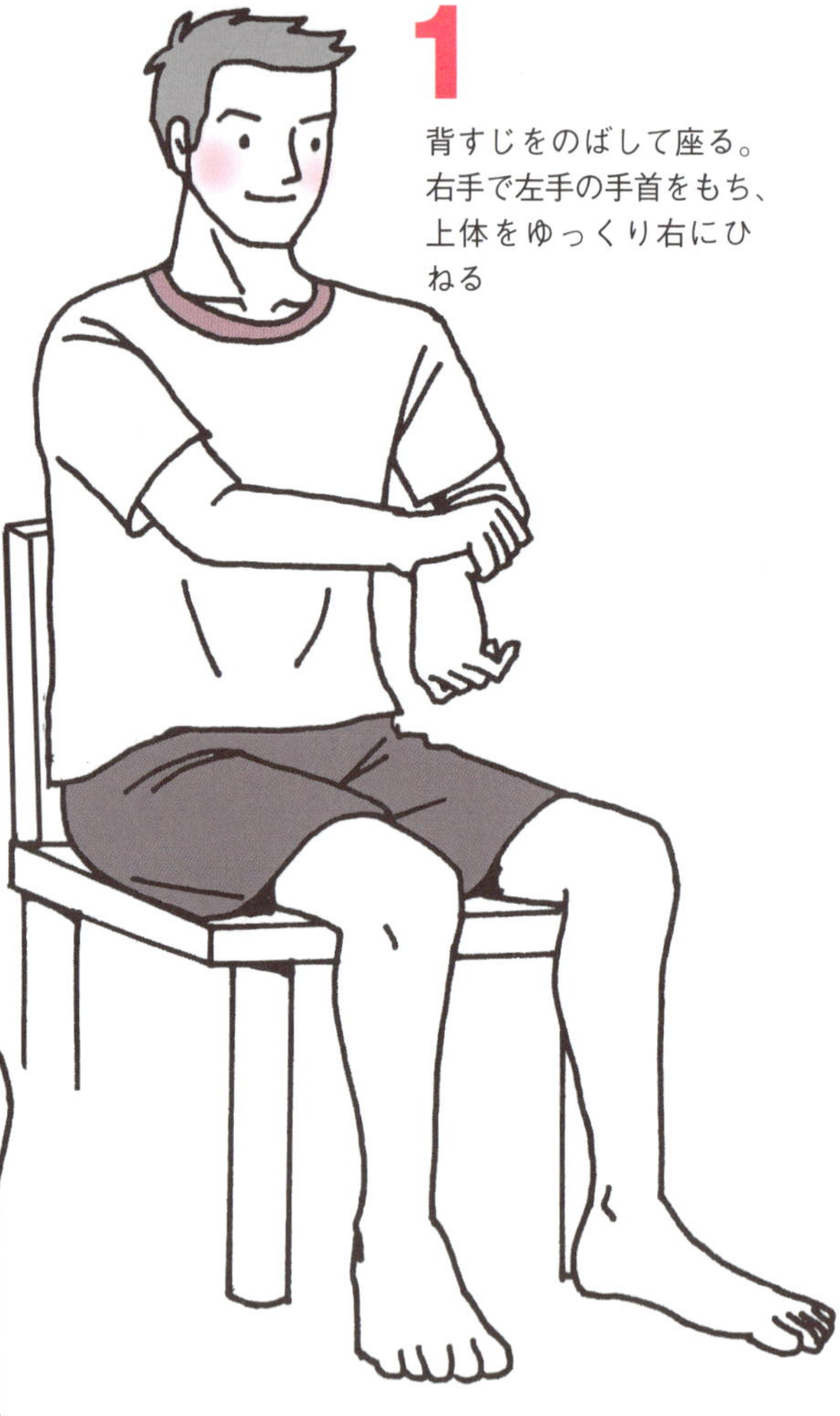

1

背すじをのばして座る。右手で左手の手首をもち、上体をゆっくり右にひねる

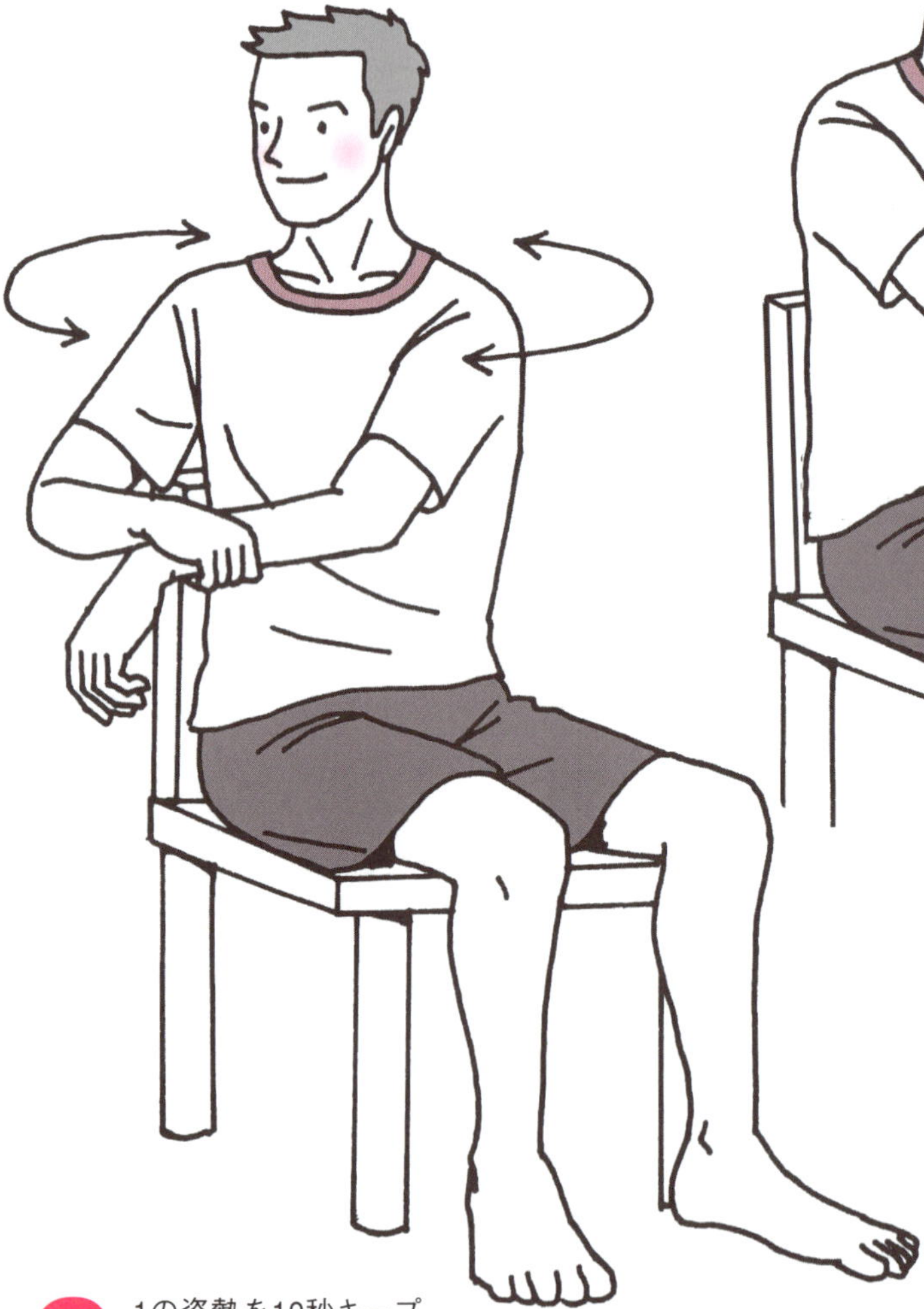

2

1の姿勢を10秒キープ。反対側も同様におこなう。左右で1セットとし、20セットをめやすに

Point!

鼻からゆっくり息を吸い、口から吐きだす腹式呼吸で

腕を前後に大きく振るだけで、全身の血液循環をよくする効果のある体操です。肝・胆・すいの病気だけでなく、その他の生活習慣病を予防する効果もあるといわれています。

こりかたまった肩まわりの筋肉がほぐれるので、肩こり解消にも効果的です。

血液の循環をよくし、肝臓病を予防

腕ブラブラ体操

1 両脚を肩幅程度に開いて立ち、腕を肩の高さで前にまっすぐのばす

2 腕をまっすぐのばしたまま、できるだけ後ろに引く。腹式呼吸をしながら、1、2の動作をゆっくりくり返す

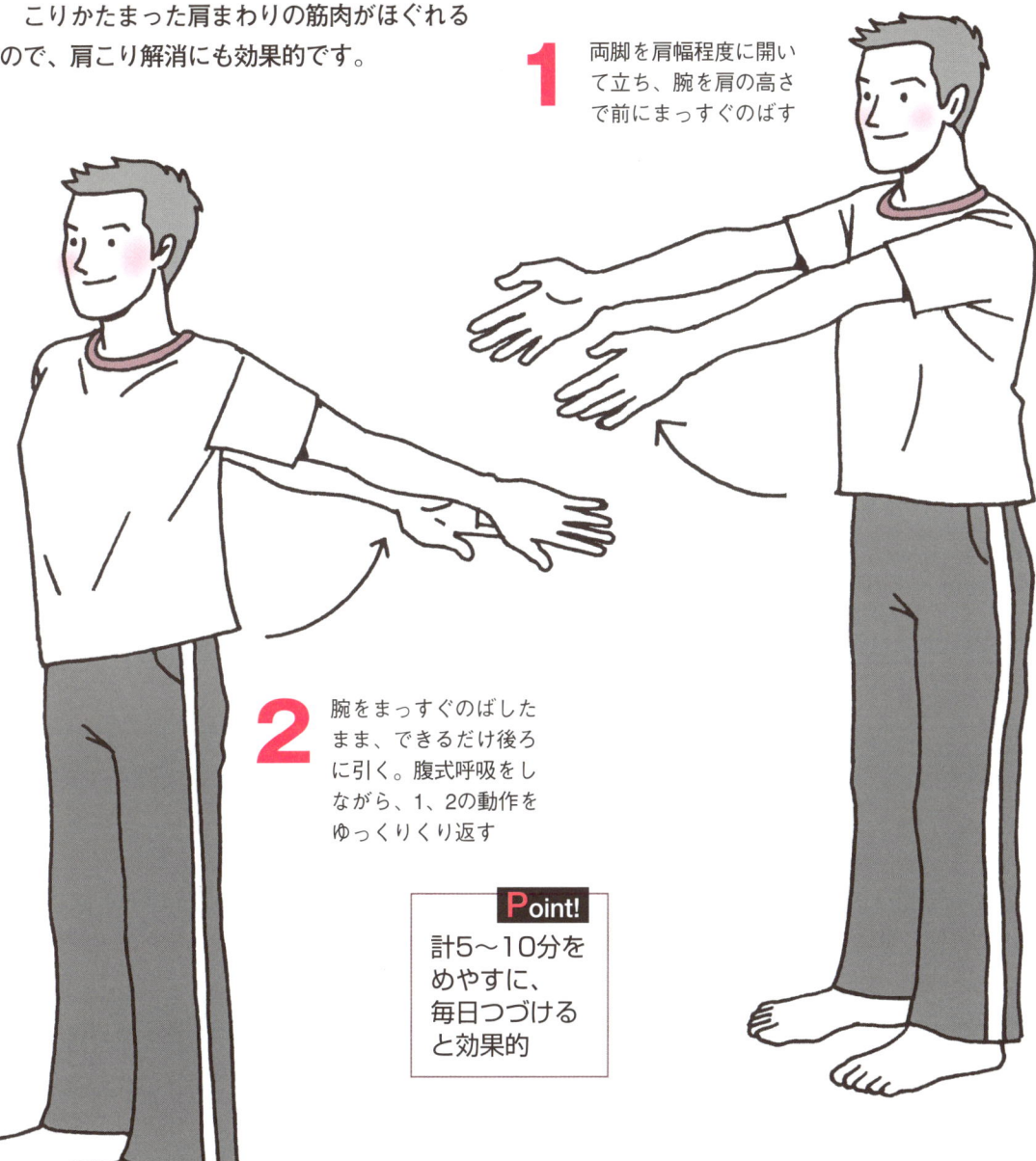

Point!

計5～10分をめやすに、毎日つづけると効果的

便秘を防ぐ生活習慣、ストレッチ&マッサージ

便秘をすると、体内に有害な物質が増える

最近は、食生活の欧米化で食物繊維の摂取量が不足している人が多く、慢性的な便秘に悩む人も増えています。しかし、いつものこととほうっておいてはいけません。

とくに肝臓病の人の場合、便秘は非常に危険です。

便は、排出されるまでの間に腸のなかで発酵し、アンモニアなどの有害物質を発生させますが、その一部は血液中に吸収され、肝臓で解毒されます。便秘をすると、この有害物質が大量に増え、肝臓に負担をかけることになるのです。

それだけではありません。肝硬変の人の場合は、この有害物質が脳にまわり、肝性脳症という意識障害をおこしてしまうこともあります。

朝、目が覚めたら冷水か朝食で腸を刺激

便秘には、左の表のように3つのタイプがありますが、不規則な生活習慣が原因の場合がほとんどです。

そのため、まずは規則正しい生活に改めることが第一です。

とくに、朝のすごし方は重要。

朝は、腸がもっとも活発に動く時間帯です。おなかがからっぽになっているところに冷たい水や朝食などを摂取して、腸を刺激します。腸が動く感じをキャッチしたら、それを逃さず、すぐトイレに行きましょう。

また、朝おきたときにおなかをからっぽにしておくために、寝る3時間前までに食事をすませておくこともポイントです。

便秘には 3 つのタイプがある

弛緩性便秘	原因	便の排泄を促す腸の蠕動《ぜんどう》運動が弱まっており、腸のなかを通過するのに時間がかかる
	特徴	水分の少ない、硬い便が出る。高齢者や少食の人、下剤をよく使う人に多くみられる
直腸性便秘	原因	直腸や肛門の形状の問題などで、便が下りてこない。骨盤の筋肉の緊張が原因のこともある
	特徴	下剤や浣腸の使用者に多くみられる。便が直腸に達しても便意を感じにくく、残便感もある
けいれん性便秘	原因	ストレスなどによる自律神経の乱れで、腸の一部がけいれんをおこす（過敏性腸症候群）
	特徴	下痢と便秘を交互にくり返す。また、うさぎのふんのようにコロコロとした硬い便がでる

毎日の快便のために、生活習慣を見直そう

1 早寝早おきで、トイレタイムをしっかり確保

夜更かしをすると、朝おきた後も、腸は活発に動きません。さらに、夜食などを食べてしまうと、起床後の腸の動きがますます鈍くなります。

早寝、早おきを基本とし、朝おきたらすぐ冷たい飲み物を飲み、朝食をしっかりとる習慣をつけましょう。もちろん、トイレに行くための時間もしっかり確保してください。

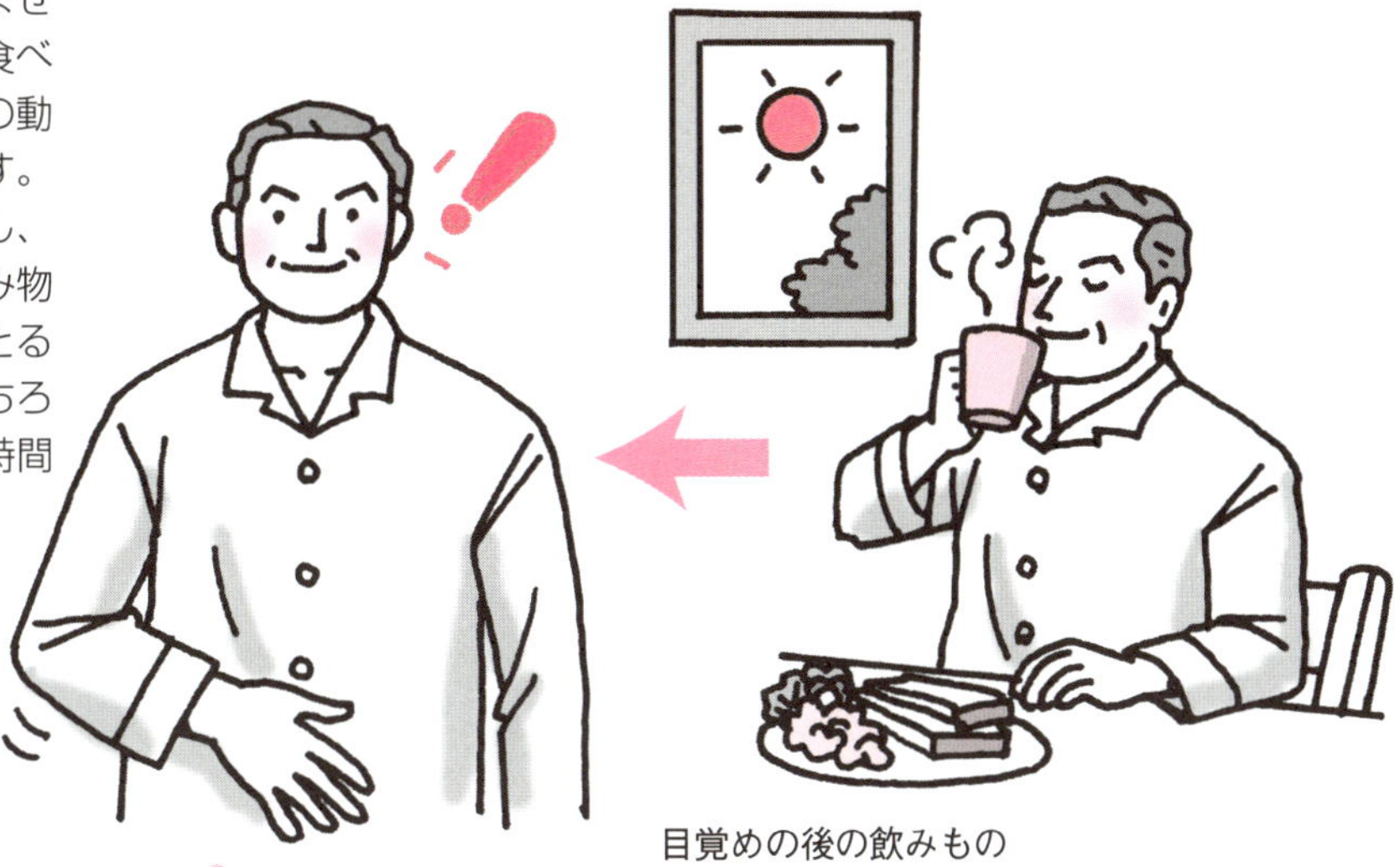

目覚めの後の飲みものや朝食で、腸に刺激を

2 食物繊維が足りているか、食事の内容をチェック

食物繊維には、便をやわらかくし、便の量を増やすとともに、腸壁を刺激して排便をスムーズにするはたらきがあります。根菜類、いも類、海藻類などに多く含まれていますから、これらの食品が不足しないように気をつけましょう。

3 運動不足を解消して、胃腸のはたらきを活発に

慢性的な便秘に悩む人には、デスクワークの多い人など、体を動かすことの少ない人が多くみられます。日ごろからまめに体を動かす習慣をつけ、大腸の動きを活発にすることも、便秘解消のためのポイントです。

4 ストレスをためないくふうで、自律神経の乱れを防ぐ

便秘にもいくつか種類がありますが、P154の表にある「けいれん性便秘」の人の場合、ストレスが原因で便秘になっている場合が少なくありません。趣味の時間を充実させるなどの方法で、ストレスをためないくふうをしましょう。

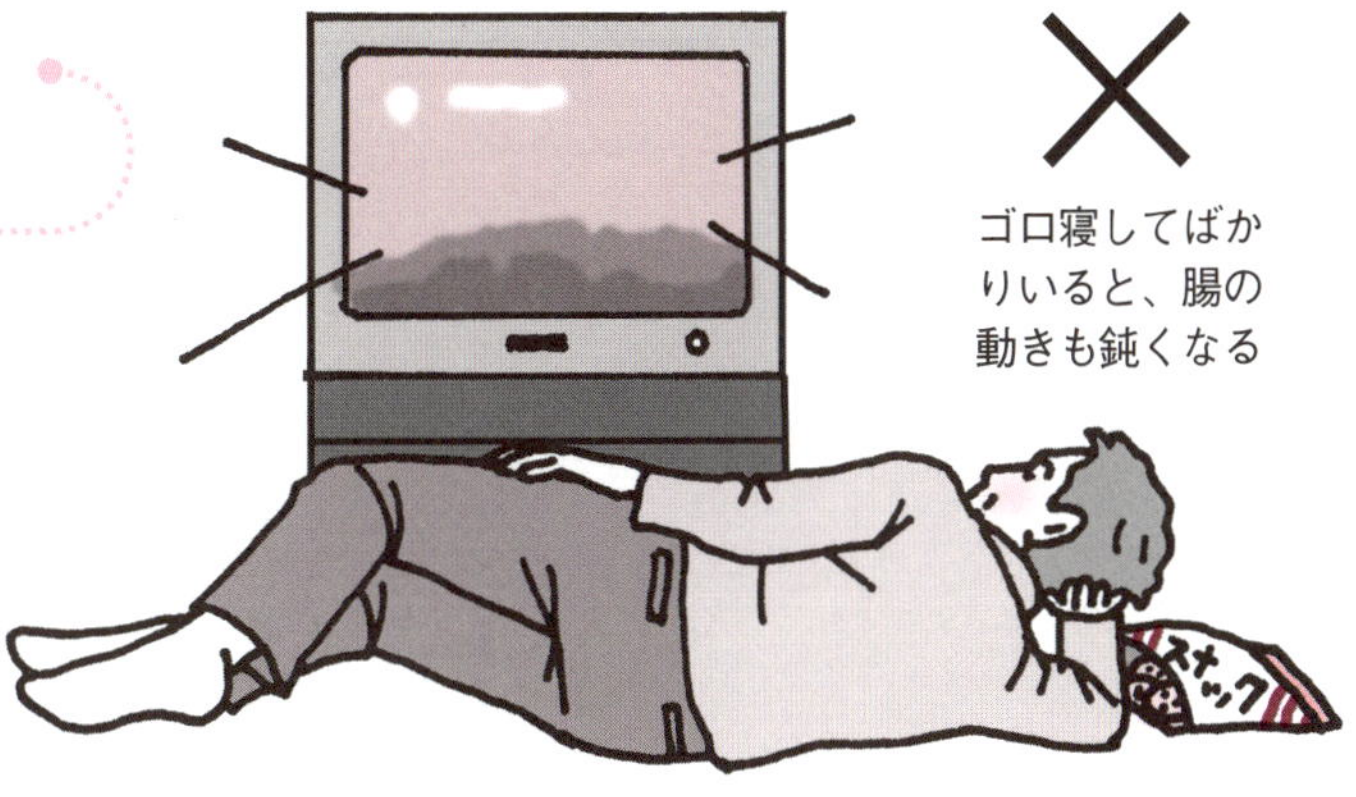

ゴロ寝してばかりいると、腸の動きも鈍くなる

便秘解消に効く!
ストレッチ＆マッサージ

快便習慣を手に入れるには、食生活を見直すことはもちろん、腸の動きを活発にすることが大切。そこでおすすめなのが、腸を刺激するためのストレッチやマッサージです。朝おきてすぐや寝る前におこなうとより効果的です。

目覚めてすぐ、体をのばしてリラックス

背中のばし体操

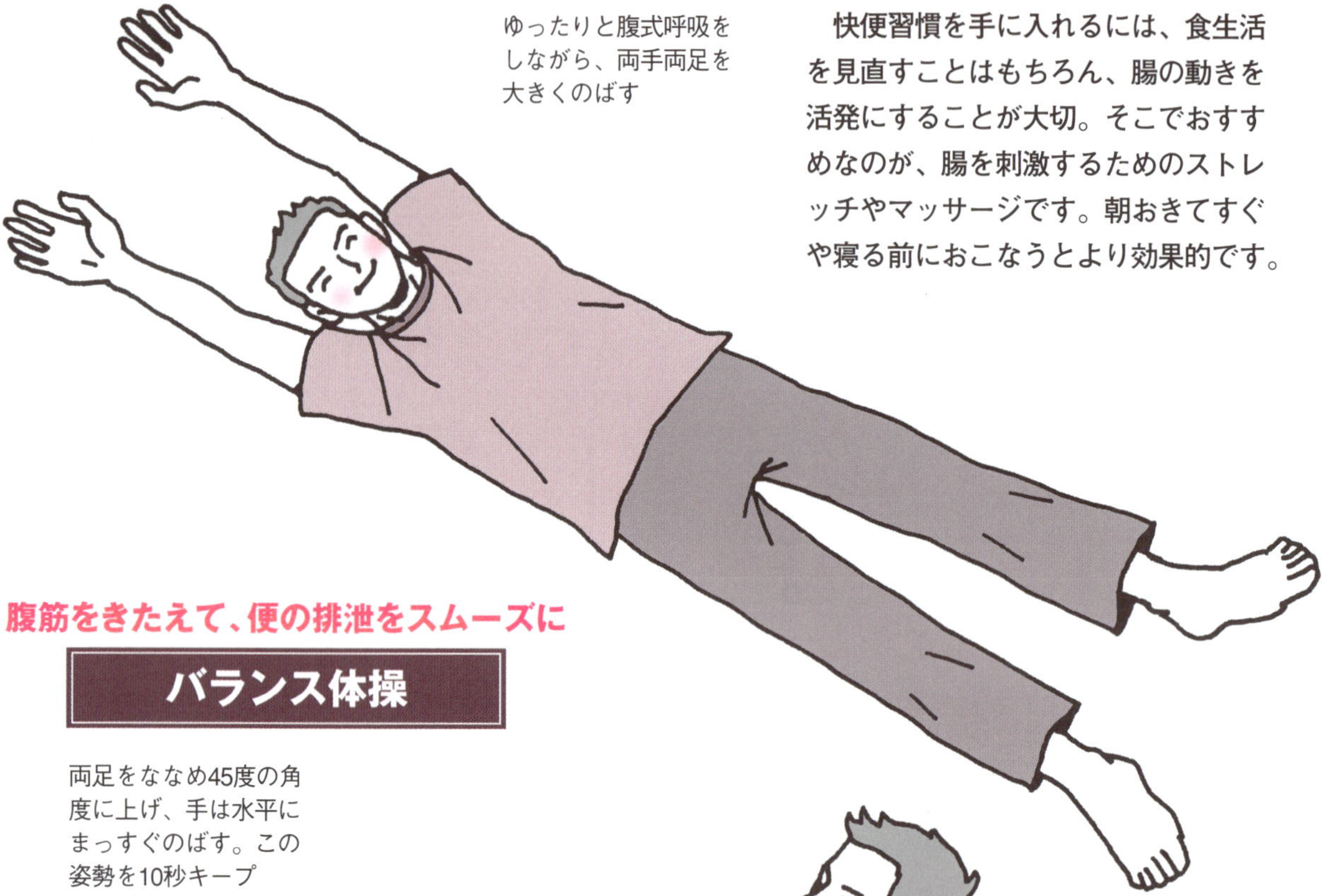

ゆったりと腹式呼吸をしながら、両手両足を大きくのばす

腹筋をきたえて、便の排泄をスムーズに

バランス体操

両足をななめ45度の角度に上げ、手は水平にまっすぐのばす。この姿勢を10秒キープ

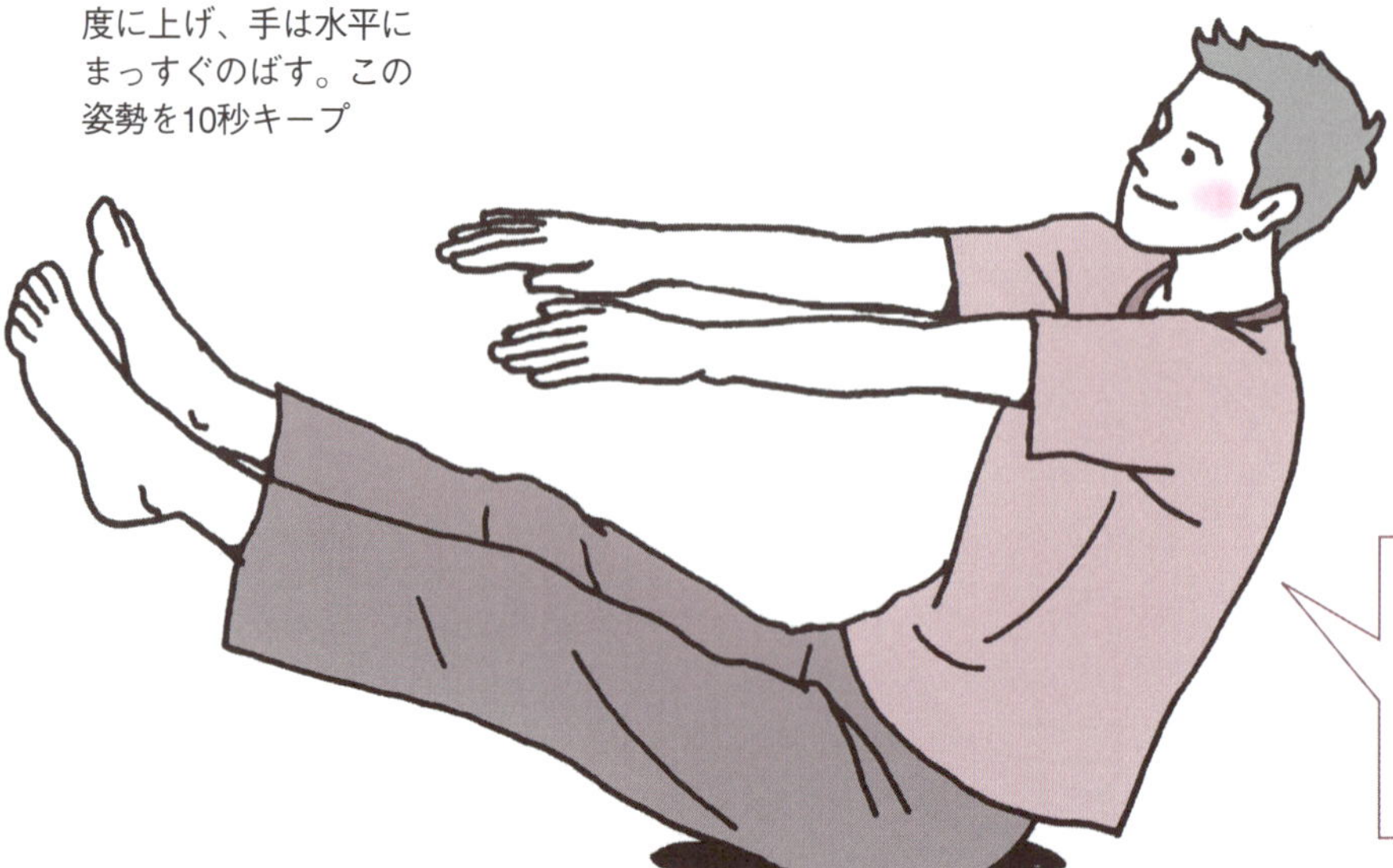

Point!

手を水平にのばしているのがつらい人は、後ろに手をついてもOK

便のたまりやすい場所を刺激

寝たまま腸マッサージ

おへその左下に手のひらをあて、かるく押しながら、左脚のつけ根方向に動かす

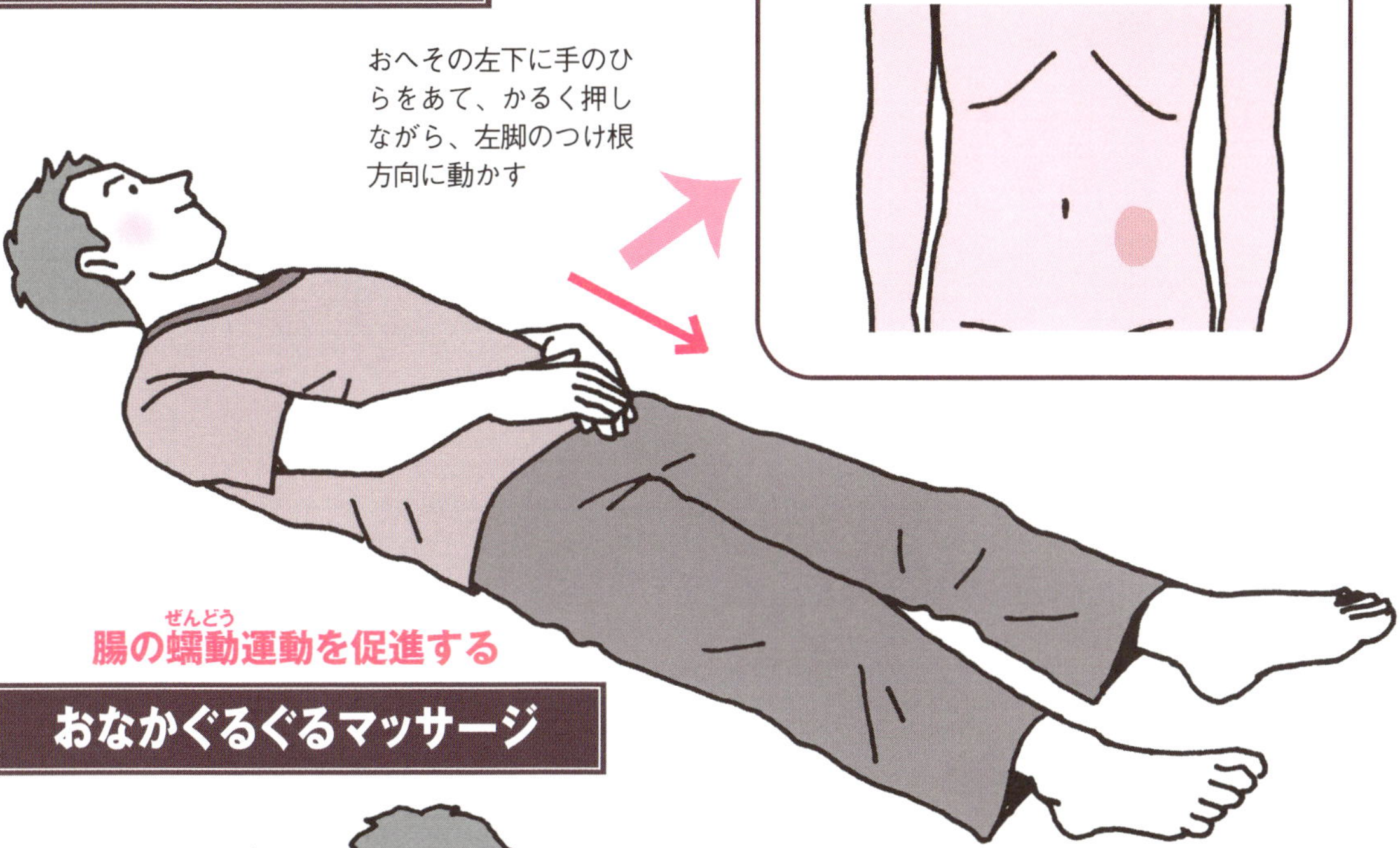

おへその左下の、脚のつけ根に近いところに便のたまりやすい場所（＝S状結腸）がある

腸の蠕動《ぜんどう》運動を促進する

おなかぐるぐるマッサージ

おへその下あたりに手のひらをあててかるく押し、おへそを中心に、時計まわりにマッサージ

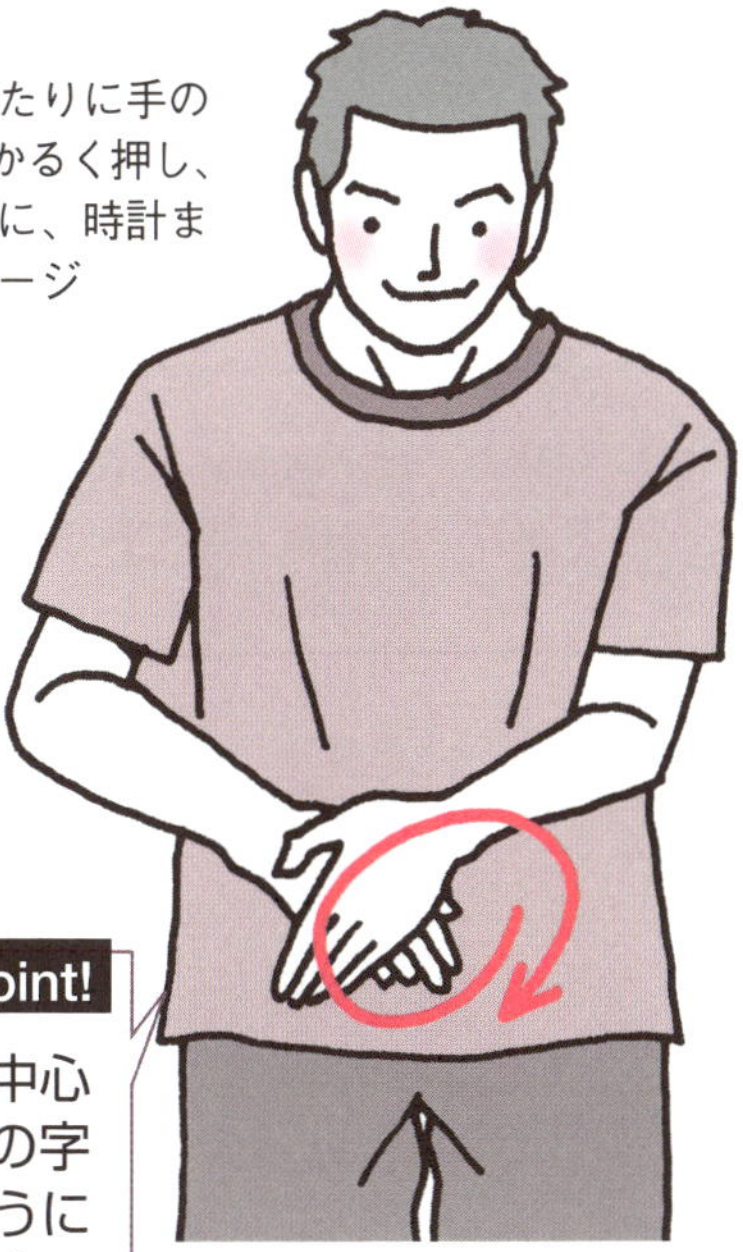

Point!

おへそを中心に、「の」の字を書くようにマッサージ

Dr.アドバイス

便秘薬は最後の手段！
安易に頼らないようにしよう

生活習慣そのものを改めずに安易に便秘薬に頼ってしまうと、便の排泄を促す腸の蠕動運動がよわまったり、骨盤の筋肉がゆるんだりして、ますます自然な排便ができなくなってきます。

どうしてもという場合は仕方ありませんが、慢性的な使用は避けましょう。

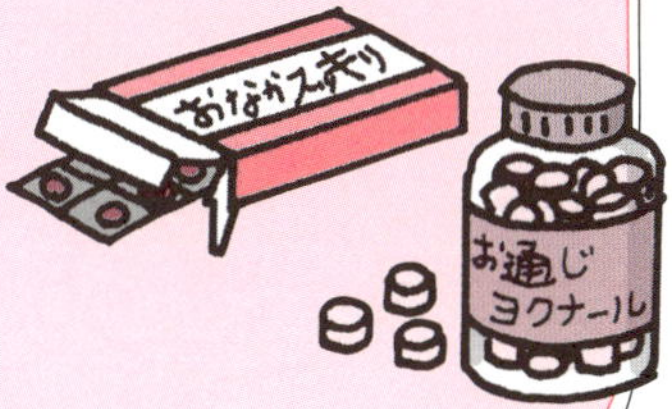

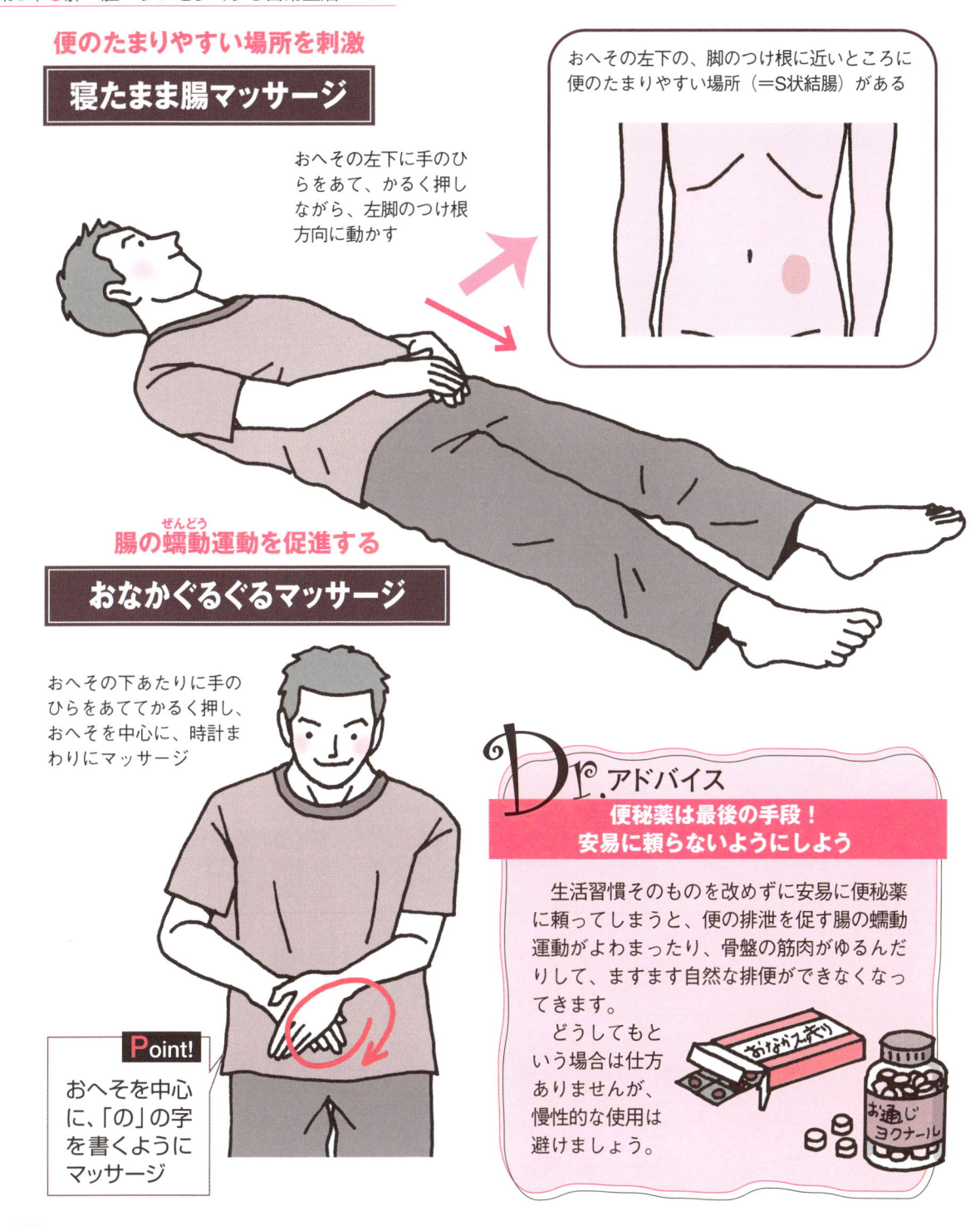

7～8時間は睡眠をとり、肝臓を休ませる

寝不足をすると、肝臓の疲れもとれない

睡眠は心身の疲れをとり、リフレッシュさせるだけでなく、肝臓のリフレッシュにもおおいに役立ちます。

肝臓に届けられる血液の約8割は、肝臓の下側に位置する門脈という血管から、腸を通じて入ってきますが、私たちが立った姿勢でいるときは重力の影響がはたらくため、門脈《もんみゃく》から入ってくる血液量はそれだけ少なくなります。さらに体を動かして活動すると、血液量はさらに減少します。

一方、睡眠のため横になっているときには、肝臓に十分な血液が供給され、肝臓がはたらいたり回復するためのエネルギーが届けられます。

そのため、十分な睡眠時間を確保することが、肝臓のリフレッシュにつながるというわけです。

立っているときと休んでいるときとで、肝臓の状態はこんなにちがう

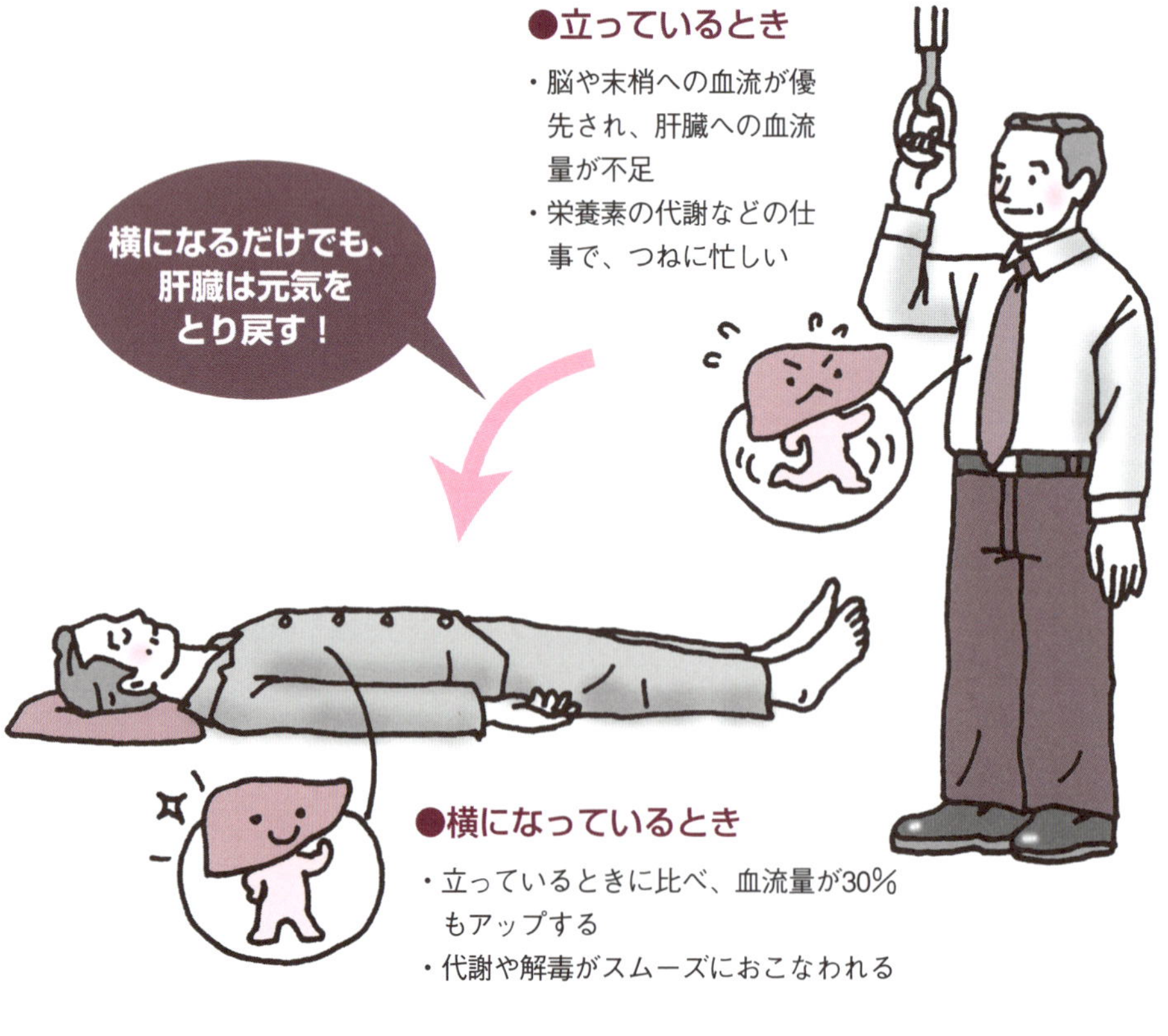
●立っているとき
・脳や末梢への血流が優先され、肝臓への血流量が不足
・栄養素の代謝などの仕事で、つねに忙しい
横になるだけでも、肝臓は元気をとり戻す！
●横になっているとき
・立っているときに比べ、血流量が30％もアップする
・代謝や解毒がスムーズにおこなわれる

寝る前に食べると、寝つきも寝おきも悪くなる

肝・胆・すいをはじめとする臓器、全身をつかさどる神経は、朝、昼、夜の一定のリズムではたらいています。不規則な生活によってこのリズムがくずれてしまうと、神経のバランスも乱れ、夜になっても眠くならなかったり、眠りが浅いという不眠の状態がおこります。

　ですから、十分な睡眠がとれていないという人は、生活習慣を規則正しくすることが先決です。

　同様に、ストレスも不眠の大きな要因となりますから、ストレスをためないためのくふうも必要です。

　仕事が忙しくて、睡眠時間が確保できないという人もいるでしょうが、前述のとおり、肝臓の回復には十分な睡眠が欠かせません。

　残業はしない、仕事は家に持ち帰らないなどのルールを決め、必ず決まった時間にふとんにはいるようにしましょう。

十分な睡眠がとれているか、チェックしてみよう！

昨晩、またはいつものあなたの睡眠状態にもっとも近い選択肢を選んで、丸をつけてください。

Q1. ふとんに入ってから、眠りにつくまでにかかった時間は？
a. 5分未満　b. 30分未満　c. 60分未満　d. 60分以上

Q2. 何時間眠れましたか？
a. 8時間以上　b. 7〜8時間　c. 6〜7時間　d. 6時間未満

Q3. 眠りの深さはどのくらいでしたか？
a. ぐっすり寝た　b. 割合よく眠れた　c. やや浅かった　d. かなり浅かった

Q4. 夜中に目が覚めた回数は？
a. 0回　b. 1回　c. 2〜3回　d. 4回以上

Q5. 夜中、目が覚めた後の状態は？
a. すぐ眠れる　b. しばらく眠れない　c. なかなか眠れない　d. 朝まで眠れない

Q6. 夢をよくみますか？
a. まったくみない　b. 少しみる　c. かなりみる　d. 夢ばかりみて眠った気がしない

Q7. 朝、目覚めた時間は？
a. いつもどおりの時間　b. いつもより1時間以内早く目覚めた
c. いつもより1〜2時間早く目覚めた　d. いつもより2時間以上早く目覚めた

結果

a → 0点
b → 1点
c → 2点
d → 3点

左の表をもとに7問の合計得点をだしてください

　　　点

0〜2点→きわめてよい	10〜13点→かるい不眠状態
3〜6点→ふつう	14〜17点→中程度の不眠状態
7〜9点→不眠傾向	18〜21点→重度の不眠状態

7点以上の人は、生活習慣を改めて不眠対策を！

入浴は短めに。半身浴かシャワーがベスト

長風呂や熱いお風呂は、肝臓の負担になる

心身をリフレッシュさせる入浴は、1日の終わりの楽しみのひとつ。熱いお風呂に入らないと疲れがとれない、という人も少なくないでしょう。

しかしこの入浴の仕方にも、肝臓が悪いときには注意が必要です。

まず、温度の高いお湯に肩までつかる入り方は避けてください。血圧が上がり、肝臓に負担がかかるからです。また、長時間の入浴も全身のエネルギーを著しく消費するので、望ましくありません。

つまり、肝臓の状態がよくないときは、短い時間での半身浴か、シャワーだけというのが理想的なのです。

ただし、すい臓の病気の場合には、病状がひどいとき以外は、ふつうに入浴してもかまいません。

こんな入浴の仕方は避ける！

●熱めのお湯に肩までつかる

血圧が上がるうえ、全身のエネルギーを著しく消費するので、肝臓に大きな負担がかかる

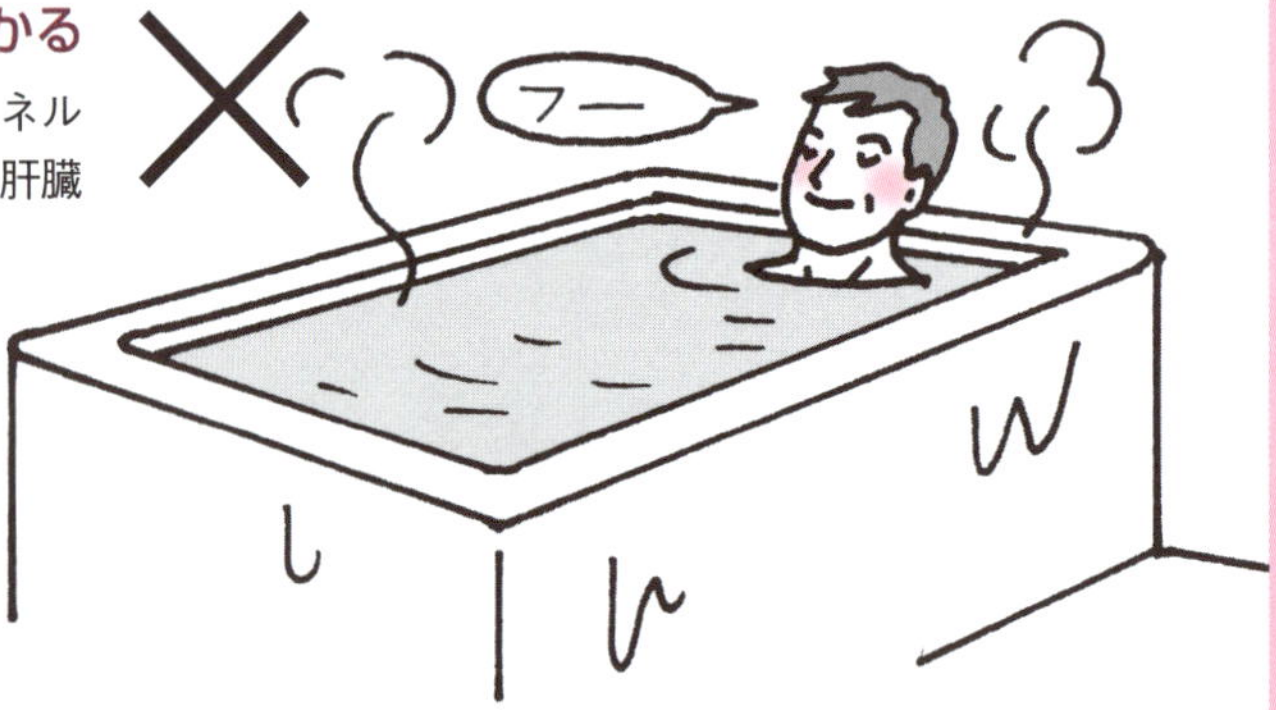

●食事や飲酒の後にお風呂に入る

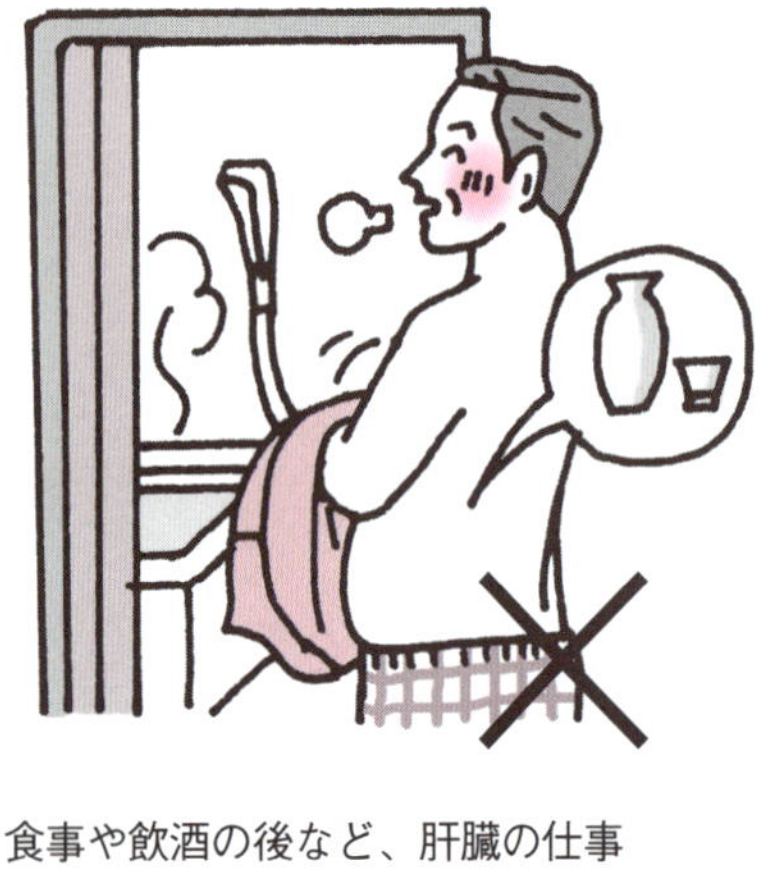

食事や飲酒の後など、肝臓の仕事量の多い時間に入浴すると、肝臓のエネルギー源が不足してしまう

●運動してすぐにお風呂に入る

運動によってエネルギーを消費した後に入浴すると、ますますエネルギー不足となり、肝臓に悪影響

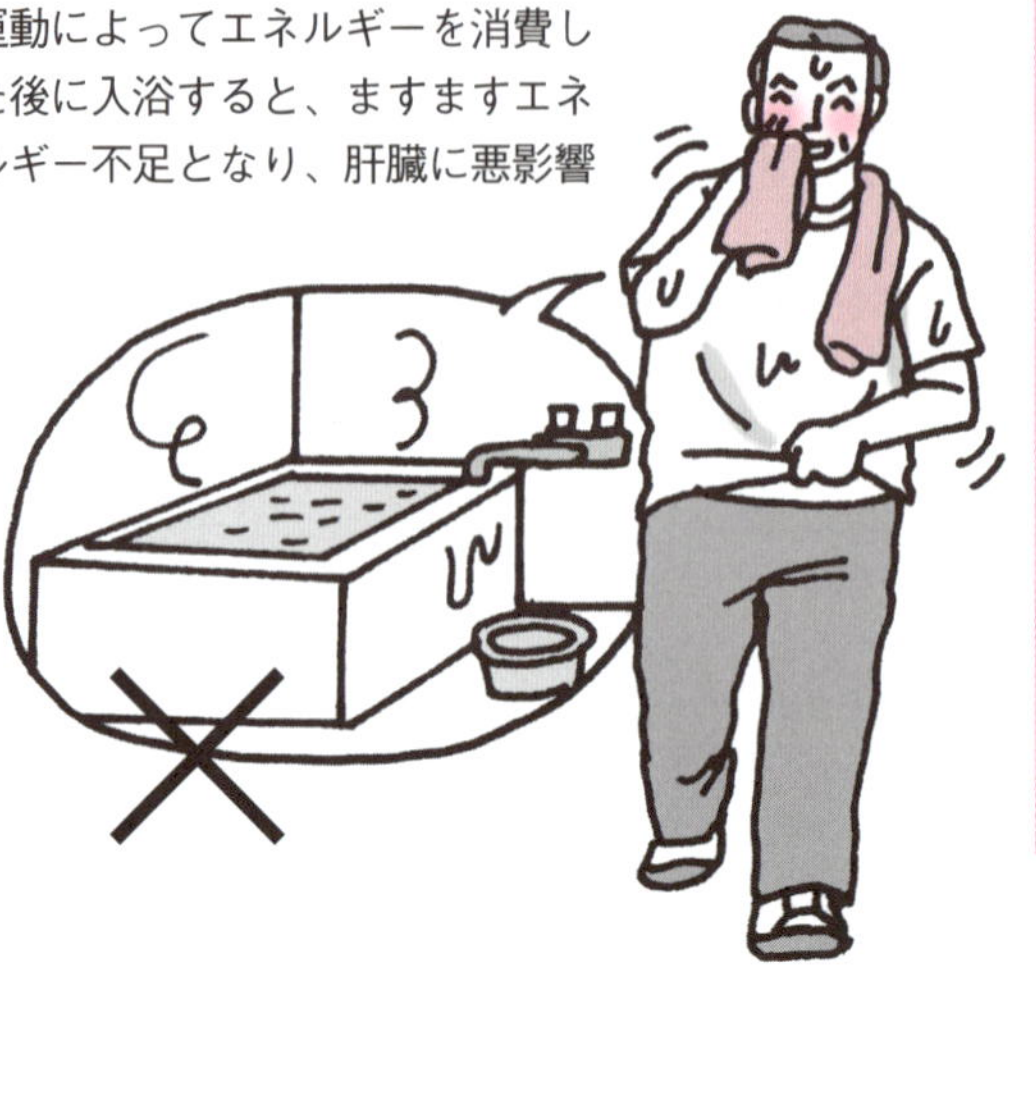

風邪をひかないよう、入浴後のすごし方にも要注意

熱い湯に長時間つからないこと、食後や運動後すぐに入浴しないことはもちろん大切ですが、それ以外にも気をつけたいポイントがあります。それは、入浴後のすごし方。

お風呂で体があたたまった後に、シャツやパンツだけでウロウロしている男性は少なくありませんが、これもできるだけ避けてください。

前述のとおり、肝・胆・すいの状態が悪いときに風邪をひくと、病状を悪化させることになりかねないからです。

暑い夏も、お風呂上がりだからといってクーラーをつけっぱなしですごす人がいますが、これもあまりよいすごし方ではありません。

お風呂から上がった後はすぐ、ていねいに体をふき、寝巻きに着替えるのが理想です。

体を冷やすようなことは、できるだけ避けるようにしましょう。

スケジュールとすごし方さえ気をつければ、旅行もOK

肝・胆・すいの病気のときでも、目立った症状がなければ、旅行にでかけること自体に問題はありません。ただし温泉旅行の場合はとくに、気をつけたいポイントがあります。

せっかくの温泉ですが、温泉に入るのは1泊につき1回までに。食事についても、飲みすぎや食べすぎには十分注意してください。

また長期の旅行はできるだけ避け、ゆとりのあるスケジュールを組むなど、体への負担を少しでも減らすような配慮が必要です。

上手な旅の楽しみ方

●温泉は、1泊につき1回まで

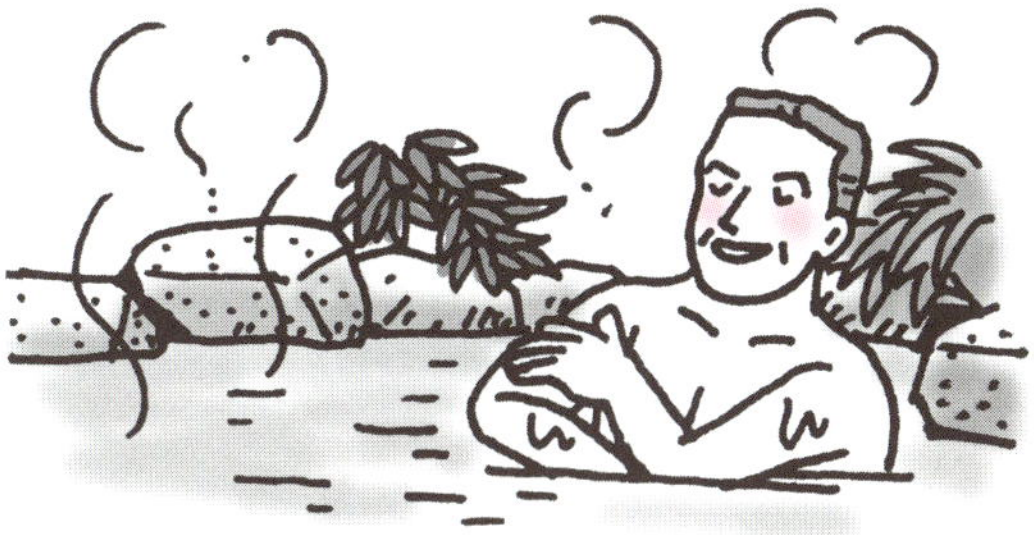

●ゆとりのあるスケジュールで動く

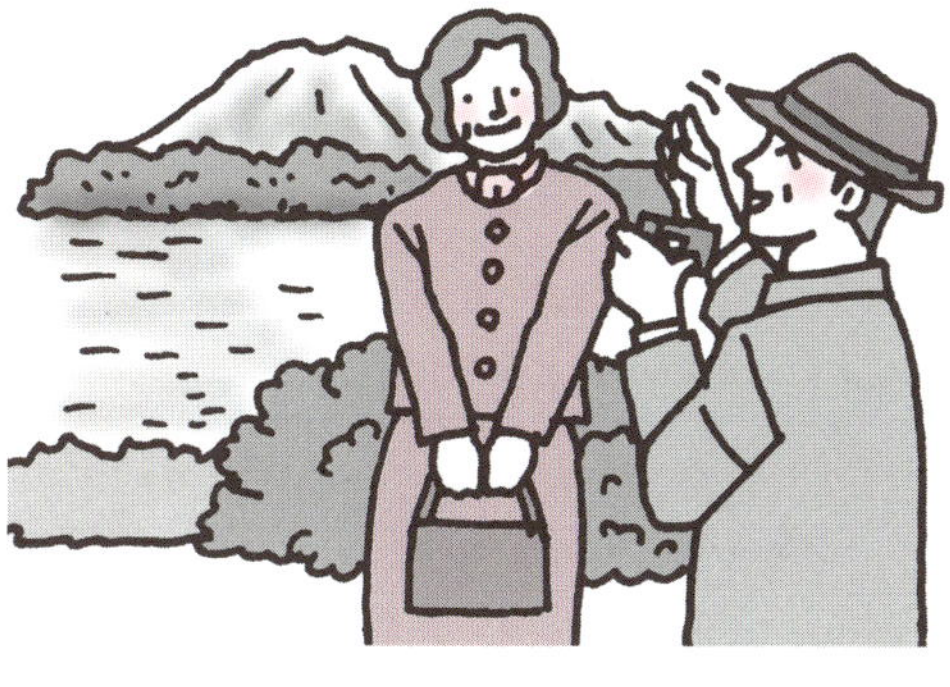

●飲みすぎ、食べすぎに注意！

タバコは肝臓やすい臓の負担。禁煙を心がけよう

ニコチンやタールなどの有害物質は、肝臓で処理される

タバコには、ニコチンやタール、ベンツピレンなど、体にとって有害な物質が多く含まれています。

これらの有害物質の処理は肝臓でおこなわれていますから、タバコを吸えば吸った分だけ、肝臓に負担がかかることになります。

さらに、タバコを吸うと血流が悪くなったり、ビタミン類が破壊されてしまうため、肝臓の仕事は増えているのに、仕事のためのエネルギー源が減っているという、過酷な労働状況になってしまうのです。

また、すい臓に対しても、タバコに含まれる有害物質が悪影響を与えることがわかっています。

ですから、肝・胆・すいをよくするためには、禁煙が理想的なのです。

お酒を飲みながらの喫煙はダメージが2倍以上に

タバコを吸う人には、お酒を飲んでいるといつも以上にたくさん吸ってしまう人が少なくありません。

しかし、肝・胆・すいに与える影響を考えると、お酒を飲みながらのタバコはできるだけ避けたいもの。

タバコを吸うと、肝臓のエネルギー源である血液の量が減り、仕事量が増すわけですから、そこにアルコールの代謝という仕事を増やせば、肝臓はさらに酷使されます。

どうしてもお酒が飲みたいときはタバコは控えるなど、せめてどちらかだけでもがまんしましょう。

また、喫煙者と一緒にお酒を飲んでいると、ついタバコに手がのびてしまいがちですから、一緒に飲む相手にも気をつけたいところです。

タバコが肝臓に与える影響

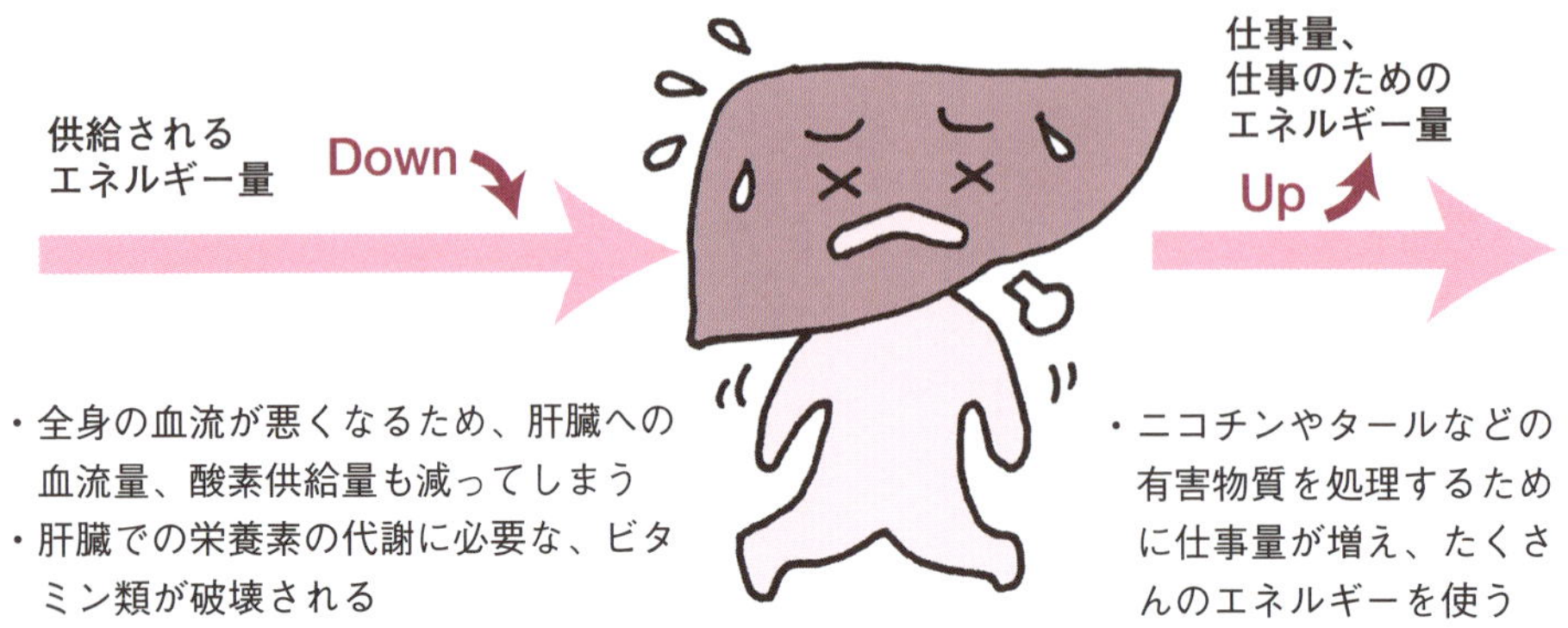
供給される
エネルギー量
Down
仕事量、
仕事のための
エネルギー量
Up
・全身の血流が悪くなるため、肝臓への血流量、酸素供給量も減ってしまう
・肝臓での栄養素の代謝に必要な、ビタミン類が破壊される
・ニコチンやタールなどの有害物質を処理するために仕事量が増え、たくさんのエネルギーを使う

タバコがやめられないのは、ニコチン依存症です。自分の意志だけで禁煙するのは簡単ではありません。医療機関で、禁煙補助薬を使った治療を受けることをおすすめします。

禁煙補助薬を使って 医療機関で無理なく禁煙

あなたのニコチン依存度をチェック

以下の質問について、あてはまるほうを選び、最後に合計得点を算出してください。

		はい 1点	いいえ 0点
1	自分が吸うつもりよりも、ずっと多くタバコを吸ってしまうことがありましたか。		
2	禁煙や本数を減らそうと試みて、できなかったことはありましたか。		
3	禁煙したり本数を減らそうとしたときに、タバコがほしくてほしくてたまらなくなることがありましたか。		
4	禁煙したり本数を減らしたときに、次のどれかがありましたか。[イライラ、神経質、落ちつかない、集中しにくい、ゆううつ、頭痛、眠気、胃のむかつき、脈が遅い、手のふるえ、食欲または体重増加]		
5	質問**4**の症状を消すために、またタバコを吸いはじめることがありましたか。		
6	重い病気にかかったときに、タバコはよくないとわかっているのに吸うことがありましたか。		
7	タバコのために自分の健康問題がおきているとわかっていても、吸うことがありましたか。		
8	タバコのために自分に精神的問題がおきているとわかっていても、吸うことがありましたか。		
9	自分はタバコに依存していると感じることがありましたか。		
10	タバコが吸えないような仕事やつきあいを避けることが何度かありましたか。		
	合計	点	

合計得点が5点以上で、下記の条件を満たす人は

保険診療で禁煙できる

チェックテストの結果が5点以上の人で、かつ右の条件を満たす人は、保険診療で禁煙治療が受けられます。内服の禁煙補助薬「チャンピックス」かニコチンパッチを用いて、3か月間かけて治療します。受診回数は初回を含め、計5回がめやすです。

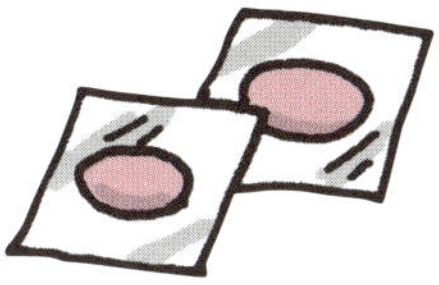

- ブリンクマン指数が200以上（1日の喫煙本数×喫煙年数）
- すぐに禁煙しようと考えている
- 禁煙治療を受けることに、文書で同意できる

（「禁煙治療のための標準手順書第6版」日本循環器学会・日本肺癌学会・日本癌学会・日本呼吸器学会、2014より作成）

上手な気分転換で、ストレスをためない生活を

ストレスは、肝・胆・すいを悪化させる大きな要因

一般に、ストレスは体に悪いといわれますが、これは、肝・胆・すいに対しても例外ではありません。

ストレスがたまると、自律神経のはたらきが乱れ、交感神経と副交感神経のバランスが悪くなります。その影響で、肝・胆・すいのはたらきにも支障がでてくるのです。

たとえば、ストレスで自律神経が乱れると、血圧が上昇します。すると、肝臓への血流量も低下してしまいます。また、自律神経の乱れは胆のうの機能も低下させますし、すい臓が分泌するすい液の量にも影響するため、胆のうの病気やすい炎発作の引き金ともなりえます。

そのため、肝・胆・すいにとってストレスは大敵といわれるのです。

ストレスによる自律神経の乱れが、肝・胆・すいへのダメージに

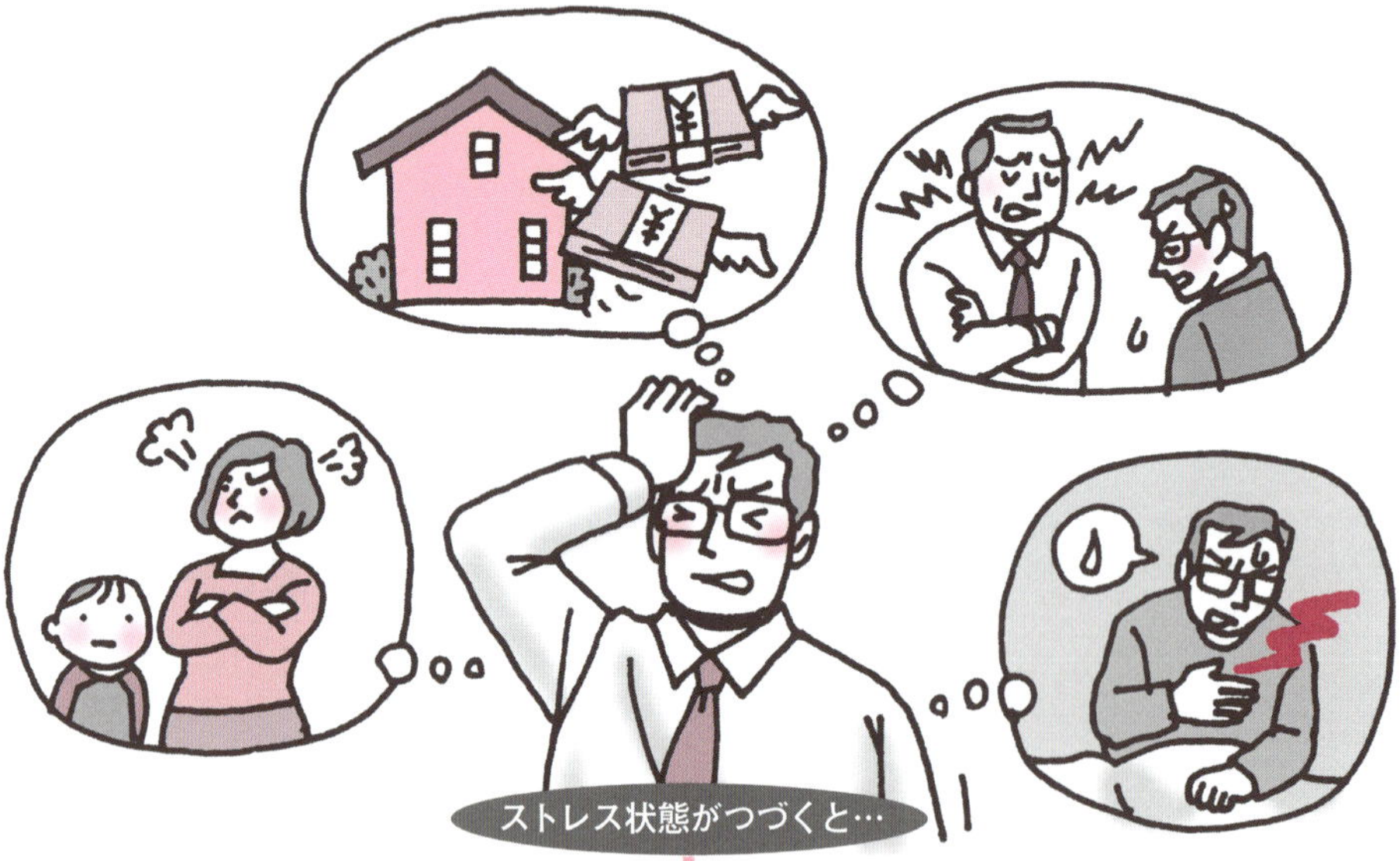

ストレス状態がつづくと…

自律神経のはたらきが乱れ、交感神経と副交感神経のバランスが悪くなる

●肝臓
脈拍や血圧が上がることで、肝臓への血流量が減り、十分なはたらきができなくなる

●胆のう
胆のうのはたらきが悪くなるため、胆汁がうっ滞し、胆のう炎、胆管炎の引き金にも

●すい臓
すい液の分泌が過剰になる、または不足するため、すい炎発作がおこりやすくなる

ストレスをためやすい人、ためにくい人のちがいは？

とはいえ、今の社会で、ストレスをまったく感じずに暮らすほうが、むずかしいというもの。

そこで大切なのが、少しでもストレスをためないように、ものごとの受けとめ方をできるだけ転換してみること、またストレスの解消法を身につけることです。

ストレスの感じ方にはかなり個人差があり、ささいなことでもストレスを感じやすい人とそうでない人がいます。とくにストレスを感じやすいのは、几帳面で責任感がつよい人、仕事熱心で、せっかちなタイプの人といわれます。

このタイプの人は、1つのことにこだわらない、仕事の後は気分を変えるための趣味の時間をもつなど、ストレスをためないためのくふうをしてみましょう。

ストレス耐性度をチェックしてみよう！

あなたの性格に近い選択肢に、丸をつけてください。

	項　目	めったにない	ときに	しばしば	いつも
1	冷静な判断をする	1	2	3	4
2	明朗である	1	2	3	4
3	表現するほうである	1	2	3	4
4	楽しい	1	2	3	4
5	人の顔色が気になる	4	3	2	1
6	前向き	1	2	3	4
7	うらやましがる	4	3	2	1
8	動くことが好き	1	2	3	4
9	人をとがめる	4	3	2	1
10	人の長所をみる	1	2	3	4
11	融通がきく	1	2	3	4
12	手紙・メールの返事をすぐ書く	1	2	3	4
13	のんき	1	2	3	4
14	事実を確かめる	1	2	3	4
15	配慮する	1	2	3	4
16	感謝できる	1	2	3	4
17	友人が多い	1	2	3	4
18	家庭内不和	4	3	2	1
19	仕事がきつい	4	3	2	1
20	趣味がある	1	2	3	4

合計得点　　点

20　30　40　50　60　70　80

ストレスによわい
かなりストレスをためやすいタイプ。P166～を参考に、解消法を考えて

ふつう
ストレスに耐える力は平均的ですが、ときにはストレスに負けることも

ストレスにつよい
ストレスにつよいタイプ。たいていのできごとには対応できるでしょう

ストレスを解消し、元気にすごす 7つのコツ

ストレスを感じやすいタイプの人は、効果的な解消法をみつけることが必要です。さっそく、以下の7つのコツを日常生活にとり入れてみましょう。

ゴロ寝ばかりしていると、かえって無気力になる!?

自然に触れて、適度に体を動かそう

1 自宅でゆっくり体を休めることも必要ですが、ときには自然の豊かな場所にでかけ、のんびりすごしてみるのもおすすめ。いつもとは違う場所に身をおき、適度に体を動かすことで、気持ちがリフレッシュできます。

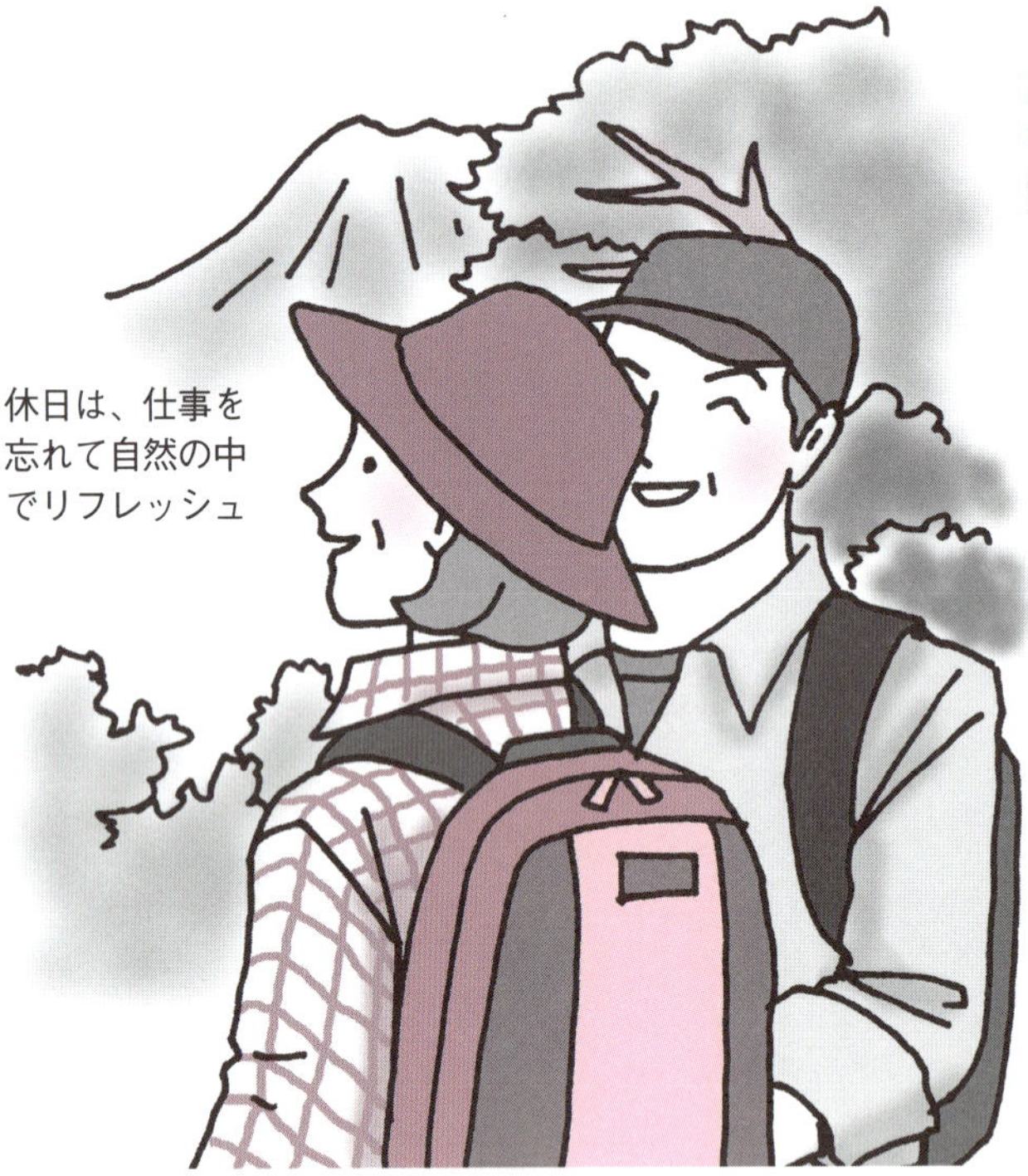

休日は、仕事を忘れて自然の中でリフレッシュ

カメラ、サイクリング、庭いじり……どんなことでもOK

新しい趣味をはじめてみよう

2 ストレスをためやすいのは、仕事など、何か1つのことにのめり込みやすいタイプの人といえます。そんな人は何か新しい趣味をはじめて、気分の切り替えをはかってみてはどうでしょう。趣味に熱中してストレスの原因から気持ちを切り離してしまえば、ため込んでいたストレスを自然と軽減できます。

病気を治すための制限が、意外に大きなストレスに

食事制限中でも、たまには好きなものを食べよう

3 病気のときに必要な食事の見直しや制限も、人によってはストレスの原因になりえます。基本的には守るべき制限ですが、日ごろきちんと守っているのなら、ときには自分へのごほうびとして好きなものを食べるというのも、ひとつの方法でしょう。

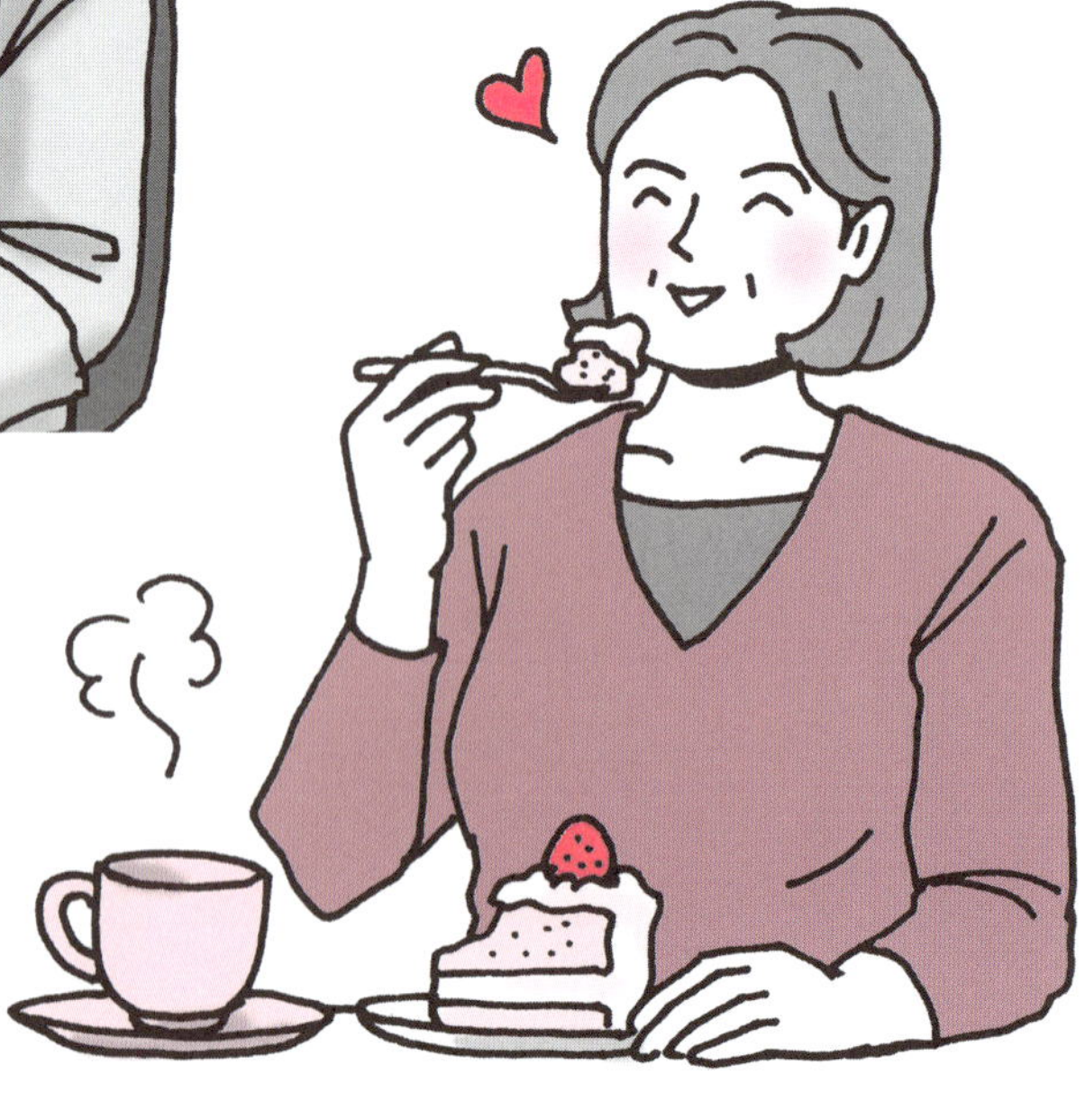

仕事が忙しいときでも、合間の気分転換は必要

ストレスを感じたら、腹式呼吸でリラックス

4 ストレスを感じているときは、体全体や肩に力が入り、呼吸も浅くなっていることが多いもの。そこで、ストレスや疲れを感じたら、全身の力を思いきり抜き、腹式呼吸をするのがおすすめ。緊張した心身をリラックスさせ、ストレスをやわらげる効果があります。

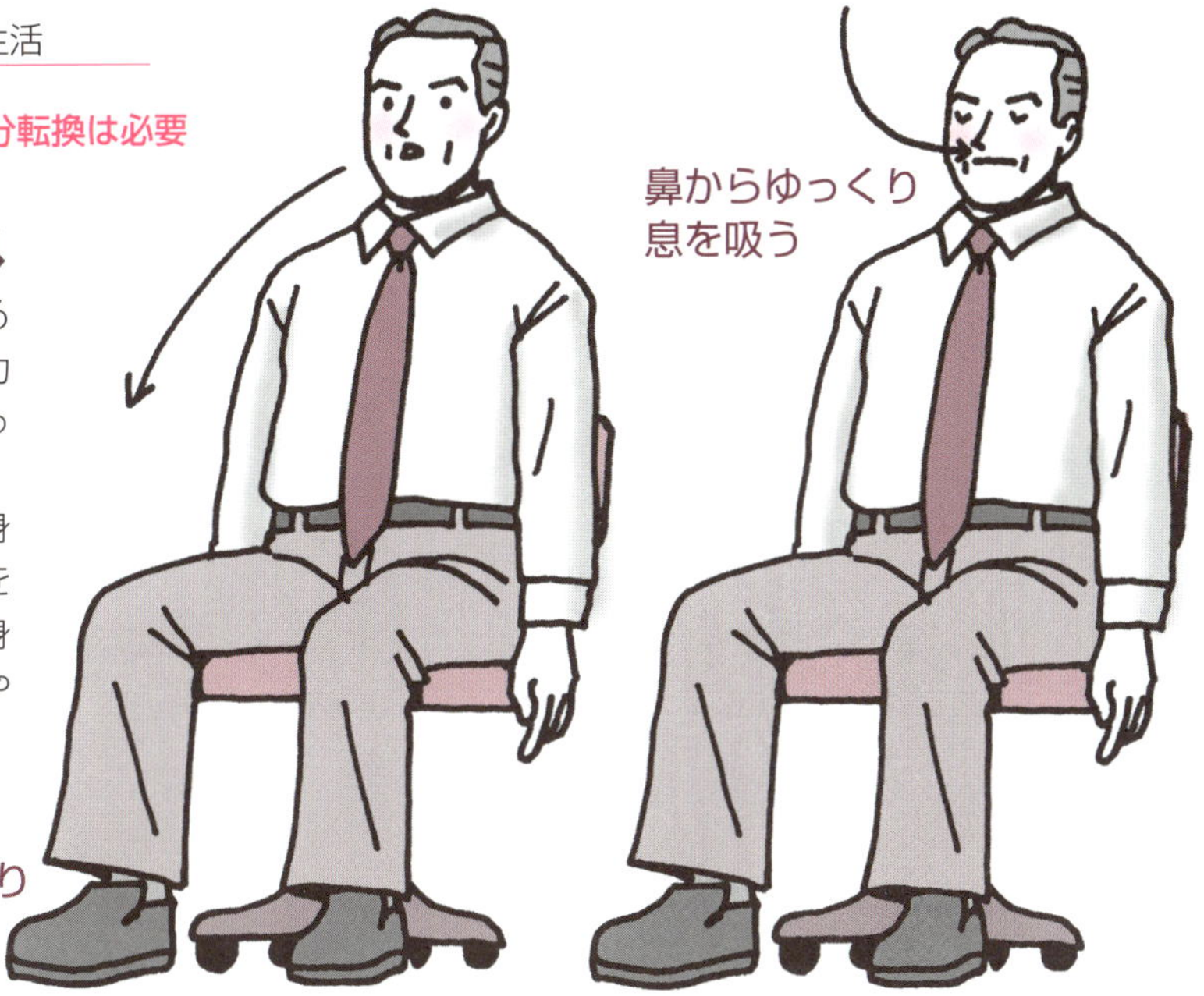
口からゆっくり
息を吐く

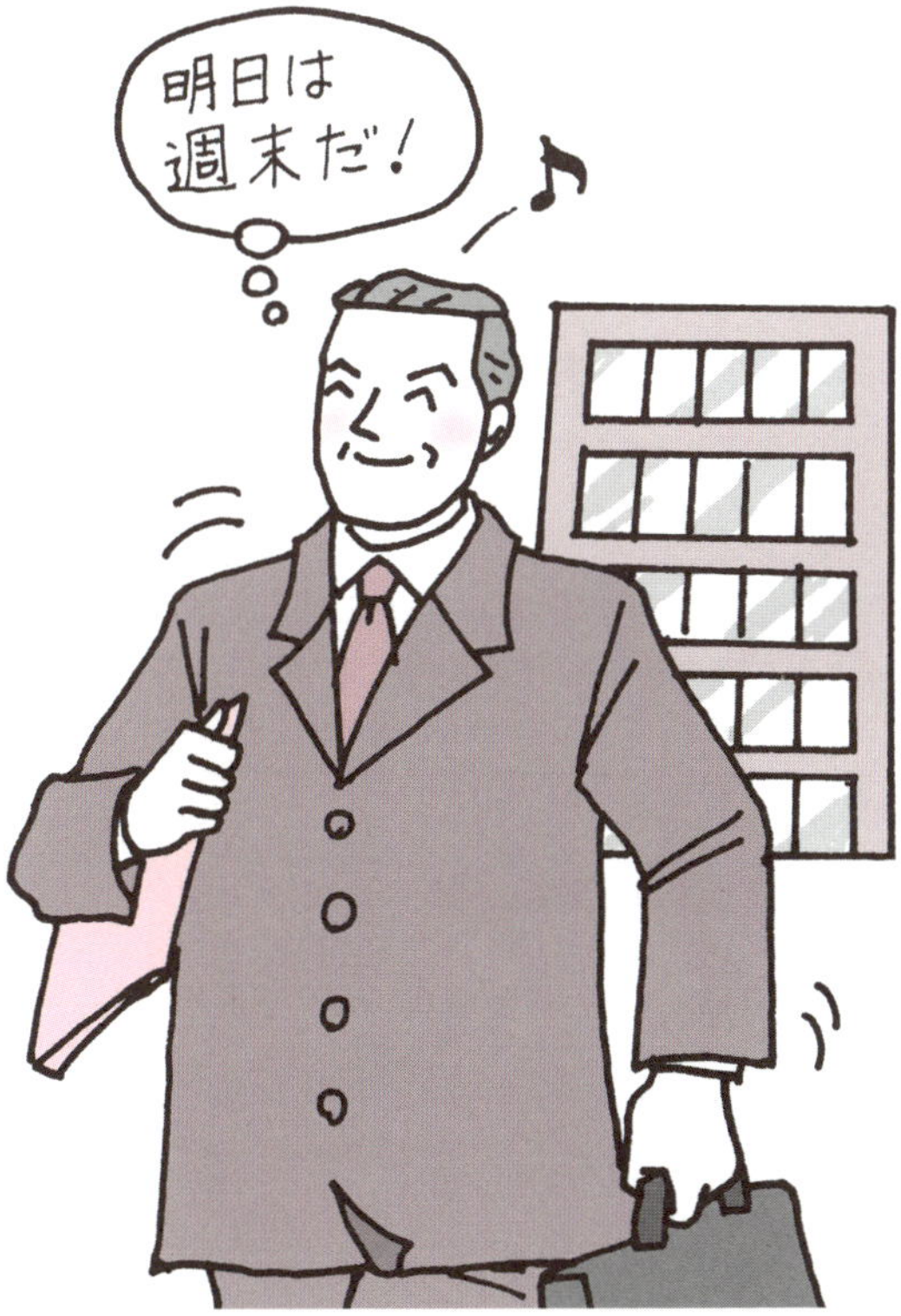

気のおけない友人と話をして、肩の力を抜こう

友人との会話を楽しむひとときを

5 いやなできごと、憂うつに思っていることを人に話さずに自分の中にかかえていると、ストレスはたまる一方です。ときには気のおけない親しい相手とすごす時間をもうけ、会話でストレスを発散しましょう。

仕事とプライベートの線引きができれば、ストレスも半減！

会社をでたら、仕事のことは考えないように

6 一般に、仕事一筋というタイプの人ほどストレスをためやすい傾向にあります。ストレスをためないためには、職場を離れたら仕事のことはいっさい考えないこと。とくに週末はプライベートな時間を満喫してください。

周囲への過剰な適応も、ストレスの原因になる

人に気を使いすぎるのはやめよう

7 周囲に常に気を使い、自己主張をしないタイプの人も、ストレスをためやすいタイプの人。そんな人は、ときには思いきって人に気を使うことをやめ、自分の意志で気ままに行動することが最大のストレス解消になります。

はたらき方を見直せば、仕事はつづけられる！

「病気＝休職、退職」とは考えないで

仕事をしていれば、何もしていない状態に比べて当然肝臓に負担がかかりますし、ストレスが病気に悪影響を及ぼすこともありえます。

だからといって休職したり、仕事をやめなくてはならないわけではありません。病気を悪化させないよう、はたらき方を見直せばいいのです。

どのくらいの時間と内容なら問題ないかは、病気によって異なりますが、肝臓の病気の場合は、ＡＳＴ・ＡＬＴの値がおおよそのめやすとなります。たとえばＡＳＴ・ＡＬＴ値が50以下なら今までどおりの勤務でほぼ問題ありませんが、100〜200くらいなら勤務時間を半日程度にし、デスクワーク中心の仕事に変えてもらう必要があります。

上司はもちろん、同僚の理解を得ることが大切

勤務時間を短くする場合も、勤務内容を変える必要がある場合も、職場の上司や人事部の担当者などに事情を説明し、交渉する必要がでてきます。

そのときは、主治医にその旨を明記した診断書を書いてもらい、それを提出するのがもっともスムーズな方法です。

しかしはたらき方を変えるには、会社や上司の協力はもちろん、周囲の人たちの理解も欠かせません。

あまりはたらけなくなったことが原因で周囲との関係に支障をきたすと、それ自体が大きなストレスとなります。そのため、同僚にも病気のことをきちんと話し、理解を得るのが理想的な方法です。

肝臓病の場合のはたらき方のめやす

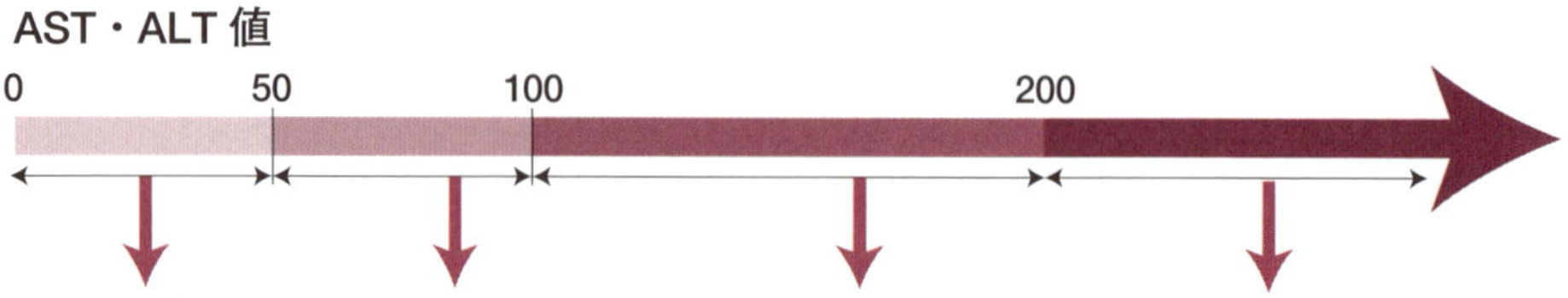

今までどおりでOK！
通常の勤務が可能な状態。時間が長くなりすぎなければ、残業もOK

ワークスタイルを少し変えよう
7〜8時間の勤務なら問題ないが、できればデスクワーク中心で

半日仕事に変えてもらおう
3〜4時間までの勤務にとどめよう。内容はすべてデスクワークで

しばらくは自宅で様子をみよう
病状が回復するまで仕事は休み、自宅で休養するようにしよう

病気を悪化させないために、1日のすごし方をくふうしよう

通勤ラッシュは体の負担に。ピーク時は避け、早めに電車に乗ろう

でかける1時間前にはおき、ゆっくり朝食を。トイレタイムもしっかり確保

起床

帰宅

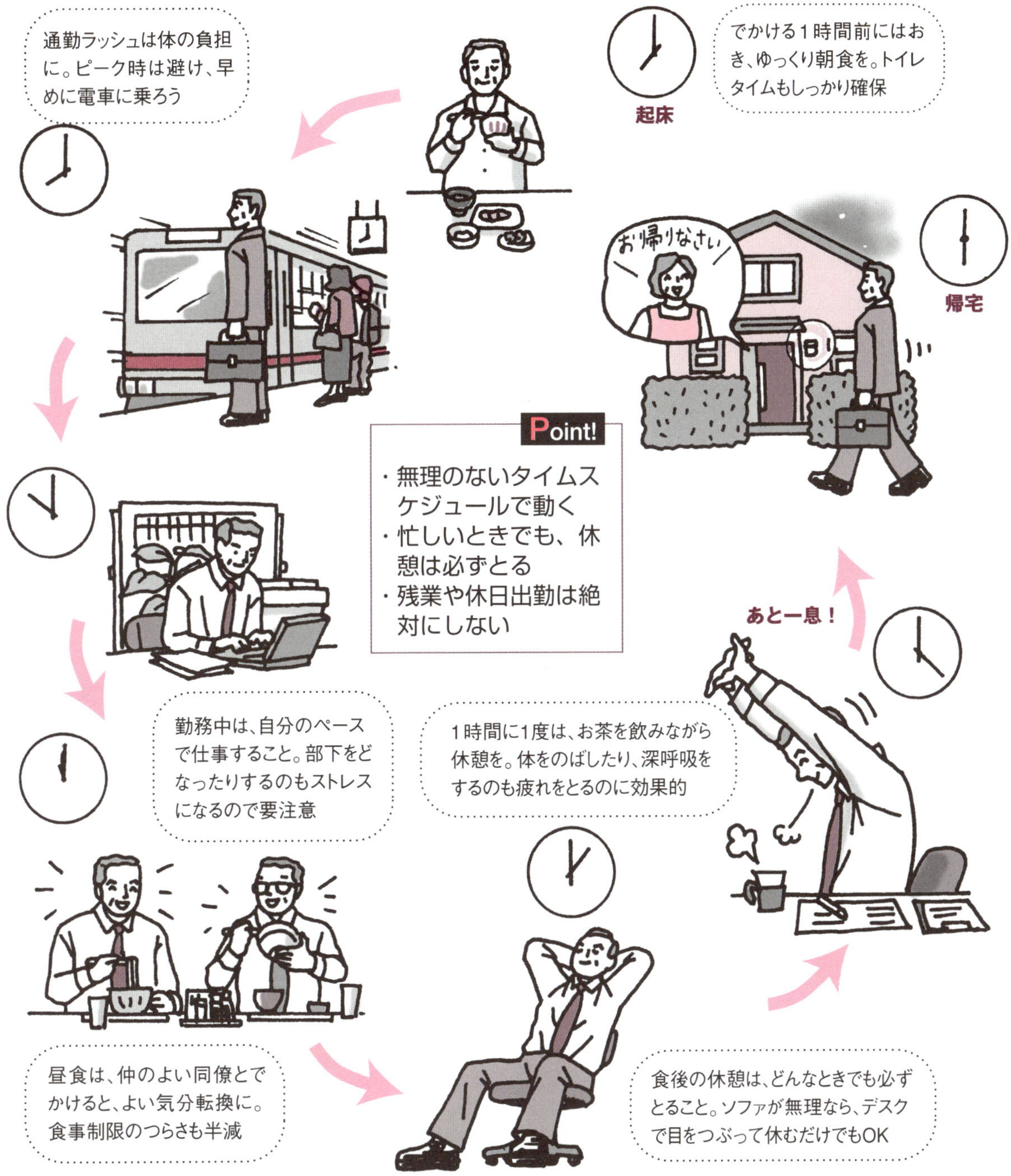

Point!
・無理のないタイムスケジュールで動く
・忙しいときでも、休憩は必ずとる
・残業や休日出勤は絶対にしない

勤務中は、自分のペースで仕事すること。部下をどなったりするのもストレスになるので要注意

1時間に1度は、お茶を飲みながら休憩を。体をのばしたり、深呼吸をするのも疲れをとるのに効果的

あと一息！

昼食は、仲のよい同僚とでかけると、よい気分転換に。食事制限のつらさも半減

食後の休憩は、どんなときでも必ずとること。ソファが無理なら、デスクで目をつぶって休むだけでもOK

夫婦間でのセックスは、いつもどおりでOK

病気になっても性生活をあきらめる必要はない

病気のときには性生活は控えたほうがよいと思われがちですが、肝・胆・すいの病気についていえば、必ずしもそうではありません。あきらかに症状がでていて状態が悪いときを除けば、性生活をがまんする必要はないのです。

ただし、そのときに気をつけるべきことがいくつかあります。

セックスのときの運動量は、100ｍを全力疾走したときとほぼ同じくらいといわれています。そのため、体に対して負担がかかり、肝臓の血流量が低下することは確か。

そこで、病状が回復するまでは、体への負担を少なくするためのくふうや、疲れているときには控えるなどの注意も必要です。

セックスでの運動量は、1回あたりどのくらい？

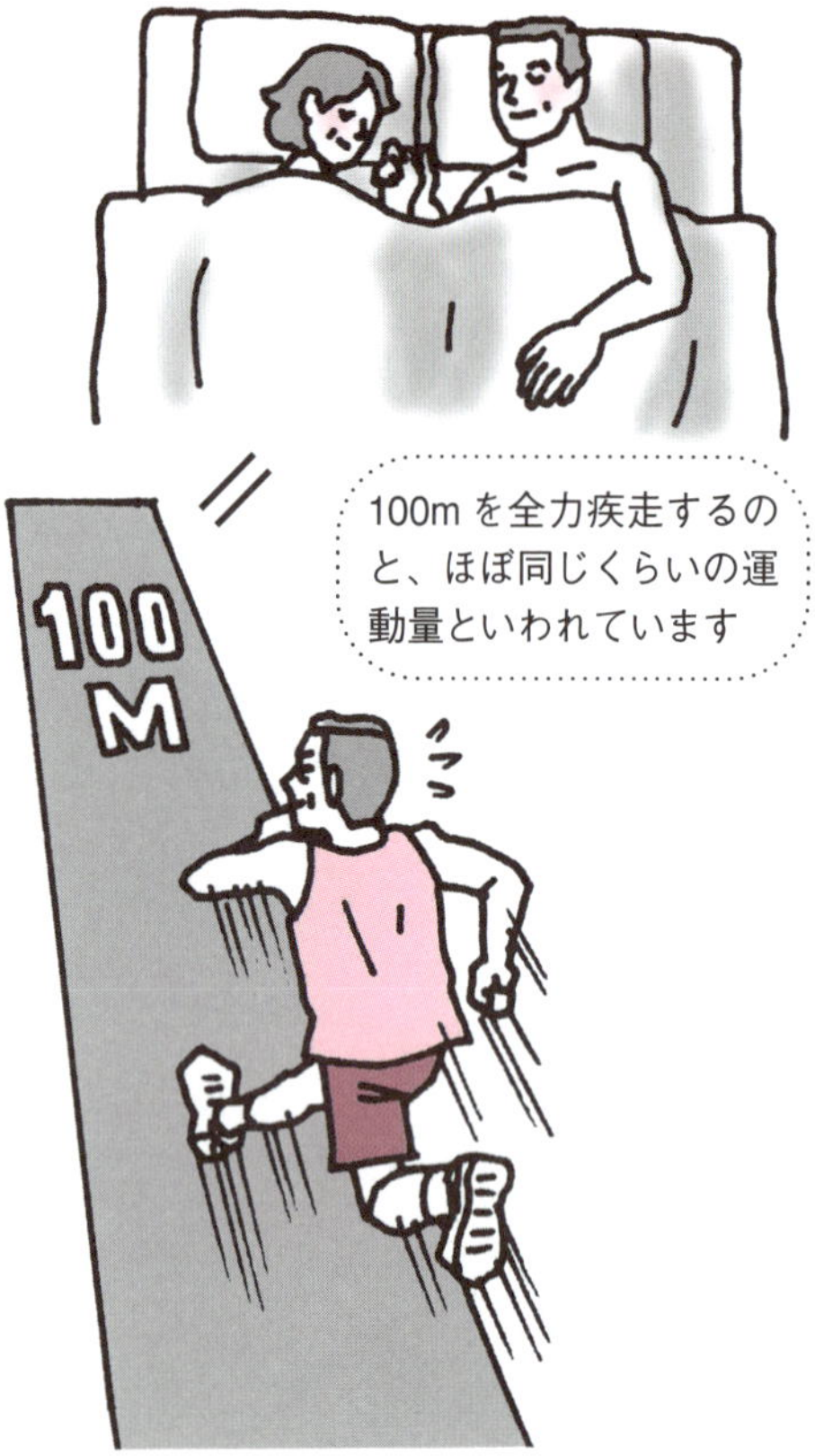
100m を全力疾走するのと、ほぼ同じくらいの運動量といわれています
100 M

パートナーの協力を得て、負担の少ない方法で

体への負担を少なくするためのくふうとしては、できるだけ無理のない体位でおこなうこと、1日1回までにとどめることなどがあげられます。また、病状を悪化させないために、次のようなときには控えるようにします。

・風邪をひいている、または風邪ぎみと感じたとき
・疲れを感じているとき
・動悸や息切れの症状があるとき
・運動後1時間以内
・食後、入浴後30分以内
・お酒を飲みすぎた日の夜
・いつもと比べて血圧が高いとき

このようなときは、病気のためにしないほうがいいことをパートナーに伝え、理解してもらいましょう。

パートナー以外とのセックスには注意が必要

そのほかにも気をつけたほうがいいのは、特定のパートナー以外とのセックスです。

浮気などでパートナー以外とセックスをすると、いつも以上の興奮を覚えるために交感神経が亢進し、脈拍、血圧ともに上がりやすくなります。そのため、肝・胆・すいに必要以上の負担をかけることに。

また、特定のパートナー以外が相手の場合、病気のことやそのための注意点を相手に伝えにくいというデメリットがあります。つい無理な体位でしてしまったり、長時間してしまったりと、無茶をしてしまいやすいもの。そのため、特定のパートナー以外とのセックスは控えたほうがいいのです。

パートナー以外とのセックスでは脈拍が上がり、体に負担がかかる

◆健康な成人男子の性行為中の脈拍の変化

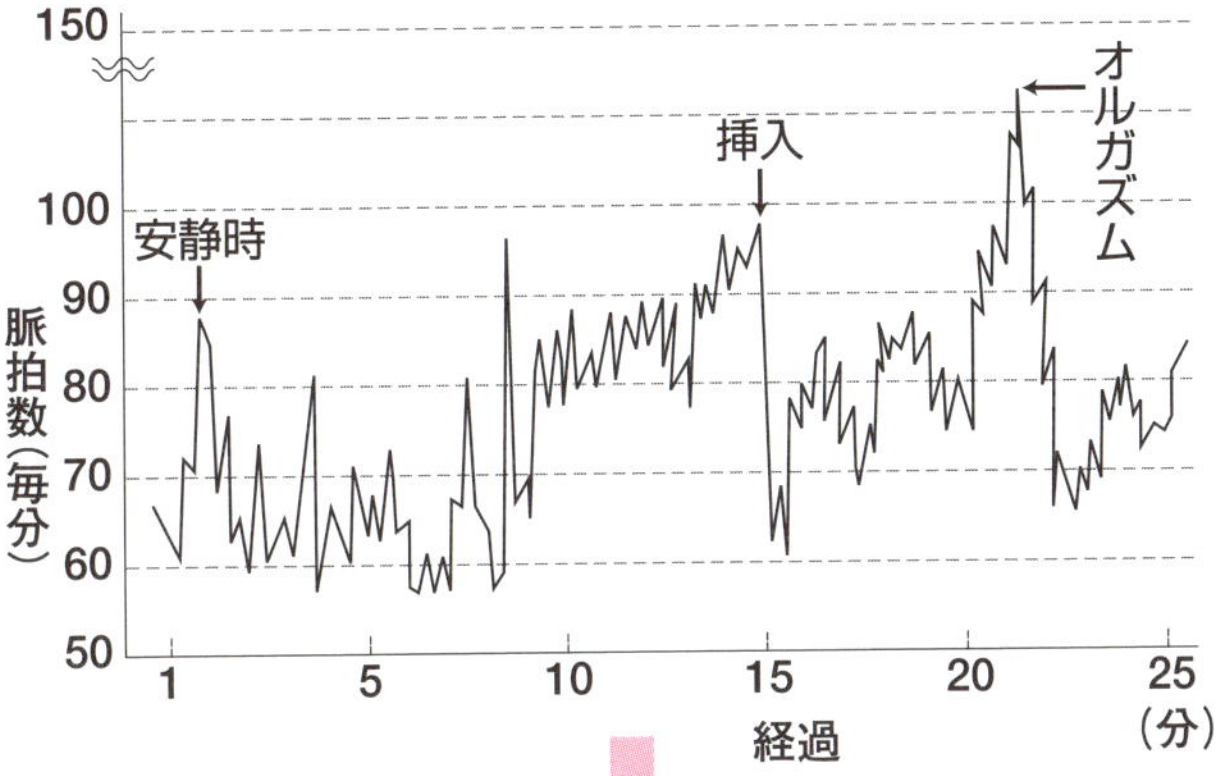

（Nemec Ed et al）

浮気など、パートナー以外とのセックス、日常的でないセックスでは、さらに脈拍が上がる場合がほとんど

‖

肝臓への血流量の低下や、交感神経の急激な亢進により、肝・胆・すいの機能が低下するおそれがある

B型肝炎の人は、パートナーにワクチンを打ってもらおう

肝・胆・すいの病気のなかでも、セックスによる病気の感染のおそれがあるのが、B型肝炎です。

かつては母子感染が中心だったB型肝炎ですが、現在はセックスによる感染が非常に多くなっています。

そこで、現在は病気の症状がでていないとしても、B型肝炎に感染している人の場合は、パートナーに感染防止のためのワクチンを打ってもらうことが必要になります。1度ワクチンを打っておけば、感染のおそれはなくなります。

パートナー以外とはセックスしないことはいうまでもありません。

また、めったにないケースですが、C型肝炎の場合も、セックスによる感染の可能性はゼロではありません。体液による感染はなくても、血液を通じて感染するためです。心配な人は、コンドームを使用するなどして、注意するとよいでしょう。

肝炎ウイルスの感染を防ぐために気をつけたいこと

肝炎ウイルスに感染しているとわかると、今後誰かにウイルスを移してしまうおそれはないのかなど、さまざまなことが心配になります。

しかし手に触れたり、一緒に食事をするなどの通常の日常生活で、ウイルスが人に移るおそれは、ほとんどありません。

もっとも心配されるのがB型、C型肝炎ウイルスの感染ですが、血のつくような日用品を共有しないこと、B型肝炎の場合はセックスのときの注意点（→P171）さえ守れば、感染のおそれはまずありません。

またA型肝炎ウイルスの場合、不衛生な地域で生水や生ものを口に入れることが理由で感染するケースが多くみられます。

衛生環境のよくない地域に出かけるときは事前にワクチンを打っておくこと、生水、生ものは避けるという方法で感染を予防できます。

A型肝炎ウイルスはこうして防ぐ！

A型肝炎は、海外の衛生環境のよくない地域に旅行に行ったときに感染するケースが多いといわれています。

そこで、衛生環境のよくない場所では生水、生ものを口にしないことが感染予防のポイントとなります。感染予防のワクチン接種を事前に受けておくと、さらに安心です。

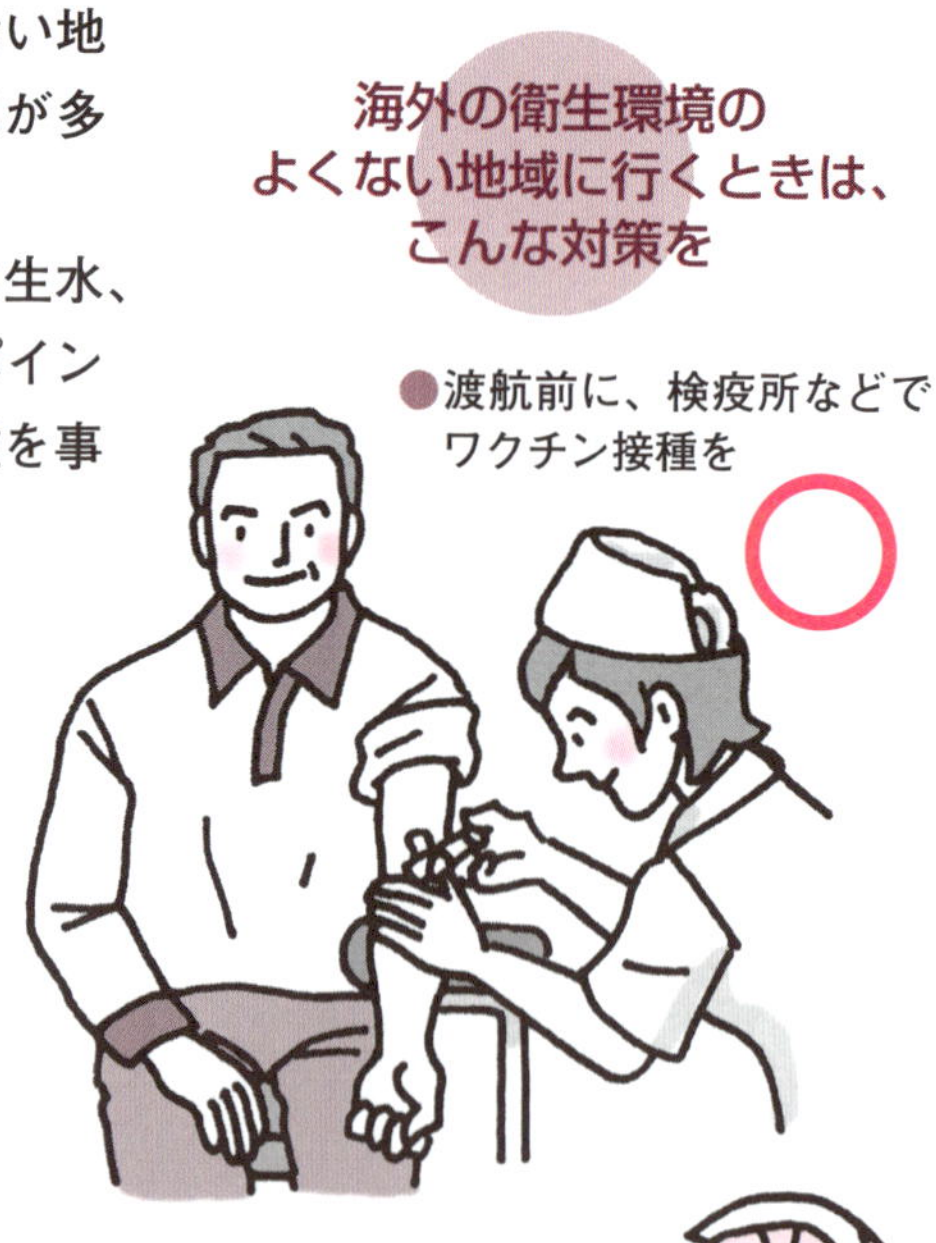
海外の衛生環境の
よくない地域に行くときは、
こんな対策を
●渡航前に、検疫所などで
ワクチン接種を

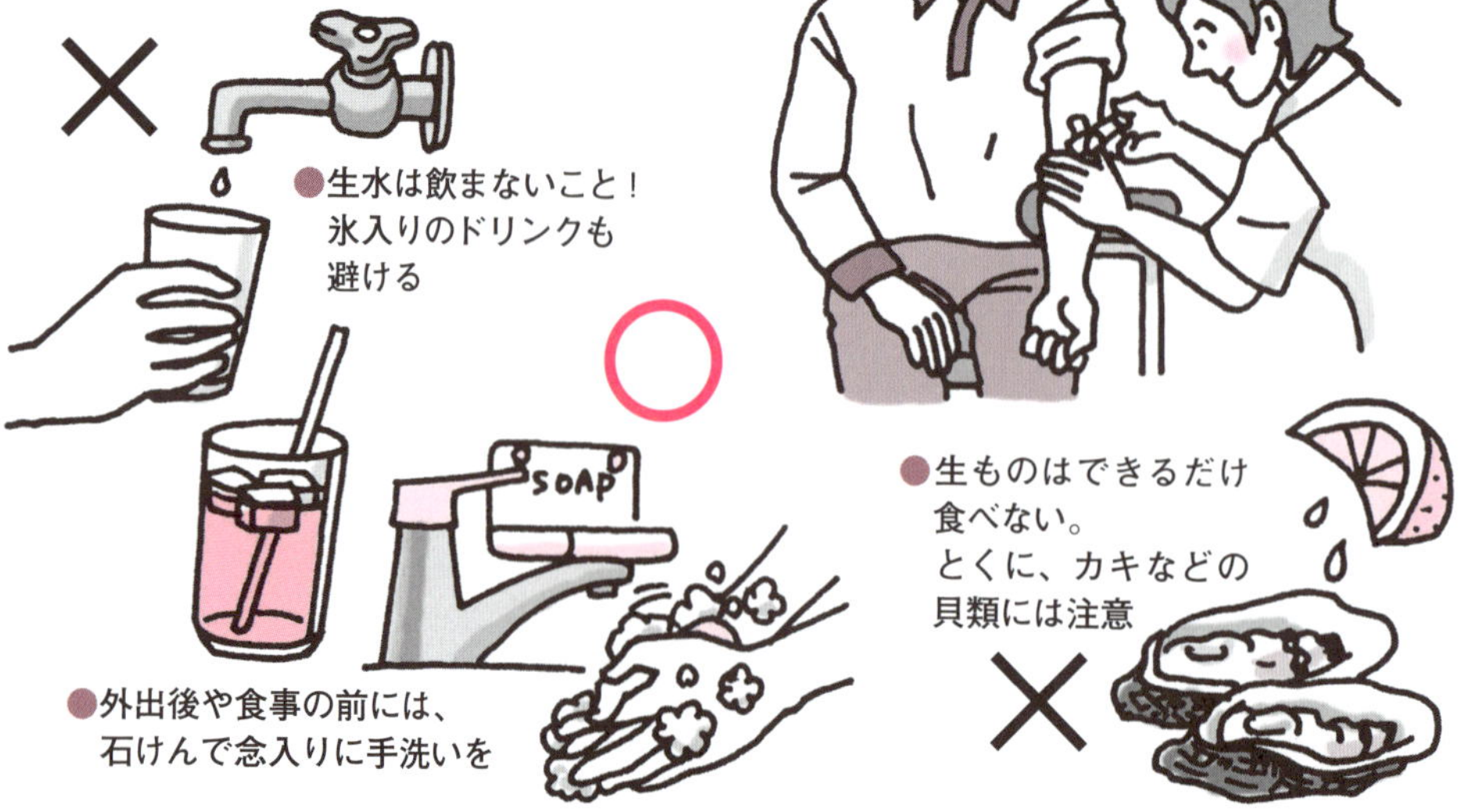

B型・C型ウイルスはこうして防ぐ！

日常生活でしていいこと、
してはいけないこと

B型およびC型の肝炎ウイルスは、どちらも血液や体液を通して感染するタイプですが、B型では精液、膣分泌液、母乳などの体液を通しても感染すること、C型では血液感染が中心であることが特徴です。

日常生活では、血のつくおそれのあるものを共有しないことが、感染予防の大切なポイントになります。

していいこと

●握手
●キス
●トイレ、お風呂の共用
●鍋料理などを一緒につつく
●一緒に温泉に入る

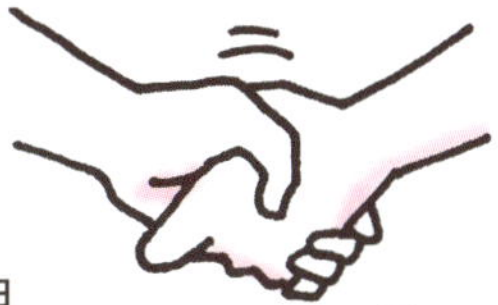

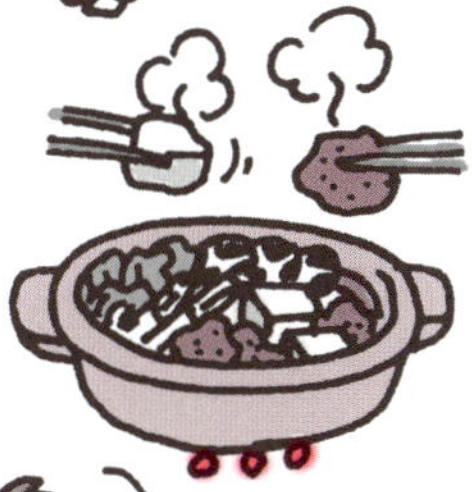

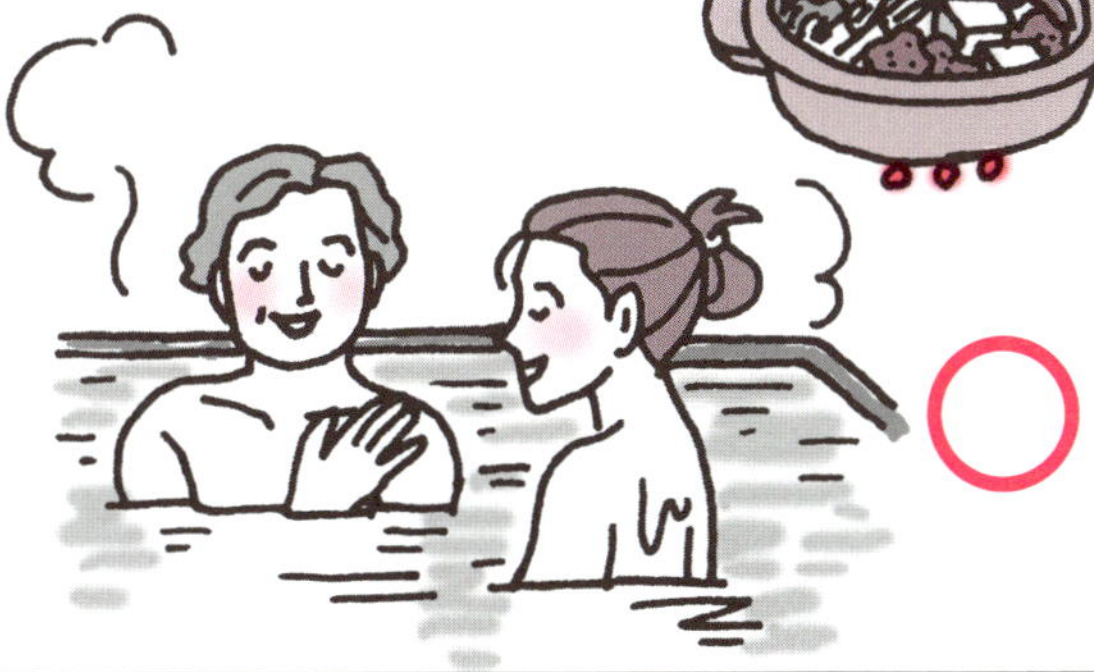

してはいけないこと

●かみそりや歯ブラシなど、血がつくおそれがある道具の共用
●ケガによる出血の手当てを、人にやってもらう（＊ビニール手袋をはめればOK）

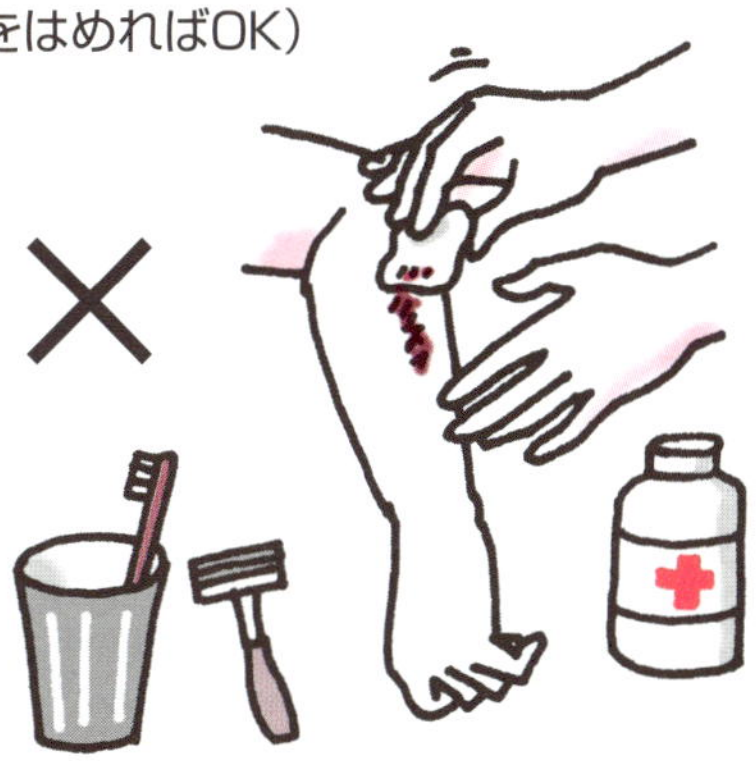

感染のおそれはないことを、職場の人にも理解してもらおう

「ウイルス性肝炎とわかったとたん、職場の人の態度が変わり、接触を避けられるようになってしまった」という話が、まれに聞かれます。

しかし、どの種類の肝炎ウイルスであれ、手に触れることで感染したり、また空気を通じて感染することは絶対にありませんから、同じ職場ではたらくことで感染するおそれも、まずありません。

しかし、いわれのない憶測で敬遠されたりすれば、誰でもはたらきにくくなってしまうものです。そのため、肝炎ウイルスに感染した場合には、あらかじめ周囲の人に病気について説明しておき、感染のおそれはないことを理解してもらうようにするとよいでしょう。

た

な

は

ま

や

ら

わ

カバーデザイン　杉原瑞枝
カバーイラスト　野村俊夫
本文デザイン　田中深雪
本文イラスト　秋田綾子
校正　滄流社
編集協力　オフィス 201（川西雅子）
中山恵子
編集担当　黒坂　潔

参考文献

『新しい診断と治療の ABC62 / 消化器 9　アルコール性肝障害』髙後 裕編（最新医学社）
『NAFLD/NASH 診療ガイドライン 2014』日本消化器病学会編（南江堂）
『科学的根拠に基づく肝癌診療ガイドライン 2013 年版』日本肝臓学会編（金原出版）
『科学的根拠に基づく膵癌診療ガイドライン 2013 年版』日本膵臓学会 膵癌診療ガイドライン改訂委員会編（金原出版）
『最新 肝臓病の診断と治療』岡上 武著（銀海社）
『最新版　からだに効く栄養成分バイブル』中村丁次監修（主婦と生活社）
『C 型肝炎治療ガイドライン（第 3.2 版）』日本肝臓学会 肝炎診療ガイドライン作成委員会編（日本肝臓学会）
『膵癌取扱い規約（第 6 版補訂版）』日本膵臓学会編（金原出版）
『胆石症診療ガイドライン』日本消化器病学会編（日本消化器病学会）
『B 型肝炎治療ガイドライン（第 2 版）』日本肝臓学会 肝炎診療ガイドライン作成委員会編（日本肝臓学会）
『別冊 NHK　きょうの健康　肝炎・肝硬変・肝がん　治療法はここまで進んだ！』（日本放送出版協会）
『慢性肝炎・肝硬変の治療ガイド 2013』日本肝臓学会編著（文光堂）
『やさしい肝臓病の自己管理　改訂版』林 紀夫著（医薬ジャーナル社）
『わが国における急性肝炎の現状　全国調査 2008-2011』山本和秀監修（中外医学社）
『我が国における非 B 非 C 肝硬変の実態調査 2011』高後 裕監修（響文社）

名医の図解
最新 肝臓・胆のう・すい臓の病気をよくする生活読本

著　者　横山《よこやま》　泉《いずみ》
発行者　倉次辰男
印刷所　大日本印刷株式会社
製本所　共同製本株式会社
発行所　株式会社主婦と生活社
〒 104-8357 東京都中央区京橋 3-5-7
電話　03-3563-5136（編集部）
03-3563-5121（販売部）
03-3563-5125（生産部）
振替　00100-0-36364
ホームページ　http://www.shufu.co.jp

ISBN978-4-391-14662-2